DE LA

LITHOTRIPSIE SANS FRAGMENTS.

Paris. — Imprimerie de RIGNOUX, rue Monsieur-le-Prince, 29 *bis*.

DE LA
LITHOTRIPSIE SANS FRAGMENTS

AU MOYEN DES DEUX PROCÉDÉS

DE L'EXTRACTION IMMÉDIATE

OU

DE LA PULVÉRISATION IMMÉDIATE DES PIERRES VÉSICALES

PAR LES VOIES NATURELLES,

Appuyée d'un grand nombre de faits pratiques;

Par le Baron HEURTELOUP,

Docteur en Médecine de la Faculté de Paris,

Auteur des procédés de broiement généralement adoptés,
et deux fois Lauréat de l'Académie des sciences
pour ses travaux relatifs au traitement des calculeux sans incision.

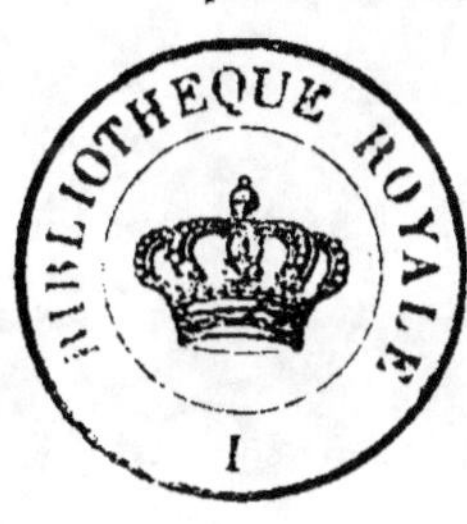

> Une démonstration me frappe plus que cinquante faits ;
> grâce à l'extrême confiance que j'ai en ma raison, ma
> foi n'est point à la merci du premier saltimbanque.
> (DIDEROT, *Pensées philosophiques.*)

PARIS.

LABÉ, LIBRAIRE DE LA FACULTÉ DE MÉDECINE,
place de l'École-de-Médecine, 4.

——

1846

INTRODUCTION.

L'auteur de ce livre a assisté à la naissance de l'art lithotrip
tique, et dès ce moment, épris du beau problème que la nature dans
l'erreur donnait à résoudre aux hommes qui aiment à attacher leur
nom à de belles découvertes, il a consacré de longues années à
chercher les moyens de rendre cet art aussi bienfaisant que possible.

Il a commencé ses travaux dans l'année 1823, et après en avoir
déjà porté la perfection à un assez haut degré, puisque l'Académie
des sciences les jugea dès lors dignes d'un grand prix, l'auteur, pour
répandre la connaissance du nouvel art et aussi pour chercher des
éléments d'étude plus nombreux, passa en Angleterre dans l'année
1829 et s'y établit.

Ses études l'ayant conduit, en 1831, à découvrir un nouveau
système de brisement et de pulvérisation des pierres vésicales, il
vint à Paris en 1833, présenta son système à l'Académie des
sciences, et reçut un second grand prix. Aussitôt l'auteur repassa
en Angleterre, dont il s'absenta souvent pour aller opérer dans les
pays étrangers où il était appelé.

Le travail nouveau de l'auteur produisit bientôt l'heureux résultat de rendre vulgaire la lithotripsie, qui n'était que dans quelques
mains.

Depuis 1833 jusqu'en 1846, l'auteur a continué ses travaux.
En 1833, il n'avait donné qu'un moyen plus prompt de briser les
pierres en fragments, afin que le malade pût les évacuer en moins
de temps; il chercha à obtenir davantage. Comme, les pierres étant
brisées, bien souvent le malade ne les rendait pas, et que souvent

aussi les fragments qui provenaient de leur rupture produisaient des accidents graves, il voulut obtenir la possibilité de les extraire sans dangers, et il y parvint. Cette découverte nouvelle le jeta dans la nécessité d'éclaircir une question importante : ce fut celle de savoir s'il valait mieux, dans le cas où les malades pouvaient rendre leurs fragments (1), procéder par l'*extraction*, ou procéder par le *brisement simple*, en laissaut le malade se débarrasser seul. Les expériences comparatives pour résoudre cet important problème chirurgical furent très-longues ; car les malades atteints de la pierre, soumis, avec plus ou moins de succès, à l'opération de la lithotripsie par la pratique générale, étaient devenus plus rares.

Nonobstant, l'auteur parvint à reconnaître que, dans la grande majorité des cas, *extraire* les pierres en fragments était infiniment préférable, même quand le malade pouvait naturellement les *expulser*.

Cette solution obtenue, l'auteur revint à Paris en 1845, et il attendit à peu près *une année* avant de pouvoir présenter son nouveau travail à l'Académie des sciences. C'est ce nouveau travail sur l'*extraction immédiate* des pierres qui fait le sujet principal de ce livre.

Cependant, tout en appliquant avec succès son *système d'extraction*, l'auteur pensa que, bien que ce système présentât de grands avantages sur le *brisement simple*, il était cependant assez fatigant, pour certains malades, pour que l'art se trouvât bien de la découverte d'un moyen de réduire *immédiatement et complétement en poudre* la pierre ou les pierres. Il se livra, dans le silence, à la recherche de ce moyen, et après l'avoir découvert, expérimenté et appliqué avec succès, il se réserva d'en faire la commu-

---

(1) Quand ils ne le peuvent pas, il n'y a nul doute, il faut les extraire.

nication à l'Académie des sciences, aussitôt que ce corps savant aurait statué sur le procédé d'*extraction*.

Tel est le point où l'auteur s'est maintenant arrêté. Quoique les progrès de la science soient lents, il se trouverait cependant heureux de l'avoir fait marcher assez vite et à pas assez grands pour qu'elle ne sortît pas de l'époque contemporaine à l'état d'embryon, et n'allât pas témoigner dans l'avenir de notre peu d'imagination et de persévérance.

L'auteur, comme cela ne peut manquer d'être, trouvera beaucoup d'opposition à ses progrès (1), et bien que les meilleures armes qu'on lui oppose soient tirées de son propre arsenal (2), il espère cependant rallier à lui l'opinion des médecins, et cela sans avoir recours aux moyens extra-scientifiques (3) : les flatteries qu'il ne sait

---

(1) Cette opposition s'est déjà montrée, depuis que l'auteur est en France, d'une manière violente et avec des formes complétement inusitées. Il a été obligé de se défendre dans une brochure intitulée *Trois épisodes pour servir à l'histoire de la lithotripsie.* Cette brochure, bien qu'œuvre de polémique, contient cependant quelques détails intéressants *.

(2) On verra que les procédés employés, contre lesquels l'auteur combat, sont précisément les siens, mais diminués dans leur efficacité et rendus dangereux.

(3) De ces moyens extra-scientifiques, le plus pernicieux pour la science est l'annonce de résultats imaginaires. Par exemple, voilà M. Civiale qui vient d'annoncer qu'il a guéri des centaines de malades en ne faisant que des pertes insignifiantes, sans se rappeler qu'une enquête faite par une commission de l'Institut, laquelle a fait un rapport (voir page 297 et suivantes de cet ouvrage), prouve que ce chirurgien a perdu 15 opérés sur 45, c'est-à-dire un malade sur trois. Comme l'auteur pense que M. Civiale a fait son an-

* Chez Labé, place de l'École-de-Médecine, 4.

pas dire, les obsessions dont il rougirait, les mensonges dont il ne sait pas user. S'il réussit, il le devra à l'utilité seule de ses travaux; il le devra aussi à l'énergie qu'il a déjà eue, et qu'il conservera, d'écarter sans ménagement les voiles que le charlatanisme et la spéculation veulent jeter sur l'utile et beau moyen de guérir auquel il a consacré tant de temps et tant d'études.

---

nonce pour être répandue, il l'a insérée à la page **288** de ce livre, avec les rapports de MM. Larrey, Boyer et Double, pour en démontrer le néant. De plus, si on consulte le tableau placé à la page **64** de sa lettre à l'Académie des sciences, qui est le résumé de l'analyse qu'il a faite de l'ouvrage de M. Civiale, intitulé *De la Lithotritie ou du broiement de la pierre dans la vessie*, on trouvera que ce chirurgien a perdu, de son aveu, 17 opérés sur **62**. Ce résultat est un peu moins défavorable que le précédent, mais il faut remarquer qu'il n'a pas été soumis à une enquête. Ainsi, l'annonce en question contient de fausses indications.

L'auteur est fâché d'être obligé de déranger M. Civiale dans ses combinaisons pour le printemps prochain; mais l'homme qui travaille à perfectionner l'art de guérir doit s'opposer à ce que l'utilité de ses travaux soit mise en doute, parce qu'il plaît à quelqu'un d'annoncer, dans son intérêt, que des moyens défectueux guérissent tout le monde. En effet, à quoi bon ajouter des perfections à un moyen parfait?

Que M. Civiale veuille bien comprendre que la hardiesse n'est pas de la science.

L'auteur recommande, à ce sujet, la lecture d'un avant-propos qui se trouve à la page 279.

DE LA

LITHOTRIPSIE SANS FRAGMENTS.

Depuis longtemps absent de mon pays pour aller chercher chez les étrangers des éléments d'étude, je suis enfin revenu après avoir, je le crois, donné au nouvel art de guérir les calculeux sans incision des perfections qui le rendent digne des sérieuses considérations des médecins. En rentrant en France, je comptais me reposer après avoir mis sous les yeux de la profession médicale mes dernières pensées et mes derniers travaux sur une science à l'édification de laquelle j'ai consacré plus de vingt années ; mais je vois que le repos n'est pas fait pour celui qui tient à honneur d'avoir eu quelques pensées utiles dans sa vie, qui veut leur voir porter des fruits, et qui considère comme un devoir de les défendre et d'en prouver l'utilité. Je rentre donc dans la lice, puisqu'il le faut.

J'ai déjà obtenu de l'Académie des sciences deux prix de chirurgie pour mes travaux sur la lithotripsie (1), ou l'art de guérir les calculeux en opérant

---

(1) On n'entend pas généralement l'acception que je donne au mot lithotripsie. *Lithotripsie* veut dire trituration de la pierre, de

mécaniquement par les voies naturelles. Le premier de ces prix, celui de l'année 1828, avait pour objet les travaux par lesquels je suis parvenu à saisir et à excaver de grandes pierres sphériques dans la vessie, et à briser les coques, résultat de ce système d'excavation. Le second de ces prix, celui de l'année 1833, avait pour objet mes travaux sur le *système de la percussion*, appliqué au morcellement des pierres vésicales, en laissant les malades expulser les fragments quand cela leur était possible. Je mettais en usage ce système au moyen de l'instrument auquel j'ai donné le nom de *percuteur courbe à marteau.*

Le but du mémoire que je présente à un troisième concours est de montrer qu'au moyen de ce système de percussion, je suis arrivé non pas seulement à briser les pierres en laissant à la na-

---

λιθος, pierre, et de τριϐω, je triture, τριψις, trituration; il indique conséquemment le but général de l'opération, sans indication d'aucun procédé. Le mot *lithotritie*, qu'emploient les personnes qui ne sont pas familières avec les progrès de la science, ne désigne que le procédé de détruire la pierre par des perforations répétées : en effet, il dérive de λιθος, pierre, et de τιτράω ou τερεω, je perce. On sent bien que l'on ne peut pas appeler *lithotritie* l'action d'un instrument qui écrase les pierres ou celle qui les brise par la percussion. En un mot, *lithotripsie* est le nom donné à la méthode, prise en général, dont le but est de pulvériser les pierres, et le mot *lithotritie* n'indique que le procédé, maintenant oublié, de perforer successivement les pierres pour les détruire. L'homme instruit doit donc laisser de côté cette dernière dénomination.

ture le soin de l'expulsion des fragments, mais à les extraire *immédiatement et entièrement* par les voies naturelles, quand le volume de la pierre et la sensibilité du malade ne s'y opposent pas. Or, l'expérience a maintenant prouvé que cette extraction *immédiate et complète* pouvait être exécutée, dans un très-grand nombre de cas, non pas sur des pierres très-petites, mais sur des pierres parvenues déjà à un assez grand volume. J'appelle ce nouveau système *lithotripsie par extraction immédiate*.

L'instrument que j'ai employé pour arriver à ce curieux et important résultat n'est pourtant (1) qu'une modification de mon *percuteur courbe à mar-*

---

(1) Il faut estimer une découverte chirurgicale en raison de son utilité, et non en raison de sa complication. Excaver les branches du percuteur courbe est d'une grande simplicité sans doute, mais aussi cela est très-utile. Une scie, un rabot, un marteau, un clou, une lame qui coupe, une roue, sont choses simples, mais sont d'une immense utilité, et si ces choses étaient inventées maintenant, elles mériteraient beaucoup. Vouloir d'ailleurs qu'un moyen de guérir plus sûrement doive consister en un instrument nouveau, c'est ne pas admettre que la manière d'employer un instrument ancien soit pour quelque chose dans l'art chirurgical, et c'est cependant ce qui se voit tous les jours. Un bistouri reste toujours un bistouri, quoique tous les jours une nouvelle manière de l'employer lui fasse rendre de nouveaux services à l'humanité. Un bistouri reste un bistouri, quoique un simple bouton placé à l'extrémité de la lame en fasse un instrument capable de rendre des services que la lame pointue ne peut rendre. Et cependant quelle différence y a-t-il dans les deux instruments ? La différence d'un simple petit bouton placé à l'extrémité de la lame. Quelle différence y a-t-il entre le

teau, qui, au lieu de dents à chacune des branches, porte deux cuillers larges et profondes, dont les creux, marchant l'un vers l'autre, emprisonnent les petites pierres ou les fragments des pierres plus volumineuses. Les bords de ces deux cuillers se correspondant, ils coupent, quand ils se rapprochent, les angles des pierres qui font saillie, et ce qui reste de matière lithique dans les cuillers étant fortement comprimé par *la percussion* (1), l'instrument, complétement fermé, peut être extrait de la vessie sans blesser l'urèthre. J'ai appelé cet instrument *percuteur à cuillers* par opposition au

---

percuteur à dents et le *percuteur à cuillers?* La simple différence d'avoir disposé les branches en cuiller au lieu de leur faire porter des dents. C'est peu de chose, dira-t-on ; mais l'un extrait les pierres et l'autre ne le fait pas, et cette extraction est une chose capitale dans l'art de guérir les calculeux sans incision. Obtenir beaucoup avec peu est, ce me semble, le comble de l'art. Boyer, notre maître à tous, qui fit, comme quelques esprits légers le disent, son sillon dans la science, mais qui le fit si profond, me disait un jour : « Si vous pou- « viez inventer un instrument avec lequel on puisse faire toutes les « opérations, vous auriez inventé un excellent instrument. » C'est un peu ce que j'ai fait pour le percuteur courbe : j'ai ajouté à sa faculté de *briser* la faculté d'*extraire;* il fait maintenant deux opérations au lieu d'une, et c'est beaucoup. Révoquer en doute la valeur d'un moyen de guérir parce qu'il est simple, c'est pousser vers le compliqué... or, le compliqué est un défaut : il ne faut donc pas me reprocher de l'avoir évité.

(1) Sans la percussion et une percussion puissante, cet instrument ne se ferme pas, et les fragments dont les angles projettent déchirent le canal.

précédent, que j'ai appelé *percuteur à dents.* Ces deux noms désignent l'espèce, et *percuteur courbe à marteau* désigne le genre (1).

Le *percuteur à cuillers* a été inventé par moi presque en même temps que le *percuteur à dents ;* mais en 1833, époque de la publication de mes mémoires sur le *système de la percussion,* je n'avais pas fait un usage assez fréquent de cet instrument, et je ne le connaissais pas assez pour en parler utilement, et surtout en entretenir l'Académie des sciences. De plus, comme moyen opératoire venu après un autre, il fallait savoir s'il valait mieux que son prédécesseur, et cette connaissance ne pouvait être acquise que par des faits comparatifs nombreux. Or, jusqu'à ce que j'eusse recueilli ces faits comparatifs, et jusqu'à ce que j'eusse reconnu s'il fallait simplement morceler les pierres avec le *percuteur à dents* ou les extraire avec le *percuteur à cuillers,* je dus garder le silence. Cependant, pour me conserver la

---

(1) L'instrument courbe et la percussion ne s'appliquent pas seulement au morcellement et à l'extraction des pierres vésicales; il s'applique aussi à la section et à l'extraction des corps étrangers, d'une nature particulière, qui se trouvent quelquefois dans la vessie, comme des pièces de bois, des épingles, des dents de peigne, etc. Dans ce cas, il n'est ni *percuteur à dents,* ni *percuteur à cuillers ;* mais il est toujours *percuteur courbe à marteau.* On l'emploie aussi pour opérer certaines dilatations ou compressions du col de la vessie ; il s'applique encore à la section et à l'extraction de certaines végétations.

propriété scientifique de cette invention, je la con-
signai dans l'ouvrage que je publiai en 1833 (1) sur la
lithotripsie par percussion, dans lequel on trouve ces
lignes à la page 73 : «Mais, prévenant cette diffi-
«culté (celle de faire sortir des fragments qui n'é-
«taient pas expulsés), M. Heurteloup s'était pourvu
«d'un instrument analogue au *percuteur courbe à*
«*marteau*, mais en différant principalement en cela
«que l'intérieur des branches était excavé, de ma-
«nière que les petits fragments saisis étaient aus-
«sitôt retirés avec la plus grande facilité.» (C'est
M. Williams Forbes, chirurgien à Camberwell, devant lequel j'opérais un malade dans le mois de
décembre 1832, qui parle.)

A la même page 73, et dans une note relative au
même cas d'opération, j'insérai moi-même ce passage court, mais très-significatif : «Je fis donc usage
«d'un *percuteur à cuillers*, avec lequel je guéris le
«malade» (2).

Après avoir mis mon instrument sous la sauvegarde de l'impression, je procédai à l'étude du nou-

---

(1) Mémoires sur la *lithotripsie par percussion*, et sur l'instrument
appelé *percuteur courbe à marteau*, qui permet de mettre en usage
ce nouveau système de pulvérisation des pierres vésicales, le tout
appuyé de nombreux exemples de guérison bien authentiques.
Paris, 1833; chez Bechet.

(2) L'observation de ce malade, qui se nommait Gutteridge, se
trouve dans ce troisième mémoire sur le système de la percussion
de 1833, vers la fin du volume.

veau procédé de guérir les calculeux par l'*extraction immédiate* en opérant par les voies naturelles. J'ai été treize années à recueillir mes faits, et à porter à sa perfection la manière d'employer le *percuteur à cuillers* (1); car, dans le commencement, il était loin, sous le rapport de sa forme et sous celui des moyens accessoires pour le mettre en usage, de me rendre les services que j'en retire maintenant.

A l'occasion de la présentation actuelle de ce procédé au concours, on m'oppose qu'il est connu depuis treize années, et qu'il a été mis en usage par les chirurgiens. A cela, je réponds d'abord que les chirurgiens ne le mettent pas en usage comme je le fais, et ensuite que, si on trouvait de la valeur à ces oppositions, ce serait tourner contre moi ce qui devrait, au contraire, parler en ma faveur; car, si je n'avais pas révélé l'existence du *percuteur à cuillers*, j'aurais fait un secret de ce moyen de guérir. Je devais donc le publier, et si je l'ai publié, et surtout si je l'ai souvent employé pu-

---

(1) La manière de disposer les cuillers pour qu'elles fussent *solides,* quoique *larges* et *profondes,* m'a pris beaucoup de temps. Celles qui sont employées par la pratique générale, qui ne se sert pas d'une percussion suffisante pour fermer des cuillers larges et profondes, ne contiennent presque rien, ce qui empêche d'extraire *immédiatement* les pierres, comme je le fais; de plus, comme les bords des cuillers ne s'affrontent pas, les fragments qui font saillie ne sont pas coupés : de là lacération de l'urèthre.

bliquement, il est tout simple que les chirurgiens en aient fait usage. Ces oppositions ne sont donc pas fondées, et, en y regardant bien, on verra qu'elles ne sont pas généreuses.

Si on insistait sur le long espace de temps que j'ai mis entre l'invention de cet instrument et sa présentation au concours, je dirais que ce serait se plaindre de ce que j'ai voulu présenter à l'Académie des sciences un travail consciencieux, appuyé, comme elle l'a désiré, sur des faits pratiques ; je dirais encore que ce serait trouver mauvais que j'eusse attendu sur mon travail l'expression de l'assentiment général. Or, recueillir de nombreux faits et laisser l'opinion se former sont deux choses qui demandent du temps. Celui que j'ai laissé écouler ne prouve donc qu'en faveur de mon intention d'être réellement utile. Ainsi, c'est soutenu d'un droit qui repose sur ma qualité d'inventeur qui est incontestable, sur ma qualité d'*applicateur* heureux de mon invention, et sur ma qualité d'inventeur reconnu progressif par les chirurgiens, que je me présente au concours. Il est difficile, je crois, d'avoir de plus légitimes prétentions et de les appuyer plus honorablement.

On a voulu me contester l'invention du *percuteur courbe à marteau*, en disant que des instruments courbes avaient été inventés avant moi. Je ne conteste pas que, depuis la publication de mon travail sur le système de la percussion, on ait effecti-

vement exhumé des instruments de cette forme (1),
mais ils n'ont jamais été destinés à briser des pierres par la *percussion* et à les extraire de la vessie
par le même procédé. C'est à cela seul que je tiens,

---

(1) Il vient d'arriver, au sujet de ces instruments courbes, une
chose assez piquante. Un chirurgien, dans une diatribe qu'il vient
de publier contre moi, s'est senti le besoin, pour me confondre,
moi qui ne conteste rien, de faire connaître qu'avant mon *percuteur courbe*, il existait des instruments courbes, et il a été chercher
la preuve de son dire dans un livre anglais publié en 1837, et intitulé *Belinaye's Compendium of lithotripsy*, dans lequel il a trouvé
effectivement un instrument courbe agissant par pression, lequel
instrument est du docteur Haycraft, et a été publié par M. Hodgson, le célèbre chirurgien de Birmingham. Cet instrument, dans le
livre de M. Belinaye, est accompagné de deux lettres, l'une de
M. Salt, le fabricant qui a fait l'instrument, et l'autre de M. Hodgson, dans laquelle ce chirurgien raconte les différentes circonstances qui sont relatives à cet instrument.

C'était certainement une bonne trouvaille pour mon détracteur
que d'avoir découvert la preuve qu'il cherchait, et de la publier.
Sans doute; mais ce que mon bienveillant confrère ne sait pas,
c'est que la lettre de M. Hodgson était précisément adressée à moi,
et que c'est moi qui ai prié M. Belinaye de l'insérer dans son *Compendium* avec les figures. Je voulais par cela honorer MM. Haycraft
et Hodgson en publiant la bonne idée qu'ils avaient eue, et m'honorer moi-même en montrant que j'étais loin d'être jaloux qu'ils
eussent eu cette idée.

Ainsi, ce que mon détracteur cite avec tant de bienveillance
contre moi est tout bonnement puisé dans une publication faite
par moi. Si je n'ai pas permis que l'on fît connaître dans le livre
anglais que la lettre de M. Hodgson m'était adressée, c'est que je
n'ai pas voulu que l'on crût que je voulais faire un acte trop osten-
sible de grandeur d'âme; mais, puisqu'il le faut, et que d'ailleurs
il importe de publier une chose qui honore deux médecins célèbres,

car cela seul est vraiment d'une grande efficacité. Ceux qui cherchent à m'enlever l'invention de l'instrument *courbe* devraient réfléchir que, lorsqu'ils publient qu'avant moi il existait des instruments de

---

j'insère la traduction, *sur les originaux que j'ai encore en ma possession*, des deux lettres en question. Je traduis textuellement.

Lettre de J. Hodgson, esq., chirurgien de l'hôpital de Birmingham, etc., au baron Heurteloup.

«Birmingham, 27 avril 1846.

«Dans l'année 1825, M. Salt, fabricant d'instruments de cette ville, m'a montré un instrument qu'il avait fabriqué pour le docteur Haycraft, dans le but d'extraire les petites pierres de la vessie. Cet instrument consiste dans une sonde fendue, dont la branche intérieure était mobilisée sur l'extérieure par le moyen d'un anneau attaché à l'extrémité droite de la première. Il m'a semblé que si une vis était attachée à cet instrument, il pourrait être employé pour briser des pierres dans la vessie ; et, sous ma direction, M. Salt a construit un instrument dont je vous envoie une esquisse qui expliquera sa forme et sa nature mieux que je ne puis le faire par des mots. En 1832, M. Salt a fait pour moi un second instrument de plus grande dimension, mais sur le même modèle et pour remplir le même objet. Je vous ai montré à Londres cet instrument, ainsi qu'à sir Astley Cooper et à plusieurs autres amis, en mai 1833 (*). Vous me demandez de vous envoyer les documents qui pourraient vous mettre en possession de la date à laquelle mon instrument courbe, pour pulvériser les calculs dans la vessie, fut construit pour la première fois. Je ne puis pas vous donner un meilleur document qu'un renvoi au registre de M. Salt, dans lequel cet instrument est inscrit à mon compte le 15 d'août 1825, et je vous envoie une lettre de M. Salt dans laquelle il établit ce fait, aussi bien que les circonstances qui ont mené à la construction de cet instrument.

* J'avais déjà opéré en 1831.

cette forme et dont on ne se servait pas, ils font un mauvais compliment à la chirurgie en général, qui, suivant eux, n'aurait pas su s'emparer d'un moyen si précieux de guérir. Quand je n'aurais eu que le bon sens d'appliquer l'instrument courbe au brisement des pierres vésicales, lorsque personne ne donnait cette preuve d'intelligence, ce serait un avantage assez grand dont je me sentirais satisfait. Mais cela n'est pas; j'ai inventé l'*instrument courbe* pour arriver au but de pouvoir employer *la percus-*

Il m'a aussi envoyé cette portion du registre dans laquelle cet instrument est mis à mon compte. Si vous le désirez, je vous enverrai cette portion du registre, aussi bien que l'instrument lui-même. Je puis aussi ajouter qu'en 1825 j'ai essayé cet instrument sur un malade, dans l'hôpital de Birmingham, devant M. Partridge, sous-professeur d'anatomie au collége du Roi, à Londres, et cela a été vu dans ce temps-là par plusieurs membres de la profession.

« Croyez-moi, mon cher monsieur (very faithfully your's),

« J. Hodgson. »

Lettre adressée par M. Salt, fabricant d'instruments, à M. J. Hodgson.

«Monsieur,

«J'ai recherché votre compte dans mon registre, et j'y trouve que, le 15 d'août 1825, un instrument pour briser les pierres dans la vessie est mis sur votre compte. Peu de temps avant cette date, j'ai fabriqué un instrument pour le docteur Haycraft pour extraire des petits calculs par l'urèthre. Vous avez vu cet instrument, et vous avez suggéré que si une vis était attachée à un semblable instrument, vous ne doutiez pas que les pierres pouvaient être rompues

sion d'un marteau (1) au morcellement des pierres vésicales. Je laisse donc de côté cette misère.

Il y a un chirurgien qui prétend avoir presque inventé le *percuteur courbe,* parce qu'il a fait fabriquer des sondes qui avaient une forme analogue. A cette singulière prétention, je réponds que celui qui va si près du but et ne le voit même pas est aveugle. Or, il n'y a pas là de quoi tirer vanité.

En général, il y a beaucoup de discussions sur la lithotripsie qui me semblent assez inutiles, mais que

---

par la pression. En conséquence de votre idée, et en suivant votre direction, j'ai fait les instruments mentionnés ci-dessus.

    «Je suis, monsieur, votre obligé et obéissant serviteur,

        «T.-P. Salt,

    «Fabricant d'instruments de chirurgie, 5, Dale-End,
        Birmingham.

«7 avril 1836.

«*P. S.* Je trouve aussi que, le 6 mai 1832, il y a un autre compte d'un semblable instrument de plus grande dimension.»

J'ai également fait insérer dans le livre de M. Belinaye une note relative à un autre instrument pour briser la pierre, et qui ressemblait à celui défini par M. Hodgson. Cet instrument avait été fait par Stodart, et mis entre les mains de M. Anthony White, chirurgien de l'hôpital de Westminster, il y a maintenant vingt-neuf ans.

Ainsi, voilà des instruments courbes; comment se fait-il qu'on ne s'en servait pas, et où est-il question là de *percussion* et *d'extraction ?*

(1) Je donne des explications à ce sujet à la fin du troisième mémoire sur la *lithotripsie par percussion* (1833).

l'on aime faire surgir pour faire du bruit : ce sont celles qui sont relatives à la prééminence des instruments. Quand je prétends que mes appareils sont d'une grande importance, on m'oppose que l'on opère sans leur secours. En cela il y a manière de s'entendre : je parle toujours des pierres qui ont déjà acquis un certain volume, et non pas des petites pierres. Il y a longtemps que je sais que les petites pierres peuvent être détruites par tous les instruments qui existent, et même par mon percuteur, quand on ne le ferait percuter que par un moyen quelconque, un ressort, un petit marteau sans point fixe, un morceau de bois, enfin quelque chose qui puisse frapper. Je sais aussi qu'on peut les pulvériser en employant la pression. Cependant, dans ces cas de petites pierres, je crois qu'il vaut mieux employer toutes les ressources de l'art que de s'en priver, car, opérant dans un organe profond, on rencontre souvent des difficultés qu'on ne prévoyait pas.

Depuis treize années que j'ai imaginé d'appliquer la percussion au morcellement des pierres vésicales, et que j'ai inventé le *percuteur courbe à marteau*, je ne me suis pas borné aux études comparatives entre le brisement simple par le *percuteur à dents* et le brisement avec extraction par le *percuteur à cuillers*. Bien que ce dernier système m'ait donné de beaux résultats, je n'ai pas cru cependant que c'était le dernier mot de la science. Il m'a paru toujours à désirer que la possibilité de pulvériser *immédiate-*

ment et *complétement* les pierres soit démontrée, et cela avec des moyens mécaniques simples, solides, prompts, inoffensifs, et pouvant fonctionner dans un très-petit espace (1). C'est à ce résultat que je suis parvenu. Je n'ai pas encore fait la communication de ce procédé à l'Académie des sciences, pour ne pas mettre de confusion dans ce que j'avais à lui présenter, et aussi parce qu'il m'a paru juste que chaque travail reçût sa récompense académique, si cette récompense était méritée. Du reste, je ne me suis pas conduit, relativement à ce procédé de *pulvérisation immédiate,* comme je l'ai fait à l'égard des autres procédés. J'ai tenu mes moyens absolument secrets pour éviter ce qui m'est déjà arrivé, c'est-à-dire que l'on se présentât à ma place à l'Académie pour recueillir les honneurs de mon travail. Le *percuteur courbe à marteau (percuteur à dents)* a eu son faux prétendant en 1833, et le *percuteur à cuillers* le sien en 1846; et je puis assurer que la pénible nécessité d'avoir à retirer son bien des mains de ces messieurs, et surtout d'avoir à rallier à soi l'opi-

---

(1) On cherche depuis longtemps ce moyen d'arriver à la *pulvérisation immédiate* et *complète,* mais sans succès. D'abord aucun instrument, jusqu'au dernier travail dont je parle, n'a mené à ce résultat, mais encore tous ceux qui ont été assez bien disposés pour pulvériser de petites pierres factices et faites pour le jeu de l'instrument demandaient tant d'espace pour se développer et fonctionner, qu'ils étaient inapplicables; et puis ces instruments sont tous fragiles.

nion générale par de pénibles polémiques, est chose qui dégoûterait de vouloir être utile, si l'on n'était poussé par ce feu sacré qui porte toujours et *quand même* vers l'accomplissement d'une œuvre commencée.

D'ailleurs, il est une circonstance qui tient en échec la publication de ce que j'ai à dire relativement à mon procédé de *pulvérisation immédiate et complète*. Il vient d'être présenté à l'Académie des sciences, pour me faire une concurrence devant laquelle j'ai cru devoir me retirer (1), un prétendu procédé pour arriver au même but. Ce procédé, que l'auteur a pris le soin lui-même de décrire dans les *Comptes rendus de l'Académie*, du 27 avril 1846, est ainsi défini : « Dans ce nou-«veau système de lithotritie, la pierre est ré-«duite en poudre en quelques minutes, au moyen «d'instruments qui, par un mouvement d'oscillation «latérale, promènent sur tous les points de son dia-«mètre soit des râpes, soit des lames tournantes «qui la grugent. Ces pulvérisateurs oscillants con-

---

(1) Un travail utile et qui doit augmenter la réputation de son auteur est-il présenté à l'Académie des sciences, il y a un moyen de l'étouffer en faisant une lecture avec un titre semblable et en affichant ce titre avec fracas. Si l'auteur réclame, c'est un motif de polémique qui est exploité avec bonheur par la sangsue scientifique. C'est devant ces inconvénients, qui résultent de la publicité sans contrôle donnée aux lectures académiques, que je me suis retiré.

«viennent surtout aux pierres solitaires volumi-
«neuses.»

Il est évident, pour quiconque a réfléchi sur les propriétés d'un instrument propre à pulvériser les pierres vésicales, que cet énoncé est contre tout principe
et contre toute raison; car des râpes et des lames tournantes, qui grugent une pierre en étant promenées
sur tous les points de son diamètre, sont singulièrement bien placées pour faire participer la vessie à
l'effet de leur action grugeante, coupante et râ-
pante. On comprend que cet effet doit être d'autant
plus destructif pour l'organe que la pierre, comme
le dit l'auteur, est une pierre *solitaire volumineuse*,
car, plus la pierre est grosse, plus cet appareil fan-
tastique (et ridicule pour l'époque où nous sommes)
de *râpes*, de *lames tournantes*, de *pulvérisateurs oscillants* et de *grugeurs*, qui ont un mouvement d'*oscillation latérale*, est en contact rapproché avec les
parois de la vessie. Ainsi, scientifiquement, cela ne
mériterait aucune attention, lors même que l'auteur
serait parvenu à exécuter mécaniquement et en
dehors de l'organe la réduction en poudre, et en
quelques minutes, d'une pierre volumineuse. Mais
comme j'ai vu cet appareil de râpes et de lames os-
cillantes et tournantes, et que mes connaissances
en fait de travaux relatifs à la lithotripsie me permettent d'exprimer une opinion à cet égard, je suis
fondé à dire que jamais l'auteur de cette audacieuse
communication n'a exécuté, n'a été capable d'exé-

cuter, et n'exécutera le programme (1) qu'il a présenté à l'Académie, et qui est inséré dans les *Comptes rendus* du 27 avril 1846. Cette présentation a donc été faite dans un autre intérêt que celui de la science (2).

Si cet auteur a, contre l'opinion que j'exprime, surmonté la difficulté de réduire en poudre en quelques minutes une pierre *solitaire volumineuse*, je n'ai plus rien à faire dans cette voie, mes travaux ne

---

(1) Plusieurs lames et râpes qui doivent *détruire* étant rassemblées dans le même instrument avec les branches qui doivent *prendre*, cette multiplicité de pièces les rend minces, fragiles et sans force. De là une action illusoire, si effectivement l'instrument fonctionnait, comme l'assure l'auteur ; mais cela n'est pas.

(2) Ces présentations n'ont d'autre but que de servir de prétexte à des affiches dans les journaux politiques. Voici celle qui est relative à la présentation du prétendu procédé duquel il est question. On lit dans *le Siècle* du 13 mai 1846 cette réclame : «La lithotripsie, demeu-«rée stationnaire pendant quelques années, marche de nouveau vers «le progrès. Trois mémoires lus à la dernière séance de l'Académie «des sciences témoignent des efforts dont cette branche de la chirur-«gie est l'objet. L'un de ces mémoires, celui de M. le docteur... (le «nom est naturellement dans l'affiche, mais j'aime mieux omettre de «le placer ici), qui se distingue par un cachet d'invention et de nou-«veauté, contient la réalisation du problème longtemps cherché, la «pulvérisation réelle de la pierre, exécutée non après sa fragmenta-«tion, ce qui multiplie les recherches, mais sans relâcher le corps «étranger une fois saisi par l'instrument.»

Ainsi, voici une présentation à l'Académie des sciences qui sert non-seulement de prétexte à une affiche pompeuse, mais encore à l'affiche d'une chose qui n'existe pas. Quel nom faut-il donner à ce commerce ?

sont plus utiles, et la commission nommée par l'Académie des sciences doit à cet auteur de justes louanges et de justes récompenses. Je serai le premier à provoquer les unes et les autres (1). Mais si cet auteur s'est joué de l'Académie et du public, il

---

(1) En général, ceux qui font ces communications de travaux postiches à l'Académie des sciences évitent les commissions et les rapports de ces commissions, et profitent du compte rendu des journaux politiques, dans lequel leur nom est mentionné; c'est tout ce qu'ils veulent. Mais comme j'ai fait savoir à l'auteur que j'insisterais pour qu'il eût à prouver ce qu'il avait avancé devant la commission qui a été nommée par l'Académie, il s'en est suivi que, forcé dans ses derniers retranchements, cet auteur essaye maintenant d'exécuter son programme; mais ce sera en vain, car sa base est vicieuse. Voilà cinq mémoires et dessins nouveaux que cet auteur adresse à la commission depuis la fin d'avril, époque à laquelle il a fait sa malencontreuse communication, et nous sommes au commencement de juin. Cela prouve qu'il n'a pas les idées bien nettes sur ce qu'il veut faire; ce sont de vrais travaux forcés qui n'aboutiront qu'à une preuve d'impuissance. Du reste, l'auteur n'en est pas encore aux pierres *solitaires volumineuses :* les dessins qu'il vient d'envoyer prouvent que ses prétentions, pour le moment, ne s'élèvent qu'aux pierres grosses comme des amandes ou des petites noisettes. C'est ce que pulvérisent tous les instruments connus, et ce que ne pulvérisent pas si bien les *pulvérisateurs oscillants,* les *râpes* et les *lames tournantes,* etc. etc.

Si d'en être arrivé là n'est pas une preuve de génie, c'est au moins une preuve de logique, qui veut qu'on commence par le commencement, et l'auteur est conséquent en s'essayant d'abord sur de petites pierres avant de passer aux pierres *solitaires volumineuses.* Cependant il faudra bien qu'il arrive à ces dernières pour remplir son programme, car il ne peut avoir la prétention d'abuser la commission sur ce point.

faut espérer qu'un blâme sévère et motivé viendra donner la preuve qu'il s'est oublié, et lui interdira de recommencer. Jusqu'à ce que cette question soit jugée, je garderai le silence sur mon procédé de *pulvérisation immédiate.*

Depuis que je suis de retour dans mon pays, je me suis aperçu, avec surprise et un sentiment pénible, qu'en général les travaux qui avaient pour but de guérir de la maladie de la pierre, par les moyens mécaniques, n'attiraient plus autant l'attention et la sollicitude qu'avant mon départ pour les pays étrangers. Je ne saurais, sans un certain déplaisir, rechercher les causes de ce discrédit qui me semble atteindre la lithotripsie elle-même et les personnes qui s'en occupent; c'est un grand mal, car cet art a encore besoin d'être encouragé. Quant à moi, je désirerais que l'on se rappelât qu'ayant été absent, je n'ai pu provoquer cette tiédeur et ce dédain. J'en appelle, au besoin, à l'utilité reconnue de mes travaux et à la manière scientifique et digne à laquelle j'ai eu seulement recours pour les faire valoir. J'adresse cette observation plus particulièrement à MM. les membres de l'Académie des sciences.

J'ai placé comme épigraphe à la tête de ce livre un passage de Diderot, parce que, si jamais ce passage m'a paru utilement applicable, c'est à la lithotripsie. En effet, une opération qui se passe dans un organe creux, hors de la vue, se prête singulièrement à être exploitée par la spéculation, qui a intérêt à se vanter de faire ce qu'elle ne fait pas, ou qui convertit en prodige ce qui n'est rien moins que cela. A ceux-là qui opèrent ces prodiges en dedans de la vessie, et qui restent sans action en dehors (1), il est bon d'avoir à leur répondre par le passage que je cite, afin, comme le dit Diderot, de ne pas être à leur merci. Il serait à désirer que les hommes scientifiques et de haute intelligence qui sont appelés à porter un jugement sur les moyens lithotriptiques se pénétrassent de la pensée de Diderot; ils feraient justice de beaucoup de faits cités comme patents, mais qui ne sont pas vrais, parce que la démonstration en prouve l'impossibilité. Élaguer de la science ces prétendus faits et ceux qui en font un moyen d'attraction serait œuvre méritoire, car les uns et les autres nuisent à la dignité de ceux qui réellement s'occupent de l'art, et nuisent aux progrès. Ils nuisent aux progrès, parce que ces productions parasites étouffent celles qui sont sérieuses, et les soustrayent pour un temps à l'attention et à l'étude du vrai praticien ; ils nuisent aux progrès, parce que ces productions parasites, qui apparaissent sous forme de

____

(1) On reconnaît ces faiseurs de merveilles au soin qu'ils ont d'avoir dans leur poche des boîtes pleines de pierres pulvérisées et extraites *en une seule séance*. Cependant ils ne pourraient pas démontrer que cela est possible avec les instruments qu'ils employent.

livres commandés, ou sous forme d'instruments de fantaisie, sont portées à la connaissance du public avec mille fois plus de sollicitude et de bruit que les plus utiles travaux. Les personnes qui liront ce livre verront que, malgré les faits nombreux que je possède, j'aime mieux procéder par voie *expérimentale*, par *démonstration*, comme le dit Diderot. Démontrer avec compas et balances, c'est, à mon avis, le seul moyen de convaincre.

La critique s'est occupée de moi et de mes travaux dans les livres qui ont été publiés relativement à la lithotripsie ; il a été aussi question des innombrables modifications qu'on a fait subir à mes instruments et aux moyens accessoires que je mettais en usage. Pour ce qui me regarde personnellement, je ne tiens pas à m'en occuper (1); quant à mes travaux, je les crois capables, si on les attaque, de se défendre eux-mêmes ; pour ce qui est des modifications apportées à mes instruments, je n'ai rien à dire, sinon que personne, en raison de mon absence, n'ayant pu employer des instruments tels que je les emploie, ne s'étant servi des moyens accessoires semblables à ceux dont je fais usage, n'ayant procédé à l'emploi de ces instruments et de ces moyens

---

(1) Je dois prévenir seulement qu'il est un livre dans lequel se trouvent des citations que l'on dit tirées de mes ouvrages, mais qui ne s'y trouvent pas. Comme l'on raisonne, d'après ces citations, dans un sens qui ne m'est pas favorable, je prie de lire ce livre avec circonspection quant à ce qui me regarde.

accessoires de la même manière que je le fais, je ne saurais reconnaître à personne le droit ni la possibilité de juger des appareils qui n'ont pas été expérimentés, et si ce jugement n'a pu être porté, je ne puis admettre comme fondées les modifications qui ont été proposées. Ces modifications, faites sans motifs et souvent avec une extrême légèreté, gâtent mes travaux, et font reculer la science. Je crois le prouver dans ce livre.

Ce que je dis là, je l'adresse aux modificateurs de bonne foi : à ceux-là on doit de l'estime, car ils veulent arriver au bien, et s'ils se trompent, ce n'est pas leur faute. Mais il en est d'autres qui font ces modifications et ces changements simplement pour arriver à la publicité, et nullement dans un but scientifique. A ces hommes je ne sais que dire : je craindrais, si j'exprimais ma pensée sur eux, de me servir d'expressions que je regretterais, et j'aime mieux leur faire la simple observation qu'en agissant ainsi, ils risquent la réputation des chirurgiens qui, les croyant sincères, veulent les imiter, et ils exposent la vie des malades. Une modification vicieuse dans un bon procédé opératoire est un poison jeté dans un breuvage bienfaisant.

S'il n'importait pas de faire connaître dans quel esprit sont faites ces modifications, afin qu'on les accueille avec réserve, je ne placerais pas ici un passage qui se trouve dans un livre publié sur la lithotripsie par un des chirurgiens qui s'en occupent le plus spécialement. Il m'est pénible d'avoir à donner cette preuve, mais elle me semble nécessaire dans l'intérêt de la science. Du reste, j'éviterai d'écrire un nom propre, même celui de l'auteur, car cela n'est pas utile pour prouver ce que j'ai besoin de prouver, c'est-à-dire la légèreté que l'on met à faire ces changements ou ces modifications.

Voilà ce que cet auteur écrit à propos de ces changements : «Ce sont là de bien petites choses «(ces changements), dira-t-on, pour en faire tant «de bruit dans le public : mon Dieu ! je le sais mieux «que personne. *Mais il faut, comme l'on dit, hurler «avec les loups,* et M***, en établisssant sa renommée «par le journalisme et le compérage, nous a mis «dans l'obligation, pour combattre à armes égales, «de faire insérer de temps en temps par nos amis, «dans les journaux politiques, des articles à notre «louange, dans lesquels toutes nos petites amé-«liorations de détail deviennent des perfectionne-«ments de haute importance. C'est au printemps «surtout, époque des opérations, que la Renommée «embouche sa trompette pour les hommes à spécia-«lités : au moment où les malades vont faire un «choix, il est bon, en effet, d'attirer leur attention «en leur vantant l'excellence de sa méthode et l'a-«dresse de sa main. Il faut convenir, toutefois, que «M*** a été dépassé dans cette voie par M***, qui, «ayant moins fait pour la lithotritie, avait pour

«cela même besoin de plus de publicité : pour lui,
«s'il continue, il nous mènera jusqu'aux cymbales
«et à la grosse caisse.»

Tout cela, comme on le voit, est peu digne et ne
devrait pas trouver sa place dans ce livre ; mais si
l'on conclut de ce singulier passage écrit par un
chirurgien qui ne se suppose pas sans importance,
qu'effectivement je puis avoir quelque chose de
mieux à faire que de m'occuper de modifications de
mes instruments faites dans un tel esprit, je ne
regretterai pas de l'avoir transcrit.

Comme toutes les bonnes choses ont leur mauvais
côté, je ne saurais, pendant que j'y suis, omettre
de signaler un abus qui naît d'une coutume excellente en elle-même ; je veux parler des lectures
qui sont faites à l'Académie des sciences par
les personnes qui sont étrangères à ce corps savant. Tout le monde sait qu'il est d'usage que
cette Académie admette ces personnes à lire des
mémoires dont les grands journaux s'empressent
de rendre compte. C'est, encore une fois, une
excellente coutume qui contribue au progrès des
lumières, car l'idée exprimée à l'Académie et portée immédiatement dans le monde par la grande
publicité va éveiller les idées, stimuler les in-
telligences qui ne tardent pas à s'échauffer et à
créer. Malheureusement, dans cette publicité, il
est un attrait qui porte certaines personnes à mésuser des lectures académiques pour s'en faire un

moyen de retentissement (1). On a vu depuis quelques années l'Académie des sciences être fatiguée

---

(1) Comme toute liberté a sa licence, il est naturel que la liberté de lire un mémoire à l'Académie ait la sienne.

Lire un mémoire pour arriver au but légitime et honorable de recommander son nom à l'estime publique, voilà la liberté; le lire pour arriver à un autre but, c'est la licence.

Malheureusement, de cette lecture faite à l'Académie et reproduite par les feuilles publiques, il peut être mésusé dans un intérêt qui n'est pas l'intérêt général, et pour en mésuser, il y a motif, il y a moyen.

Le *motif* est le désir qu'on peut avoir de jeter son nom dans le souvenir de chacun; car, dans le siècle où nous vivons, un nom retenu est une fortune. Frapper l'oreille populaire à coups cadencés, et imprimer un nom sur son immense tympan, est donc une chose très-profitable et par suite très-attrayante.

Quant au *moyen*, il est tout simple. Laisser son nom à demeure sur le registre d'inscription des lectures; le replacer aussitôt qu'il est rayé. Attendre l'occasion de lire quelques pages d'un intérêt quelconque; l'intérêt n'y fait rien. Présenter de temps en temps une petite machine, une petite idée, un petit instrument, une petite modification, une petite série de faits bien communs, tout cela fort inutile, fort rétrograde, mais pouvant s'adapter à la chose. Si cela est mauvais, n'importe; si le public en reçoit de fausses et dangereuses impressions, n'importe; s'il n'est pas bien que le nom de l'Académie soit mêlé à ces misères, n'importe. Le spéculateur en lectures lit, parce qu'il en a le droit, et son nom, juché sur de petites choses, arrive à l'adresse du public à dos de charlatanisme. Alors ce nom prend du volume; il grossit, il est vrai, à la manière du ballon, mais enfin il grossit : cela ne veut pas dire qu'il grandisse.

Quoique cette licence ait pour inconvénient de faire paraître grand ce qui est petit, erreur d'optique qui mène à ses conséquences, ce n'est pas un mal qu'on trouve généralement très-grand.

de lectures faites sur des sujets sans importance,
souvent niais et ridicules, et qui, portés à la con-

Il ne nuit qu'au public; mais ne peut-il en résulter d'autres inconvénients qui nuisent aux personnes?

Que le spéculateur en lectures, à court d'idées, vienne à s'apercevoir que l'enflure de son nom ne peut plus augmenter, que les matériaux communs qu'il employait pour le faire gonfler ne donnent plus assez de fumée, il en cherchera d'autres, et s'il ne les trouve pas chez lui, il cherchera ailleurs. Ce qu'il faut avant tout, c'est qu'on parle de lui sans cesse, c'est qu'on parle de lui toujours.

En supposant qu'il trouve quelque chose à sa convenance, par exemple, une idée *toute faite*, bien saine, bien utile, non à l'état de chrysalide, mais bien développée, bien appliquée, déjà mère de faits nombreux, même déjà publiée par l'auteur, qui l'empêche d'user de son droit de lecture à l'Académie pour se parer de cette idée aux yeux du public, et pour s'approprier ses conséquences en en ce qu'elles ont de positif? Il lit donc, et la presse publie. Cependant que dira le rapport?... Le rapport, bagatelle, on le fuit!...

Mais l'auteur de cette idée, de ce travail, de cette découverte, peut réclamer. Oui, sans doute, il peut réclamer, mais ce sera sans effet : outre que celui qui réclame est un être assez fatigant, et devient presque ridicule par cela même qu'il réclame, outre qu'il est médiocrement écouté, la publicité générale ne s'occupe pas de réclamations, et la réclamation faite à l'Académie n'a pas de retentissement, parce qu'elle n'intéresse personne. Le spéculateur sait tout cela, et il se rira d'efforts impuissants, comme il s'est ri de l'ennui de l'Académie, et comme il se rit du grand enfant, le public.

C'est ainsi que le *savoir-faire* sans vergogne peut, en abusant de la liberté concédée par l'Académie, s'engraisser des produits du *savoir*, sans se donner d'autre peine que celle de se présenter avant l'auteur véritable à la tribune académique. C'est donc une affaire d'agilité; bien sauter est le point.

Mais l'Académie des sciences, si respectable et si justement honorée, peut-elle trouver bon qu'une telle chose puisse se passer dans

naissance du public, ne servaient qu'à jeter une profonde obscurité sur les points les plus importants à éclaircir. La lithotripsie, particulièrement, a beaucoup souffert des fâcheux abus qui se sont commis dans le but de faire de la publicité à bon marché. C'est là, à n'en pas douter, la principale raison de la tiédeur et du dédain, desquels j'ai parlé plus haut. On a été jusqu'à se servir du travail d'autrui comme prétexte de ces scandaleuses affiches (1). Je me borne à signaler ces criants abus ; car, outre qu'ils tendent à déconsidérer une noble

---

son sein, et peut-elle souffrir qu'à l'aide de son nom, et sous *l'apparence* de son approbation, de tels actes puissent s'accomplir ?

(1) Mon *percuteur courbe à cuillers* a été l'objet de l'une de ces préférences, et bien que je l'eusse publié il y a treize années, il n'en a pas moins été l'objet d'une communication à l'Académie des sciences, et cela sous mes yeux, malgré moi, à force ouverte ; et, ce qui est le plus déplorable, précisément par celui que j'avais chargé de prendre la défense de mes procédés pendant mon absence !

Ce chirurgien est M. Leroy (d'Etiolles), qui a voulu soutenir cette inqualifiable conduite par une triste polémique. Enfin, à bout de raisons, il finit par m'accuser de déloyauté et me gratifier d'un démenti qui, du reste, est singulier, puisqu'il s'adresse à ses propres paroles. Je reproduis ici la lettre finale de la désagréable correspondance que je fus obligé de soutenir dans un papier politique, et dans lequel M. Leroy avait jugé à propos de s'adjuger, dans une réclame, l'invention de mon *percuteur à cuillers*.

Au rédacteur de l'Epoque.

« 30 mai.

«Monsieur,

«Dans la lettre que vous a adressée hier M. Leroy (d'Étiolles), il trouve bon d'avancer que je l'ai qualifié de *dépositaire infidèle*,

et grande institution, ils ont encore pour conséquence de rendre l'arène académique un lieu où le

---

quoique j'aie dit seulement que *j'aurais pu choisir un meilleur dépositaire*. Comme ces derniers mots sont pleinement justifiés par le
passage déjà cité de l'ouvrage de M. Leroy (*Recueil de lettres
et de mémoires*, page 137), je le reproduis : « *Mon ami* Heur-
« teloup, dit-il, en repartant pour l'Angleterre, me CONFIA l'a-
« venir de son procédé en France, et je crois pouvoir dire que
« je me suis acquitté de cette *mission* selon ses désirs. » Or,
comme cette *mission* CONFIÉE à M. Leroy n'a pas été remplie *selon
mes désirs*, puisque M. Leroy, pendant mon absence, a changé le
nom de mes instruments, en a parlé dans ses écrits sans jamais
dire que j'en fusse l'auteur, s'est mis à ma place pour les présenter
à l'Académie des sciences, et enfin les a imprudemment modifiés,
dans un but qui n'a rien de scientifique, j'ai bien le droit, ce me
semble, sans être taxé de *déloyauté*, d'exprimer encore mon regret
de ne pas avoir mieux placé ma confiance.

« C'est donc à cette confiance ainsi aventurée que j'ai fait allusion
quand j'ai dit que *j'aurais pu choisir un meilleur dépositaire*. Je persiste dans cette opinion, en m'appuyant sur les propres paroles de
M. Leroy (d'Étiolles). Son démenti devient dès lors sans but, sans objet, et ne peut m'atteindre.

« Tel est, monsieur, le sens de la réponse que j'ai faite à l'envoyé,
effectivement *très-conciliant*, de M. Leroy. Vous voyez que cette réponse est très-claire, très-nette, et surtout n'a rien d'*évasif*.

« J'espère maintenant que M. Leroy, qui annonce toujours qu'il
n'écrira plus, et qui écrit toujours, s'occupera enfin d'objets plus
importants, et se présentera devant la commission nommée pour
juger nos travaux, pour prouver, si cela lui est possible, ce qu'il a
avancé dans sa lecture à l'Académie.

« J'ai l'honneur, etc.

« Baron HEURTELOUP. »

27 juillet. M. Leroy vient de me continuer ses injures dans une
lettre adressée à la Société médicale du 1ᵉʳ arrondissement.

vrai travailleur doit nécessairement trouver une cause inévitable de débats en dehors de la science, débats qui nuisent à son caractère et à sa tranquillité. S'il devait appréhender de voir ses travaux lui apporter ce tourment, il est à craindre qu'il ne finisse par les garder pour lui, qu'il en fasse l'application dans la vue de son avantage propre, et trouve une sorte de légitimité à en agir ainsi. Le travail auquel il se livre a bien assez de difficultés par lui-même, et lui coûte assez pour qu'il ne s'y ajoute pas le soin pénible d'avoir à en défendre les fruits contre la spéculation, qui, lorsqu'elle est poussée dans ses derniers retranchements par de justes réclamations, devient insolente et a recours à d'audacieux mensonges devant lesquels l'homme qui se respecte doit garder le silence. Or, souvent ce silence est interprété contre lui par une coupable indifférence ou quelque chose de pis. Le spéculateur sait cela ; il en impose de plus belle, et finit par avoir l'apparence de raison. J'adresse respectueusement ces observations à l'Académie des sciences pour qu'elle avise, si elle le trouve convenable.

Je comptais lire à l'Académie des sciences, outre le mémoire sur l'*extraction immédiate des pierres vésicales,* qui fait la partie principale de ce livre, deux autres mémoires; mais il aurait fallu que j'attendisse trop longtemps, et j'ai mieux aimé en mettre la substance dans ce livre. L'un de ces mémoires était intitulé *Considérations sur un pas ré-*

trograde de la lithotripsie. J'ai inséré ce mémoire comme chapitre précédant ma dissertation sur l'*extraction immédiate des pierres vésicales.* Le second mémoire, qui était une conséquence du précédent, était intitulé : *La lithotripsie mal faite ne donne-t-elle pas souvent plus de pierres aux malades qu'elle ne leur en ôte?* Cette question, que je résous par l'affirmative, était appuyée sur ce que l'inflammation des membranes muqueuses des organes urinaires donne lieu à la formation des phosphates de chaux, et que la lithotripsie exécutée d'une manière imparfaite donne lieu à ces inflammations. J'ai consigné, dans une note qui fait partie du mémoire sur l'*extraction immédiate*, les remarques qui lient ces deux propositions, c'est-à-dire qui prouvent qu'effectivement l'inflammation des membranes donne lieu à la formation des phosphates. Or, comme la lithotripsie mal faite produit l'inflammation des membranes, elle est souvent la cause qu'il se forme et qu'il s'accumule par elle plus de pierres dans la vessie qu'elle n'en fait sortir de cet organe. C'est un point qui mérite à un haut degré l'observation des praticiens, et je le recommande à leur attention.

Ce livre renferme trois parties distinctes. La première partie traite des modifications qu'on a fait subir à mon système de lithotripsie par percussion, modifications dont je démontre le danger dans mes *Considérations sur un pas rétrograde de la lithotripsie.* La seconde partie est le mémoire et le procédé que

je mets au concours, et que j'ai intitulé *De la pulvérisation immédiate et de l'extraction immédiate des
pierres vésicales par les voies naturelles.* La troisième
partie est la réimpression de mon ouvrage, qui obtint le prix de chirurgie de 1833, *Sur la lithotripsie
par percussion et sur le percuteur courbe à marteau,*
qui permet de mettre en usage ce système de morcellement et de pulvérisation des pierres vésicales.
Bien que je puisse apporter des perfectionnements
à la rédaction de cet ouvrage, qui se compose de
trois mémoires, et de la démonstration que les procédés employés avant moi étaient pour les calculeux d'un secours peu efficace, je le reproduis cependant textuellement, tel qu'il a été imprimé en
1833. Je ne voudrais faire aucune altération à un
travail qui est maintenant la souche sur laquelle
bourgeonnent, il est vrai, sans beaucoup fleurir,
toutes les conceptions qui sont relatives à la lithotripsie (1).

Enfin, j'ai réimprimé le mémoire, si important
pour la science, de M. Gruithuisen, ce médecin bavarois auquel on doit la méthode lithotriptique. De
tout ce qui a été dit sur cet art nouveau, cet écrit
est ce qui nous reste de plus intéressant. Le premier

---

(1) En effet, tout ce qui se fait maintenant en lithotripsie est basé
sur la forme et le mécanisme du *percuteur courbe à marteau,* qui lui-
même est basé, quant à la forme, sur ma sonde *recto-curviligne* inventée en 1824.

pas dans une science revêt toujours ce caractère d'intérêt, surtout quand il se trouve placé en contraste avec ceux qui tendent à la faire arriver à sa dernière limite. Je crois donc qu'on me saura gré de rendre plus populaire l'écrit d'un médecin qui a ouvert un si beau chemin à l'art chirurgical, et dont les droits à la reconnaissance publique seraient laissés dans l'obscurité s'il n'avait pour les faire valoir que ceux qui trouvent profitable de s'intituler, contre la justice et l'évidence, inventeurs de cette belle méthode avec laquelle ils n'ont de commun que d'avoir arrangé quelques procédés défectueux tombés en désuétude.

Je voulais ajouter à ce livre la collection des instruments qui m'ont fait obtenir le prix de chirurgie de l'année 1828; mais je crois mieux d'attendre, pour faire une publication régulière de ces instruments utiles dans des cas exceptionnels, que j'aie mis la dernière main à un ouvrage sur la lithotripsie dont je m'occupe. Un grand souverain a daigné désirer depuis longtemps que je me livrasse à ce travail; mais comment écrire sur une science à la perfection de laquelle on voit toujours quelque chose à ajouter? comment répondre à une auguste confiance par un travail que l'on sent incomplet?

Aussitôt que mon système de *pulvérisation* immédiate, qui me semble être, dans la plupart des cas, le mode le plus complet et le plus satisfaisant d'arriver à la guérison des calculeux en opérant par les voies naturelles, aura été publié, je me croirai seulement être en état d'écrire un livre que je tâcherai de rendre, autant que je le pourrai, digne d'un si auguste patronage.

Encore un mot.

Il est une circonstance qui nuit infiniment à la lithotripsie, c'est qu'on la traite trop légèrement. On dirait, à voir le *laisser-aller* avec lequel on la met en usage, que c'est une opération exempte de dangers, que chacun peut faire et qui peut se faire sur chacun, et cela sans études, sans essais préliminaires, et le plus souvent sans les instruments nécessaires pour l'accomplir. Et cependant, que de dispositions différentes chez les malades qui imposent une conduite différente! combien de circonstances fortuites qui se montrent inopinément dans le cours d'une opération, et pour lesquelles il faut avoir des manœuvres et des instruments tout prêts. A voir le chirurgien passer du marchand chez le malade sur lequel il va essayer son acquisition, on dirait que toute la science est dans l'instrument et que c'est l'instrument qui fait tout. Le *modus faciendi*, qui est chose si importante dans tout et partout, n'est-il d'aucune importance en lithotripsie? cette opération, dans laquelle il n'y a pas seulement à accomplir un fait mécanique souvent d'une grande difficulté, mais où il faut accomplir ce fait mécanique dans un organe contractile, changeant de formes, petit, grand, hors de vue, régulier, irrégulier, sen-

sible, gouflé, anfractueux, musculeux, mou, saignant, purulent, variqueux, enflammé, catarrhal,
étroit, large, profond, fongueux, polypeux, plein
de fragments aigus; à travers un passage long,
étroit, sensible, irrégulier, rétréci, obstrué par des
fragments; sur une pierre ou des pierres rondes,
ovales, plates, petites, grandes, molles, dures,
cribleuses, plastiques, de densité variable, placées
en long, en large, dans des cavités, adhérentes, en-
chatonnées. Si on ajoute que ce fait mécanique doit
être accompli sur un calculeux souvent nerveux,
sujet à la fièvre, aux affections goutteuses, rhuma-
tismales, remuant, plein de préjugés, craintif, maladif, dont les organes sont déviés par des hernies,
obstrués par des prostates volumineuses et de formes variées, on arrivera à conclure qu'au travers de
toutes ces circonstances, de toutes ces difficultés,
de tous ces obstacles qui se croisent, il y a manière
de passer sans encombre, manière qui ne s'apprend
pas en un jour. Disons-le, la lithotripsie *faite selon
l'art* est de toutes les opérations celle qui se com-
plique de plus de détails, dont l'un d'eux mal apprécié conduit toujours à de fâcheuses conséquences. Si cette opération est entreprise d'une manière
si délibérée, cela tient à ce que son commencement
est, en général, assez facile. En effet, il est aisé
quelquefois de saisir des pierres d'un petit volume
quand elles sont roulantes et entières, et de les briser. Cette facilité est la conséquence de la perfection de forme et de mécanisme de mon instrument

courbe. Introduire cet instrument dans l'organe et en séparer les branches dans la vessie est souvent tout le talent nécessaire pour opérer cette merveille, qui fait crier prématurément à la réussite de l'opération, et dont beaucoup de chirurgiens se trouvent glorieux. En effet, la pierre vient se placer entre les branches de l'instrument, et vient se faire briser, pour peu que l'opérateur sache tourner la vis de pression de l'instrument de poche qu'il emploie. Mais à cette rupture primitive de la pierre doivent succéder les prises successives des fragments et leurs ruptures successives, et cela est moins facile et surtout moins exempt de dangers. En un mot, beaucoup commencent l'opération, peu la finissent, et c'est ce qui est mortel pour le renom de cet important moyen de guérir; d'autant plus mortel que le malade croit que cela doit se passer ainsi, s'éteint dans le silence, et laisse après lui des bruits sinistres qui font un contraste fâcheux avec les succès souvent douteux qu'on livre à la publicité.

Si au *sans-façon* avec lequel on traite la lithotripsie, on ajoute le peu de soin qui est mis à choisir des instruments selon la science, et à les employer selon la science, on concevra pourquoi ce nouvel art est en déchéance. Il est donc à désirer que la pratique générale se pénètre mieux de la difficulté de bien faire cette opération, afin de l'entourer de tous les soins, de toutes les précautions et de tous les moyens convenables pour la faire plus souvent réussir.

CONSIDÉRATIONS

SUR

UN PAS RÉTROGRADE DE LA LITHOTRIPSIE.

Comme l'art lithotriptique arrive par des degrés successifs à être moins imparfait, et que dans le mouvement d'ascension qui lui est donné on ne peut parvenir à un degré qu'en s'appuyant sur celui qui précède, il importe de ne pas laisser détruire ce premier degré. Conséquemment, mon intention, dans ce chapitre, est de démontrer que la pratique générale, en s'éloignant de la forme, du mécanisme de mon *percuteur à dents*, et de la manière de le mettre en usage, a rendu l'opération de la lithotripsie, en ce qui a rapport aux fonctions de cet instrument, infiniment plus longue et plus dangereuse. De plus, comme l'opération de l'*extraction immédiate des pierres vésicales* au moyen du *percuteur à cuillers*, et qui fait l'objet principal de ce livre, ne peut être bien exécutée que lorsque le *percuteur à dents* a convenablement morcelé la pierre, il est urgent d'empêcher que l'importance de ce dernier instrument comme agent de morcellement soit méconnue. C'est spécialement pour mettre cet instrument à son rang dans la science, et empêcher qu'elle ne rétrograde à son sujet, que ce chapitre est écrit.

Tant que l'art de guérir les personnes atteintes de la maladie de la pierre ne consistera que dans l'emploi d'instruments propres au simple brisement de ces corps étrangers, afin que les malades puissent se débarrasser des fragments par les efforts de la nature; tant que les instruments qui doivent opérer ce brisement auront sur les pierres une action lente et qui demandera beaucoup de manœuvres; tant enfin que ces instruments ne seront pas, pour l'organe dans lequel ils agissent, d'une innocuité absolue, cet art sera dans l'enfance.

En effet, les fragments qui restent dans la vessie, qui s'engagent dans l'urèthre et y demeurent, la répétition des actes qui doivent amener le morcellement suffisant de la pierre, l'intervalle que les inflammations qui surviennent forcent de mettre entre chacun de ces actes, donnent lieu à tant de mécomptes, qu'il est bien à désirer que la science sorte de l'ornière dans laquelle elle a marché jusqu'à présent, et se dirige vers tout autre but que celui de morceler les pierres, avec la pensée de laisser à la nature, souvent impuissante, le soin de l'expulsion des fragments.

Chaque pas qui sera fait pour arriver à débarrasser les pierreux, sans leur faire le fâcheux présent de déposer dans un organe aussi essentiel que la vessie urinaire un nombre plus ou moins considérable de pierres aiguës, tranchantes, comme cela résulte de la comminution d'une pierre vésicale, sera un bienfait.

Chaque pas aussi qui fera éviter les manœuvres nombreuses et douloureuses des instruments de lithotripsie, qui fera éviter la répétition des opérations, qui fera surtout éviter l'action agressive des instruments sur les parois de la vessie, sera aussi un bienfait et un grand bienfait, car toutes ces imperfections de l'art produisent des malheurs que l'homme ami de la science déplore, et que l'empirique cache.

La lithotripsie n'est pas et ne sera jamais une opération sans danger, comme on s'est plu à le faire supposer dans un intérêt qui n'est pas celui de la science. C'est pour cela qu'il ne faut négliger aucun moyen de la rendre plus prompte à débarrasser le malade, et de diminuer les dangers qui dérivent de l'usage même des instruments propres à opérer ce débarras. Je veux parler des chances de rupture de ces instruments, des chances de lésion de l'organe par leur mauvais mécanisme et leurs formes mauvaises, et enfin les chances de non-terminaison heureuse de l'opération par suite de la lenteur d'action de l'instrument employé. Tel malade qui serait guéri après une, deux ou trois applications des instruments, meurt à la quatrième; tel malade dont la vessie ne se serait pas enflammée, s'il eût été débarrassé en une ou deux fois, voit cet accident survenir dans l'intervalle de la deuxième à la troisième application des instruments; tel malade enfin qui succombe sous les funestes effets de cette inflammation, entretenue par les fragments, eût vu cette inflammation cesser si elle n'eût été entretenue par une cause toujours agissante, les fragments. Par ces fragments qui restent et par une instrumentation agressive pour les organes, il survient non-seulement une inflammation qui peut tuer par son intensité, mais le malade n'a que trop souvent à déplorer de voir cette inflammation aiguë devenir chronique, et la membrane saine, qu'il avait confiée au chirurgien, être convertie en une membrane sécrétant un mucus générateur de phosphate de chaux (1), la matière lithique la plus mauvaise de toutes, car elle annonce une altération profonde des organes. Heureux les malades chez lesquels cette altération se borne à la vessie et ne remonte pas aux reins par les uretères, et ne va pas déterminer dans ces organes profonds des désordres auxquels malheureusement il n'y a plus de remède.

Ainsi tel malade qui vient demander à l'art de lui ôter une pierre et d'en tarir la source, qui est dans les reins, s'en retourne quelquefois avec plusieurs pierres dans la vessie et deux sources au lieu d'une. Tel est bien souvent le résultat d'une lithotripsie mal faite.

---

(1) Voyez la note sur ces phosphates de chaux, qui fait partie du mémoire sur la lithotripsie par *extraction immédiate*.

Je suis depuis si longtemps persuadé de l'immense importance d'éviter les accidents formidables qui trop souvent résultent du simple morcellement des pierres par des procédés lents et agressifs pour les organes, que depuis que je m'occupe de lithotripsie (1824), tous mes efforts ont été dirigés vers le but important 1° de faire aussi peu de fragments que possible ; 2° d'éviter, autant que possible, la répétition des opérations en terminant promptement ; 3° d'éviter les recherches dans l'organe, souvent si pénibles ; et enfin 4° de ne jamais acheter l'avantage de saisir les pierres ou les fragments par des manœuvres ou douloureuses ou agressives pour l'organe.

Telles ont toujours été les quatre pensées principales par lesquelles j'ai été dominé pendant tout le cours de mes travaux.

L'instrument que j'ai appelé *percuteur à dents* est celle de toutes mes combinaisons dans laquelle j'ai développé avec le plus de perfection ces quatre propriétés fondamentales ; malheureusement, les médecins n'ont pas apprécié à leur juste valeur les avantages qu'elle présentait, surtout en l'employant comme je l'avais prescrit.

Mais, avant d'aller plus loin, je dois dire, relativement à la lithotripsie et aussi aux opérations en général, qu'il est deux manières de voir qui influent considérablement sur le succès des opérations. L'une est que, quels que soient les soins, les peines, les études et les dépenses que nécessitent les moyens employés non-seulement pour guérir un malade, mais encore pour ajouter à sa guérison une chance de plus, le chirurgien qui a la conscience de son devoir doit apporter à ce noble but le tribut de ses soins, de ses peines, de ses études et de ses dépenses; l'autre de ces manières de voir est que les moyens employés ne doivent pas donner au chirurgien trop de trouble, trop de peine, doivent être appris facilement et coûter fort peu.

Je suis de la première de ces écoles, et ma religion ne me permet pas d'être de la seconde. Aussi, quand je dirai que j'ai obtenu un résultat, il faudra que l'on comprenne que je n'y suis arrivé qu'en employant tous les moyens possibles pour y parvenir, et si on n'y est pas parvenu comme moi, c'est qu'on a épargné ce que j'ai dépensé et ce que je dépense à profusion, c'est-à-dire mes soins, mes peines, mes études et mon argent.

Ce préambule surprendra-t-il lorsque j'aurai dit qu'après avoir passé vingt ans de ma vie à entourer l'art de guérir les calculeux, en opérant par les voies naturelles, de toutes les chances possibles de succès, j'ai vu ces soins être négligés, condamnés même sous le prétexte frivole, et je dirai presque coupable, que les moyens que j'employais étaient trop compliqués, trop coûteux, qu'ils causaient trop de trouble..... aux chirurgiens!! Et que m'importent à moi toutes ces considérations en dehors du salut de mon malade! je persiste à dire que celui-là est coupable qui, dans un intérêt personnel, répond à la confiance de celui qui vient à lui autrement que par un complet dévouement. Je persiste à dire que, comme par ce dévouement on va jusqu'à quadrupler, quintupler les chances heureuses, il est impossible, sous peine de félonie envers notre noble profession, de se soustraire aux soins ou à une partie des soins qu'exige ce dévouement.

Ces idées générales émises, je les applique à la lithotripsie et aux travaux relatifs à cette opération qui me sont propres.

Il y a treize années, en 1833, l'Académie des sciences a couronné mon système de brisement par percussion des pierres vésicales par les voies naturelles ; j'ai appelé ce système *lithotripsie par percussion*, et j'ai nommé l'instrument qui permettait de le mettre en usage du nom générique de *percuteur courbe à marteau* (1).

Or, ce système est entièrement basé sur le simple fait que je vais dire.

Si on fixe d'une manière inébranlable une barre de fer entre les deux mors d'un étau, et que l'on frappe fortement avec un marteau sur une extrémité de cette barre, la partie la plus sensible du corps,

---

(1) J'ai expliqué, dans l'Introduction, que *percuteur courbe à marteau* était le nom du genre de l'instrument, et que *percuteur à dents* et *percuteur à cuillers* étaient les noms de l'espèce.

telle que l'œil, par exemple, placée tout près de l'autre extrémité de cette barre, n'éprouve aucune sensation pénible pendant que la percussion s'exécute.

Si on place légèrement l'extrémité des doigts le long de cette barre, lorsqu'elle est ainsi percutée à son extrémité, les doigts éprouvent un léger tremblement latéral qui cesse aussitôt qu'on applique l'autre main sur la barre sans la tenir. La vibration se perd dans cette main.

Il suit de cette simple expérience qu'on peut percuter avec un marteau, et avec une grande force, un instrument propre à briser les pierres, mais à la condition *expresse* que cet instrument sera rendu *parfaitement inébranlable* par sa liaison intime avec un étau, ou, comme je l'appelle plus chirurgicalement, avec un *point fixe*. Il suit encore de là que, comme cet instrument n'éprouve aucun mouvement pendant la percussion, si ce n'est un léger tremblement latéral qui se trouve arrêté aussitôt que la main est appliquée sur l'instrument, il est alors évident que, lorsque cet instrument est placé dans l'urèthre et la vessie, ces organes ne doivent ressentir et ne ressentent effectivement aucun mal (1);

---

(1) Qu'on lise mon troisième mémoire sur la lithotripsie par percussion, qui se trouve dans ce volume, on y verra l'attestation suivante, donnée par les chirurgiens qui m'ont vu souvent opérer lorsque mes appareils étaient moins parfaits qu'à présent : « Nous « affirmons que jamais, pendant que la percussion s'opérait, nous

car, pendant la percussion, l'extrémité de l'instrument qui agit sur la pierre est placéc au milieu de l'eau dont l'organe est empli, et n'est jamais en contact avec sa paroi postérieure.

De là, évidence que cette percussion avec un marteau, et un marteau pesant, est un moyen d'action qui, sous une apparence peu compatible avec une opération délicate, telle que celle d'opérer le brisement d'une pierre dans la vessie humaine, jouit cependant de la propriété d'être infiniment doux, malgré sa brutalité apparente.

Maintenant, faisons une autre expérience.

Prenons deux petits morceaux d'acier, longs de cinq centimètres à peu près et larges d'un centimètre. Creusons chacune de ces pièces de métal d'un centimètre de profondeur, de manière à donner à ces pierres la forme d'une petite auge; opposons ces deux cavités l'une à l'autre; plaçons entre elles deux un morceau d'une pierre vésicale, et mettons les deux pièces d'acier et ce morceau de pierre ainsi interposé entre les mors d'un étau puissant; serrons cet étau. Qu'arrive-t-il? Quelle que soit la pression exercée par ce *puissant étau*, il est impossible de faire affronter les bords des auges qui restent écartés; la matière lithique se

---

« n'avons aperçu que le malade souffrît, ce qui d'ailleurs ne peut
« avoir lieu, puisque l'instrument n'éprouve aucun mouvement
« pendant les percussions les plus fortes. »

durcit en proportion de la pression. Eh bien! si, laissant les choses en cet état, on frappe une des mâchoires de l'étau avec un marteau, on voit immédiatement les deux pièces d'acier se rapprocher et affronter leurs bords.

Et cependant, quand nous avons serré notre puissant étau, nous avons employé une force immense et permanente qui agissait directement sur le morceau de pierre vésicale, et cela sans rapprocher complétement nos deux pièces d'acier; et quand nous avons employé le marteau, nous avons déployé une force assez petite, intermittente, et qui agissait plutôt sur l'étau en totalité que directement sur le morceau de pierre lui-même. Et cependant, avec le premier moyen si puissant, nous n'avons pu, quels qu'aient été nos efforts, rapprocher nos deux auges, et avec le second, nous les avons rapprochées immédiatement. A quoi a tenu cette différence? A cela seul que, par la percussion, nous avons produit dans l'ensemble de l'appareil un mouvement de vibration qui, se communiquant à la pierre pressée entre les deux auges, a pénétré entre ses molécules et fait sortir sous forme de petits jets pulvérulents (1) la partie surabon-

---

(1) C'est ce que j'appelle le *pouvoir d'élimination*, et qui est une conséquence de la *percussion* seule. La *pression* n'a pas ce pouvoir. J'insiste pour qu'on remarque cette différence, et aussi pour qu'on ne perde pas de vue ce pouvoir d'élimination sur lequel repose l'avenir de la lithotripsie.

dante de pierre qui empêchait le rapprochement complet des deux pièces d'acier excavées.

Ce sont ces deux expériences qui ont servi de bases à tous les travaux que j'ai exécutés pour parvenir à débarrasser les calculeux par l'expéditif et doux procédé de la percussion.

Puisque la percussion d'un marteau était le moyen le plus prompt de pulvérisation, puisqu'un étau rendait l'instrument immobile, empêchait toute sensation pénible, permettait de déployer toute l'action pulvérisante du marteau, j'employai un étau; puisqu'il fallait que cet étau allât chercher l'instrument dans la position que la forme de l'organe lui imposait, et le fixât dans cette position, je disposai cet étau pour qu'il remplît facilement et avec délicatesse cette importante condition; puisqu'il fallait que cet étau qui fixait l'instrument fût lui-même fixé, je disposai une espèce de siége particulier dans la pièce principale duquel cet étau jouait avec facilité, allait chercher et saisir l'instrument dans toutes ses positions, et enfin le maintenait inébranlable dans ces positions et pendant que la percussion était opérée. Conduit nécessairement par toutes ces déductions à me servir d'un siége ou d'une espèce de lit fait exprès, pour soutenir mon étau, je fis établir ce lit (voyez la planche) de manière à ce qu'il me donnât par lui-même, et sous le rapport de la position générale du malade, des avantages remarquables, tels que posi-

tion facile du malade et du chirurgien, relâchement complet des muscles du premier, possibilité
d'élever immédiatement le bassin du malade, de
donner à la pierre des positions avantageuses autrement que par le brutal commandement de l'instrument (1), enfin de faire servir cette position
variable du malade à obtenir l'important avantage
de *charger la pierre ou les fragments sans les aller
chercher.*

Eh bien, j'ai obtenu tous ces résultats, et, je le
dis avec peine, ils sont généralement mis de côté,
parce que ce lit, parce que cet étau, sont effectivement, pour les chirurgiens, coûteux, embarras-
sants et difficiles à manier !

Mais ces moyens accessoires sont-ils donc d'une
aussi grande importance ? Examinons cette question.

J'avais combiné un ensemble de moyens qui s'a-
daptaient, s'aidaient l'un par l'autre ; j'avais établi
toutes les proportions des différentes parties de
mon appareil, pour que ces proportions se marias-
sent aux proportions des malades et à leurs différences ; j'avais enfin fait du malade, de la pierre, du

---

(1) On ne comprend pas assez l'importance qu'il y a de ne pas
commander à l'organe par la force de l'instrument. Il faut tout faire
par douceur et adresse, rien par force : la force fait révolter l'organe, qui ne permet plus de continuer à opérer. Si on n'a pas les
moyens de changer la position du malade pour arriver à changer la
position de la pierre, on est obligé d'avoir recours à la force. Le malade souffre donc davantage quand on l'opère sur un lit ordinaire.

point fixe, du marteau, du chirurgien, de l'aide, du lit et de ses différentes positions, un seul tout (1) dont les parties marchaient ensemble vers le but de guérir sans qu'une action gênât une autre action ; enfin, tout était combiné pour tirer du nouveau système, la percussion, tout l'avantage dont il était susceptible, pour arriver à morceler promptement la pierre en morceaux assez petits pour passer par l'urèthre.

Eh bien, qu'a-t-on fait ?

Soit dans le désir d'innover pour innover, soit dans l'intention de se *débarrasser* de ces moyens accessoires, du moins en partie, afin de diminuer leur volume ; soit enfin dans le but sincère, et par conséquent louable, de faire quelque chose d'utile, on démembra l'appareil que j'avais eu tant de peine et mis tant de temps à combiner, et chacun, s'emparant d'une de ses parties, se posa en inventeur. L'un place les malades sur une table ordinaire, à laquelle il avait adapté les sandales de mon *lit à opération*. L'autre dispose deux plans inclinés qu'il place également sur une table ordinaire ; il assied

---

(1) Il est assez difficile de faire marcher tout cela ensemble et d'une manière aussi régulière que le demande une opération de lithotripsie bien faite. Je ne m'étonne donc pas que la chirurgie, en général, trouve un instrument courbe qui se ferme au moyen d'une vis plus commode ; chacun peut opérer avec un si simple instrument. Mais que fait la simplicité, si les malades succombent ?

le dos du malade sur un de ces plans, et le bassin sur l'autre, et laisse pendre les jambes. L'un adapte mon *point fixe* à une table ordinaire, et ce point fixe immobile ne va pas chercher l'instrument; il attend que l'instrument vienne à lui. L'autre imagine un point fixe qui n'est jamais fixe, et laisse recevoir par l'organe toutes les secousses que lui envoie le marteau. Celui-ci imagine de séparer l'endroit où est assis le siége du malade de celui où joue le point fixe, de manière que ces deux endroits ne se rencontrent plus. Celui-là trouve mon point fixe trop massif, et pense qu'il est plus joli de le faire grêle et tremblant sous l'effort du marteau. En voilà un autre qui imagine de donner une autre disposition à ce *point fixe,* de manière qu'il est fixe quand il faudrait qu'il pût se mouvoir, et qu'il se meut quand il faudrait qu'il fût fixe. En voici un autre qui emploie mon marteau d'une manière volante, sans point fixe quelconque autre que la main; ce marteau est naturellement petit et sans force, mais il suffit pour dire qu'on exécute la percussion: le malade le croit, et cela suffit. En voilà une série d'autres qui maintiennent mon percuteur avec des espèces de lourdes tenailles chargées de plomb, tenailles qu'ils font maintenir par deux aides pendant la percussion; mais ces deux aides, par un mouvement insensible indépendant d'eux, portent l'instrument vers le fond de l'organe ou le ramènent vers le col, et c'est là que l'action de l'instrument

se passe. En voici d'autres qui imaginent de percuter avec un ressort, comme si un ressort avait le
sentiment de la main qui manie le marteau, comme
si un ressort avait, comme tous les moyens insuffi-
sants de percussion que j'ai indiqués plus haut, la
force nécessaire pour fermer les instruments, fermeture sans laquelle le système de percussion n'est
plus, comme je le démontrerai, qu'une source de
graves dangers, etc. etc. Je n'en finirais pas si
je voulais dire toutes les modifications en dehors
du sens commun qu'on a fait subir à mes appareils.
Il n'est donc pas étonnant que le *percuteur à dents,*
mis en usage dans les différentes circonstances qui
sont résultées de tous ces caprices, n'ait pas répondu à l'attente de la pratique générale comme il
avait répondu à la mienne, et que peu à peu les
chirurgiens aient été conduits, par la négligence
qu'ils ont mis à suivre l'exemple qu'un grand
nombre d'années de travaux m'avaient autorisé à
donner, dans une voie tout à fait fausse.

Peu à peu ils ont abandonné la *percussion,* qui
était loin d'être avantageuse avec ces moyens im-
parfaits, et ils ont voulu faire fermer mon *percuteur*
par la *pression* avec une *vis.* C'est de là qu'est venu
tout le mal; c'est là la cause pour laquelle la lithotripsie, que j'avais rendue si bienfaisante, n'est généralement rien moins que cela.

On va voir pourquoi.

Si on cherche à analyser en quoi consiste le morcellement d'une pierre par la percussion, on arrivera à conclure que ce morcellement est le résultat du rapprochement de deux plans entre lesquels la pierre se trouve interposée : l'un de ces plans est en général immobile comme une table, et l'autre est mobile comme la partie plate et large d'un marteau. Eh bien, puisque j'avais trouvé aisément faisable de transmettre du dedans au dehors de la vessie l'action du marteau, de cet agent de morcellement par excellence, je cherchai par quelle disposition mécanique je pourrais transporter dans l'intérieur de l'organe *les plans* (qu'on remarque que je dis *les plans*) au moyen desquels ce morcellement par percussion devait être opéré. C'est ce qui me fit inventer le *percuteur courbe à marteau*, qui n'est autre chose que ces deux plans placés à l'extrémité de deux tiges d'acier qui puissent me permettre d'éloigner et de rapprocher ces plans à travers le canal long et étroit de l'urèthre. Ainsi, la partie capitale, importante, fondamentale du *percuteur courbe à marteau* est précisément dans les plans, qui sont d'autant plus efficaces sur la pierre qu'ils sont plus larges et qu'ils sont plus longs (1).

J'avais donc donné aux branches du *percuteur à*

---

(1) Voyez ce que je dis, dans ce volume, au sujet de ces plans, dans mon troisième mémoire sur la lithotripsie par percussion (1833).

dents ces plans larges et longs, aussi larges que le permettait le diamètre de l'urèthre, et pas plus longs que ne le permettaient la force à laisser aux branches, et la nécessité de pouvoir facilement mobiliser l'instrument dans la vessie.

Mais quand on voulut briser une pierre interposée entre ces deux larges branches au moyen de la *pression*, on s'aperçut bientôt que jamais l'instrument ne pouvait se fermer, et que la pierre interposée entre la surface plate des branches, n'étant pas éliminée par la vibration salutaire produite par la percussion, demeurait entre ces branches. L'instrument ne pouvant plus être extrait de la vessie, une opération urgente devenait nécessaire. On rendit bien la pression la plus forte possible; mais cela ne mena qu'à fausser l'instrument ou à le briser, circonstances qui mettaient la vie du malade en grand danger.

On fut donc conduit à diminuer ces plans, dans le but de rendre moins grande la résistance qu'ils opposaient à la fermeture de l'instrument, afin de rapprocher les branches suffisamment pour retirer l'instrument par le canal au travers duquel il avait été introduit. C'est à ce prix seulement qu'on put fermer le *percuteur courbe à marteau* au moyen de la *pression* obtenue par une *vis*.

Ainsi, à la place des larges surfaces plates, on disposa les branches de mon *percuteur à dents* en couteau, et, au lieu d'écraser les pierres, ou les coupa. Ainsi, on enleva à ma combinaison toute son énergie, toute sa puissance ; enfin, on la châtra.

Je donne, dans la planche qui est à la fin de cet ouvrage, la représentation exacte de l'instrument à l'adoption duquel la pratique générale fut conduite, afin d'éviter tous les désagréments causés à elle par mon lit à opération et mon point fixe. Comme cet instrument, qui n'est qu'une corruption du mien, ne porte le nom de personne, je l'ai appelé l'*instrument courbe fenêtré à cisailles,* ou autrement *brise-pierre de poche* (1).

On voit que cet instrument, qui agit par la pression, est composé de deux branches, dont l'une, la branche femelle, est percée d'une fenêtre très-large ; dans cette fenêtre, la branche mâle vient se loger quand l'instrument se ferme. Le détritus de la pierre ne peut rester entre les branches, puisqu'il tend à

---

(1) M. Civiale, soit parce qu'il ne sait pas, soit pour m'attribuer un instrument défectueux et qui, suivant lui, est sujet à se briser dans la vessie, appelle ce brise-pierre de poche *l'instrument courbe à pignon et fenêtré* de M. Heurteloup, et raisonne d'après cela. Voyez le *Bulletin général de thérapeutique,* 25 et 30 mars 1846, et le numéro précédent. N'ai-je pas lieu de dire comme l'une de nos plus grandes capacités, mais toutefois sans comparaison, que je suis *calomnié scientifiquement* ?

* Les lois n'ont rien prévu contre ce que j'oserai appeler la *calomnie scientifique.* Que faire quand la loi est muette ? *se résigner.* (Arago, *Annuaire* pour l'an 1846, p. 578.)

s'échapper par la fenêtre ; la branche mâle, taillée en couteau, introduite entre les deux parois de la fenêtre de la branche femelle, qui sont aussi taillées en couteau, forme un ensemble parfaitement disposé pour couper les pierres : c'est une excellente *cisaille*. De plus, cet instrument se ferme au moyen d'un pignon qui, d'un petit volume, est fort commode. Le chirurgien peut mettre l'instrument et le pignon *dans sa poche*, et aller, dans ses visites, couper les pierres qui se trouvent dans les vessies de ses malades. C'est un instrument d'un usage fort commode pour... le chirurgien, et qui n'a rien de commun, sous ce rapport, avec les lourds appareils que nécessite le *percuteur courbe à marteau* quand il est bien employé.

Maintenant que voilà en présence le *percuteur courbe à marteau*, que je mets en usage, et l'*instrument courbe à cisailles*, que l'on emploie généralement, examinons-les comparativement.

L'emploi d'un instrument de lithotripsie quelconque présente deux temps tout à fait distincts : le temps pour *prendre* la pierre ou les fragments, et le temps pour *morceler* ces corps étrangers. Quoique le temps pour *prendre* précède le temps pour *morceler*, laissons le premier de côté pour un moment, et ne nous occupons que du second.

Expérimentons sur des pierres parfaitement identiques, moulées exprès, avec la forme des pierres naturelles, très-dures, très-sèches, composées de plâtre à mouler malaxé avec de l'eau gommée, et nous allons arriver à des conclusions utiles.

PREMIÈRE EXPÉRIENCE.

Pierre ovale très-sèche, pesant 13 grammes; grande circonférence, 11 centimètres; petite, 7 centimètres; épaisseur, 1 cent. 7 millim.; longueur, 3 cent. 11 millim; largeur, 2 cent. 8 millim.; représentée sous le point de vue de sa longueur, de sa largeur et de son épaisseur.

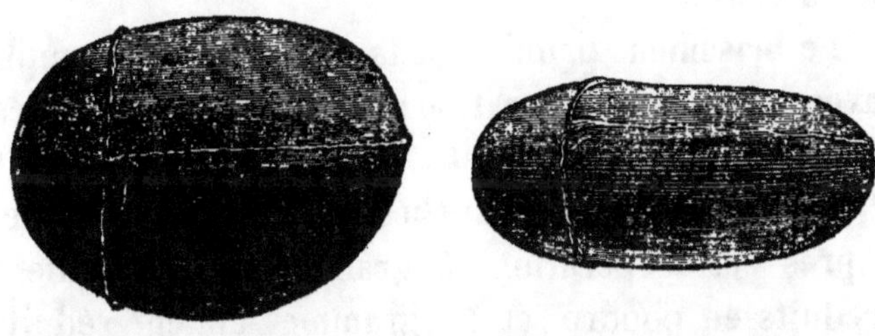

Nous avons placé les deux instruments dans la position où ils se trouvent quand ils sont mis en usage, et pour bien séparer le temps pour *prendre* du temps pour *détruire*, un aide a placé avec la main, entre les branches de chacun des instruments, la pierre d'abord et les fragments ensuite, de la manière la plus favorable à l'accomplissement le plus complet du morcellement que chacun des instruments est appelé à opérer.

Le morcellement étant porté, dans les deux cas,

jusqu'à ce que la pierre soit réduite en poudre et en fragments assez petits pour franchir l'urèthre, il en est résulté que le brisement primitif de la pierre s'est accompli, avec le *percuteur à dents,* sans déflagration, que cet instrument a exigé 105 secondes d'action (1 minute ¾) et a demandé que l'on mît **28** fois entre ses branches la matière lithique. Après cette opération, **10** grammes de la pierre étaient réduits en poudre (1), et **3** grammes étaient réduits en fragments assez menus pour passer par l'urèthre.

L'effet de l'*instrument courbe fenêtré à cisailles* a été le suivant :

Le brisement primitif de la pierre s'est accompli avec une forte déflagration ; il a exigé **480** secondes (**8** minutes) d'action, et a demandé que l'on mît **60** fois entre ses branches la matière lithique. Après cette opération, **3** gram. seulement étaient réduits en poudre, et **10** grammes étaient réduits en fragments assez menus pour passer par l'urèthre.

Ainsi, sous le rapport de l'action de briser seulement, l'*instrument fenêtré à cisailles* met près de cinq fois plus de temps que le *percuteur courbe* à réduire la pierre, sujet de l'expérience, et impose au malade l'obligation de rejeter 10 grammes de fragments,

____

(1) J'appelle *poudre* ce qui sortait à travers une passoire dont les trous avaient 3 millimètres de diamètre.

quand le *percuteur courbe* n'en impose que 3 grammes (1).

Ainsi, l'*instrument courbe fenêtré à cisailles* demande, pour accomplir avec tant d'imperfection son acte de morcellement, 60 actions, quand le percuteur n'en exige que 28.

Mais, ce n'est pas tout : arrivons au temps de prendre.

Le *percuteur courbe*, avec ses larges branches plates bordées d'aspérités (2), saisit toujours les fragments ; l'*instrument courbe fenêtré à cisailles* les saisit difficilement et surtout fort mal, car entre deux lames tranchantes placées de champ, un corps quelconque est mal saisi et mal retenu. Si l'on expérimente dans ce sens, on verra que, 9 fois sur 10, l'action de prendre de cet instrument est nulle ou à peu près illusoire. Mettons seulement 4, au lieu de 9.

---

(1) Il est important de remarquer que le but de la lithotripsie est d'éviter les fragments.

(2) Il faut bien remarquer que le rapprochement de ces surfaces plates, obtenu par la percussion, est tellement exact, que c'est le moyen que j'emploie pour nettoyer l'instrument après l'opération. Je le percute fortement, et toute la saleté s'échappe. Il s'ensuit que, cet instrument étant toujours propre, la surface de ses branches n'est nullement engouée, et est aussi bien disposée pour saisir les fragments au milieu de l'opération, qu'elle l'est dans le commencement. Les branches gardent toujours la même forme, car elle n'est pas changée par le détritus. Cette circonstance est de la plus haute importance.

Eh bien, il faut multiplier par 4 les 60 actions de brisement, ce qui donne, pour total des manœuvres pour prendre, 240 manœuvres.

Ainsi, quand le *percuteur courbe* fait **28** manœuvres pour prendre, l'*instrument courbe et fenêtré à cisailles* en fait **240**.

Cela commence certainement à mériter considération ; mais ce n'est pas encore tout.

Peut-être que ces **240** manœuvres, quoique très-fatigantes, peuvent fort bien ne pas être mortelles pour le malade ; car il peut se faire qu'elles ne causent aucun dommage à l'organe. Voyons donc quelles sont ces manœuvres, et à quel degré elles sont innocentes.

Pourquoi ces manœuvres sont-elles faites ? pour prendre les fragments l'un après l'autre. Que faut-il faire pour prendre un de ces fragments ? il faut le mettre entre les deux branches. Que faut-il faire pour mettre ce fragment entre les deux branches ? il faut introduire une des branches de l'instrument sous ces fragments. Quelle est la branche qu'il faut ainsi introduire sous le fragment ? la branche femelle, celle qui est fenêtrée. Mais cette fenêtre est largement ouverte en dessus comme en dessous ; elle a des bords tranchants : alors, qu'arrive-t-il ? (1)

Comme, pour placer cette branche sous un frag-

___

(1) Il y a une autre manière de *prendre*, usitée par ceux qui ne connaissent pas l'*esprit* de l'instrument courbe, qui est d'appeler le

ment, il faut déprimer les autres avec un mouvement de titubation pour les écarter, il s'ensuit que les fragments que l'on déprime, rencontrant la fenêtre, s'engagent dans cette fenêtre, suffisamment pour y demeurer, tout en laissant saillir leurs arêtes vives et tranchantes; chacune de ces arêtes fait l'office d'un petit soc de charrue, de manière que cette fenêtre, à laquelle il va être imprimé le mouvement de titubation que j'ai dit, est momentanément un véritable instrument de labourage (1).

Aussi, c'est avec 240 manœuvres (2) d'un instrument qui laboure et détruit les membranes que l'on vient à bout de réduire une pierre grosse

---

fragment en déprimant la poche urinaire; cette manière vicieuse consiste à incliner les deux branches à droite ou à gauche. Mais ce mode est encore plus pénible et dangereux pour le malade, en cela que l'organe se trouve soumis à l'action directe des branches coupantes de l'instrument à cisailles, et en cela aussi que les branches inclinées latéralement ne peuvent prendre les fragments qui se trouvent dans la ligne médiane de la poche urinaire : de là des manœuvres encore plus violentes et moins productives.

(1) J'ai voulu pousser sur un cadavre, avec l'instrument *fenêtré à cisailles*, le morcellement d'une pierre d'acide urique, dure, d'un pouce et demi de diamètre, jusqu'au point de la réduire en morceaux assez petits pour passer par l'urèthre. A la fin de l'opération, la membrane muqueuse et la membrane musculeuse étaient détruites dans la largeur d'une pièce de 5 francs; j'étais à nu sur le tissu cellulaire sous-jacent, et cependant, dans le bas-fond, ces membranes sont épaisses.

(2) Il faut considérer que, pour accomplir une manœuvre, il faut plusieurs mouvements, cinq ou six ou plus, suivant l'habileté de

comme un œuf de pigeon, avec l'*instrument courbe fenêtré à cisailles*, tandis que c'est seulement avec 28 manœuvres qui ne présentent pas ce grave inconvénient que l'on vient à bout d'une semblable pierre, avec le percuteur courbe; et encore ces 240 manœuvres de l'instrument à *cisailles* ne produisent que 3 grammes de poudre sur une pierre de 13 grammes, tandis que le percuteur en produit 10 grammes. Le temps comparatif pour obtenir ces résultats est de 1 à 18, c'est-à-dire que, lorsque le *percuteur courbe* est 105 secondes à accomplir son action, le *courbe fenêtré à cisailles* a besoin de 1920 secondes, ou plus de 18 fois 105 secondes. Cela signifie que, lorsque le percuteur doit travailler 1 minute 1/4, le *courbe fenêtré à cisailles* doit travailler 22 minutes.

Certes, on doit commencer à comprendre que si le *brise-pierre de poche* avec son pignon est agréable et commode pour le chirurgien, comparativement au *percuteur courbe* et à son lit à opération, il ne saurait avoir les mêmes charmes pour les malades.

---

l'opérateur. Mettons-en trois; il faut donc multiplier 240 manœuvres par 3 mouvements, ce qui donne 720 mouvements. Le *percuteur courbe* se chargeant, dans ma manière d'opérer, par l'oscillation du malade, il exige peu ou pas de mouvements. Ces détails sont de la plus haute importance quand il s'agit d'estimer la valeur des moyens lithotripsiques. Ce sont eux qui doivent attirer plus particulièrement l'attention de ceux qui sont appelés à en apprécier la bonté relative, et surtout à la faire apprécier par les praticiens, car toute erreur de la part de ces derniers demande une victime.

SECONDE EXPÉRIENCE.

Pierre ovale allongée, pesant 25 grammes; grande circonférence, 12 centimètres 8 millimètres; petite circonférence, 8 centimètres 4 millimètres; épaisseur, 2 centimètres 1 millimètre; longueur, 5 cent.; largeur, 3 cent.; représentée sous le point de vue de sa longueur, de sa largeur et de son épaisseur.

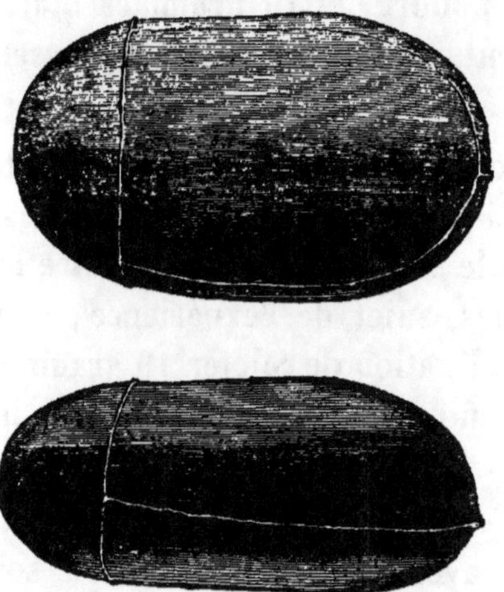

Le brisement primitif de la pierre s'est accompli presque sans déflagration.

Le *percuteur courbe* a exigé 210 secondes d'action (3 minutes et demie), et a demandé que l'on mît 50 fois entre ses branches la matière lithique. 19 grammes de la pierre étaient réduits en poudre, et 6 grammes étaient réduits en fragments assez petits pour passer par l'urèthre.

L'effet de l'instrument *courbe fenêtré à cisailles* a été le suivant :

Le brisement primitif de la pierre s'est d'abord accompli avec une immense déflagration, des efforts considérables, et a été accompagné de grands mouvements ; il a exigé 840 secondes (14 minutes) d'action, et a demandé que l'on mît 110 fois entre ses branches la matière lithique. 6 grammes étaient réduits en poudre, et 19 grammes étaient réduits en fragments assez menus pour passer par l'urèthre.

Ainsi, sous le rapport de l'action de briser, l'*instrument fenêtré à cisailles* met quatre fois autant de temps que le *percuteur courbe* à réduire la pierre de 25 grammes, sujet de l'expérience, et impose au malade l'obligation de rejeter 19 grammes de fragments, quand le *percuteur courbe* n'en impose que 6 grammes.

Ainsi, l'*instrument fenêtré à cisailles* demande, pour accomplir avec tant d'imperfection son acte de morcellement, 110 actions, quand le percuteur n'en exige que 50.

Ces 110 actions multipliées par 4, basse évaluation des erreurs que fait l'instrument *à cisailles* dans l'action de prendre, donnent, pour total des manœuvres pour prendre, 440 manœuvres ou 1320 mouvements.

Ainsi, quand le *percuteur courbe* fait 50 manœuvres pour prendre, l'instrument *courbe fenêtré à cisailles* en fait 440 ou 1320 mouvements.

Lesquelles 440 manœuvres s'accompagnent, comme cela a été démontré plus haut, de la destruction des membranes par suite du labour inévitable.

En multipliant par 4 les 840 secondes nécessaires pour la seule action de briser, afin de donner du temps à l'instrument *à cisailles* pour commettre ses erreurs dans l'acte de prendre, on obtient le nombre de 3,360 secondes, qui, divisé par les 210 secondes demandées par le percuteur, donne la preuve que le *fenêtré à cisailles* demande 16 fois plus de temps que le *percuteur courbe* pour donner le produit de 6 grammes de poudre sur une pierre de 25 grammes, quand le *percuteur courbe* donne sur la même pierre le produit de 19 grammes de poudre (1).

---

(1) Il est évident, d'après ces expériences, que ceux qui, en grand nombre et dans tous les pays, ont donné, dès l'apparition de mon *percuteur courbe*, des formes nouvelles à cet instrument pour le faire servir sans le secours du marteau et du point fixe, ont tous fait reculer la science sous le rapport de la guérison plus rapide et plus certaine des malades. Je n'ai donc pas à avoir pour eux, comme le dit M. Leroy (d'Étiolles), qui se pose comme l'homme par excellence parmi ces changeurs de formes, et qui pour cela se croit une science profonde; je n'ai donc pas, dis-je, à avoir pour eux une reconnaissance aussi grande que M. Leroy le croit nécessaire. Que M. Leroy, dans ses affiches, dans ses libelles et dans ses pamphlets, fasse des contes aux personnes ignorantes de la question de la lithotripsie, rien de mieux; mais qu'il ne se pose pas, devant les personnes compétentes, en homme sérieux et progressif.

RÉCAPITULATION des effets comparatifs du *percuteur à dents* et de l'instrument *courbe fenêtré à cisailles* (brise - pierre de poche).

Pierre de 13 grammes.

RÉCAPITULATION comparative de l'expérience sur une pierre de 13 grammes, *l'action de prendre n'étant pas comprise.*

Percuteur courbe.	*Fenêtré à cisailles.*
Brisement primitif de la pierre sans déflagration.	Brisement primitif de la pierre avec déflagration.
105 secondes de temps.	480 secondes de temps.
26 actions de briser.	60 actions de briser.
10 grammes de poudre obtenus.	3 grammes de poudre obtenus.
3 grammes de fragments obtenus.	10 grammes de fragments obtenus.

RÉCAPITULATION comparative de l'expérience sur une pierre de 13 grammes, *l'action de prendre étant comprise.*

Percuteur courbe.	*Fenêtré à cisailles.*
105 secondes de temps.	1920 secondes de temps.
26 actions de briser.	60 actions de briser.
26 manœuvres pour prendre.	240 manœuvres pour prendre { 720 mouvements.
10 grammes de poudre obtenus.	3 grammes de poudre obtenus.
3 grammes de fragments obtenus.	10 grammes de fragments obtenus.
	Labourage et destruction des membranes.

Pierre de 25 grammes.

RÉCAPITULATION comparative de l'expérience sur une pierre de 25 grammes, *l'action de prendre n'étant pas comprise.*

Percuteur courbe.	*Fenêtré à cisailles.*
Brisement primitif de la pierre avec très-peu de déflagration.	Brisement primitif de la pierre avec une déflagration violente.
210 secondes de temps.	840 secondes de temps.
50 actions de briser.	110 actions de briser.
19 grammes de poudre obtenus.	6 grammes de poudre obtenus.
6 grammes de fragments obtenus.	19 grammes de fragments obtenus.

RÉCAPITULATION comparative de l'expérience sur une pierre de 25 grammes, *l'action de prendre étant comprise.*

Percuteur courbe.	*Fenêtré à cisailles.*
210 secondes de temps.	3360 secondes de temps.
50 actions de briser.	110 action de briser.
50 manœuvres pour prendre.	440 manœuvres pour prendre { 1320 mouvements.
19 grammes de poudre obtenus.	6 grammes de poudre obtenus.
6 grammes de fragments obtenus.	19 grammes de fragments obtenus.
	Labourage et destruction des membranes.

Maintenant que nous avons une approximation

de l'énorme différence qui existe entre ces deux agents de destruction des pierres vésicales sous les rapports complexes du temps qu'ils mettent à morceler les pierres, du nombre de fois où il faut qu'ils entrent en action, du nombre de manœuvres qu'ils nécessitent, de la quantité relative de poudre et de fragments qu'ils produisent, et des désordres qu'ils causent dans la vessie, poussons notre examen plus loin, et examinons ces deux instruments comparativement sous d'autres rapports.

Une des conditions les plus importantes à remplir dans l'acte de briser une pierre ou des fragments, dans l'opération de la lithotripsie, est qu'il faut qu'il y ait soit dans la résistance de l'instrument, soit dans le pouvoir qui rapproche les branches pour briser la pierre ou les fragments interposés entre elles, une force *toujours surabondante*. Sans cette condition capitale, l'opérateur et le malade se trouvent toujours sous la chance de la nécessité formidable d'avoir recours à une taille d'urgence.

En effet, si cette *force surabondante* (je dis *force surabondante*) (1) n'existe pas, l'opérateur peut se

---

(1) Il est un chirurgien qui a de singulières idées sur la lithotripsie au moyen de mon instrument courbe : c'est M. Civiale. Frappé de ce que l'*instrument fenétré à cisailles* qu'il emploie se brise souvent dans la vessie des malades, il donne un moyen naïf d'éviter cet accident : c'est d'enlever à l'instrument une partie de sa force de pression.

trouver dans la circonstance plus que fâcheuse de ne disposer que d'un pouvoir au-dessous de la résistance à vaincre ; souvent il lui est possible de reculer devant la difficulté et de laisser la pierre

---

Si cet instrument ne peut plus autant presser, il ne se brisera pas, dit ce chirurgien. Rien de plus simple, sans doute : mais en forçant ce raisonnement, l'instrument se brisera encore moins s'il ne presse pas du tout ; mais s'il n'a plus de pouvoir, il ne brisera pas la pierre et ne pourra pas se débarrasser du détritus. Alors on courra la chance d'avoir à faire une taille d'urgence, si la pression a été assez grande pour rendre la pierre adhérente à l'instrument, comme je vais bientôt l'expliquer ; ou de déchirer l'urèthre, s'il reste des fragments montrant leurs angles aigus. Encore une fois, ce qu'il faut, c'est une *puissance surabondante*. (Voyez le *Bulletin général de thérapeutique médicale et chirurgicale*, page 210, cahier de mars 1846, et le cahier précédent.) Du reste, ce chirurgien me paraît comprendre d'une manière imparfaite l'instrument courbe, car il ne s'explique pas même comment, avec cet instrument qui en définitive est un compas d'épaisseur, on peut mesurer des pierres. Il dit : « M. Heurte-« loup accorde à son instrument la propriété de faire connaître « le volume de la pierre avec une précision mathématique, et il « indique le nombre de lignes qu'avaient les calculs qu'il a écra-« sés : or, *l'appareil est tout à fait impropre à procurer une pareille* « *notion.* » Il y a dans les livres que M. Civiale publie sous son nom beaucoup de choses de cette force ; on conçoit qu'il est inutile que je m'en occupe sérieusement. Du reste, M. Civiale, dépassé par la pratique générale, a été forcé d'avoir recours à mon instrument courbe après en avoir dit beaucoup de mal ; cela répond à tout. Après tout, les opinions de ce chirurgien sur l'instrument courbe et sur le *système de percussion* n'ont pas un grand poids, car il a été le dernier à en comprendre l'importance, et conséquemment il y a lieu de supposer qu'il est moins familier avec ce système d'opération que beaucoup de ceux qui se sont occupés de la lithotripsie longtemps après lui.

dans la vessie, mais quelquefois il se trouve foudroyé par un terrible accident.

On sait que parmi les pierres vésicales, il en est qui sont composées de sels de différentes sortes et de différentes densités. Eh bien, il arrive souvent que l'un de ces sels, très-dur, forme le centre de la pierre, et que les autres sels, très-mous, forment l'extérieur de la pierre. Un noyau d'oxalate de chaux, recouvert de triples phosphates, donne une idée de ce que je veux dire. Un noyau d'acide urique concret, recouvert d'acide urique cribleux, présente aussi les mêmes caractères physiques sur lesquels j'appelle l'attention. Supposons que l'instrument *courbe fenêtré à cisailles* se trouve employé par hasard (et ce hasard se présente inopinément) pour briser une pierre de cette nature, qu'arrive-t-il si le noyau présente une résistance au-dessus de la puissance du pignon ou d'un autre agent de pression qui serait employé? La pierre, pressée entre les deux cisailles, se laisse pénétrer par elles jusqu'à ce que l'une et l'autre cisaille entrent dans la partie molle jusqu'au noyau, par lequel elles se trouvent arrêtées. Les parois des branches à fenêtre entrent dans la pierre, dont la substance, par contre-coup, s'insinue dans la fenêtre; la branche mâle fait également son trou, et va s'appuyer sur le dur noyau. Mais bientôt le chirurgien s'aperçoit que la résistance est trop grande, et que son instrument à fenêtre se briserait quand même son système de pression aurait assez de force pour surmonter la résistance du noyau. Il se décide donc à renoncer à briser la pierre, à la lâcher pour la rendre libre dans l'organe; mais il ne le peut. Cette pierre a contracté de fortes adhérences avec les cisailles, cette pierre fait corps avec l'instrument, et l'opérateur, stupéfié et éperdu, balbutie à son malade la nécessité d'en venir aux solennels moyens de sa délivrance (1).

L'usage du *percuteur courbe,* dans la circonstance de pierres à noyaux durs entourés de matière lithique molle, ne peut amener un semblable malheur. D'abord le noyau, quelque dur qu'il soit, ne peut résister à la force d'un marteau qui frappe sur un instrument rendu inébranlable par un étau fixe; ensuite le *percuteur à cuillers* n'a pas de fenêtre dans laquelle la partie molle de la pierre puisse s'engager; et enfin, cette partie molle, ébranlée par la vibration qu'éprouve l'instrument, se détache du noyau, tombe dans la vessie, et ce noyau mis à nu reçoit tous les efforts du marteau. Veut-on supposer un noyau assez dur pour résister au *percuteur à dents?* Le noyau étant devenu libre, on l'attaque par les instruments à usure progressive, et perforé, évidé, le *percuteur courbe* en vient facilement à bout (2).

---

(1) Cet accident est arrivé plusieurs fois.

(2) En général, les pierres d'oxalate de chaux ne résistent pas au percuteur courbe; du moins je n'en ai pas rencontré chez les mala-

Lorsque j'ai construit mon *percuteur courbe*, j'ai cherché à donner aux branches ces larges surfaces sur lesquelles j'ai si particulièrement insisté, non-seulement pour arriver à morceler promptement les pierres, mais aussi pour rapprocher complétement les branches, quand de la pierre est interposée entre les surfaces plates de chacune des branches. La disposition que j'ai donnée aux coupes qui donnent la forme à ces branches m'a fait arriver à une solidité dont on va comprendre la raison. Chacun sait que la courbure d'une pièce d'acier devient d'autant plus difficile à obtenir que cette pièce est plus courte : par exemple, il sera moins difficile de courber une pièce d'une épaisseur et d'une largeur donnée, 5 millimètres carrés par exemple, si cette pièce a 4 centimètres, que si elle a seulement 1 centimètre de longueur. D'un autre côté, la nécessité de prendre et de retenir, sans qu'elles puissent s'échapper, les pierres ou les fragments, exigeait que je donnasse à chacune

---

des que j'ai opérés. Cependant, dans les collections, j'en ai vu qui, en raison de leur dureté, pourraient être avantageusement soumises préliminairement à l'action des instruments à usure progressive. En général, les pierres d'oxalate de chaux sont solitaires, sphériques, et d'un volume qui dépasse rarement une grosse noix. Une seule attaque de mon *appareil évideur à forceps*, pour lequel j'ai obtenu le prix de chirurgie de 1826, en détruirait tout le centre, qui serait réduit en poudre, et le percuteur n'aurait plus qu'à briser la coquille, ce qui pour lui serait un jeu.

des branches une disposition en creux. Mais si j'eusse donné cette disposition en creux par une simple coupe analogue à celle de l'instrument à cuillers, j'eusse fait un instrument peu résistant, car j'eusse donné aux branches cette longueur uniforme que je considère comme une source de faiblesse. Pour éviter cette longueur uniforme, qu'ai-je fait? J'ai distribué la longueur de chaque branche du percuteur courbe en petites parties fortes qui s'imbriquent et se marient l'une avec l'autre. Les parties fortes constituent les dents des branches, les parties faibles servent à loger les dents de la branche opposée. Or, avec cette disposition, à quel endroit l'instrument pourrait-il faiblir? Dans les parties faibles, certainement; mais comme ces parties faibles sont très-courtes, elles sont très-fortes par cela même. Tel est le secret de la grande résistance de mon percuteur courbe, de cette solidité à l'épreuve de la percussion la plus puissante, percussion sans laquelle ses branches à larges surfaces ne sauraient se rapprocher lorsqu'elles sont séparées l'une de l'autre par une masse comprimée de matière lithique (1).

---

(1) Il est un autre secret pour obtenir de bons instruments. Quelle que soit la forme avantageuse qu'on leur donne, quel que soit le soin que l'ouvrier met à les fabriquer, on ne peut jamais avoir la certitude qu'ils réunissent les conditions de solidité convenable si on ne les soumet à des épreuves *à outrance*. Or, ces épreuves *à outrance* montrent que c'est souvent l'instrument que l'ouvrier a mis

A la place de cette combinaison qui est, en quelque sorte, l'âme de la lithotripsie par percussion, qu'a-t-on mis? On a mis une fenêtre, oui, une fenêtre!! (Voyez la planche de la fin du livre.) Alors on a dit que le percuteur courbe se faussait, se brisait; on a cité des cas où, faussé, il a fallu faire une taille d'urgence pour retirer cet instrument courbe fenêtré, et où, étant brisé, il a fallu en extraire les morceaux. On a été jusqu'à proposer un système opératoire complet pour retirer ces morceaux (1). Et pourquoi l'instrument *courbe fe-*

---

le plus de soin à fabriquer qui est le moins résistant. Ces épreuves *à outrance*, voilà comme je les pratique : je fais faire plusieurs instruments du calibre dont j'ai besoin, je les mets dans un étau avec une pièce de plomb interposée entre les branches, et je percute *à outrance* avec un marteau double en poids de celui que j'emploie pendant que j'opère. Quelquefois neuf sur dix instruments se faussent, mais le dixième, qui résiste, est un instrument sûr et conséquemment précieux. Si on considère que c'est le seul moyen d'obtenir des instruments d'une solidité à l'épreuve des plus fortes percussions, on comprendra que le fabricant ne peut livrer des instruments éprouvés *à outrance,* car il faut sacrifier plusieurs instruments pour en trouver un bon, et il ne peut faire cela : c'est au chirurgien à faire ces sacrifices. Ainsi, élever des doutes sur la solidité des instruments que j'emploie, c'est s'abandonner à une erreur, car l'épreuve à laquelle je les soumets, faite *à outrance* avec un *pouvoir double*, est décisive quant à la sécurité.

(1) Ce système opératoire est de l'invention de M. Leroy (d'É-tiolles), auquel probablement il a paru nécessaire d'avoir des moyens tout prêts pour retirer de la vessie des portions d'instruments brisés. Il paraît que l'Académie des sciences n'a pas vu dans ces instruments de précaution l'utilité que leur auteur leur attribue,

nêtré à cisailles ne se briserait-il pas s'il est faible? Fenêtré veut dire fenêtre, fenêtre veut dire perte de substance, perte de substance veut dire faiblesse, et faiblesse veut dire *courbables* et *brisables*. Je laisse passer ces mots, parce qu'ils peignent. Si des accidents sont arrivés, ce n'est donc pas la faute de mon système.

La résistance dans les instruments de lithotripsie établis sur la donnée du *percuteur courbe*, c'est-à-dire de deux branches courbes placées à l'extrémité de deux tiges droites, éloignant et rapprochant l'une de l'autre ces deux branches, ne leur a pas été donnée dans la vue seule de briser les pierres quand elles étaient entières, mais leur a été donnée plus

---

car la conclusion du rapport, adoptée par l'Académie, a été de renvoyer ces instruments à leur inventeur.

« En examinant, dit le rapport, les instruments que M. Leroy « d'Étiolles a présentés pour extraire de la vessie certains corps mé- « talliques (des épingles ou des morceaux d'instrument), et sans « avoir même besoin de les essayer sur le cadavre, nos commis- « saires estiment que ces instruments n'offrent aucun des avantages « que ce médecin leur attribue..... En résumé, nos commissaires « pensent que ce procédé nouveau ne peut intéresser l'Académie, et « ils ont l'honneur de lui proposer de renvoyer ces instruments à « leur inventeur. »

Cette décision me semble sévère et m'étonne, car enfin s'il arrive à M. Leroy de laisser des portions d'instruments dans la vessie, il faut pourtant bien qu'il cherche les moyens de les retirer : alors pourquoi ne pas accueillir plus favorablement ses efforts? Cependant il serait mieux que les instruments ne se brisassent pas. Voir la note, page 70.

spécialement pour obtenir le rapprochement complet de ces deux branches, malgré la matière lithique interposée entre elles. Effectivement, c'est au moment où cette matière commence à être comprimée entre les deux plateaux que l'effort de l'instrument doit être le plus grand, et cet effort est d'autant plus nécessaire que les branches sont plus près d'être en contact. Le percuteur courbe, par sa résistance et par le poids du marteau employé, écrasant cette matière lithique, *la fait fuir d'entre les branches sous forme de bouillie fine*, et l'instrument se ferme, reprend son volume naturel, et est retiré absolument dans le même état que lorsqu'il a été introduit.

Il n'en est pas de même de l'instrument *courbe fenêtré à cisailles :* les fragments de pierre, quand ils sont restés dans la vessie (et on sait qu'avec cet instrument c'est toujours le cas), se recouvrent très-souvent de mucus concret, qui, lorsque les fragments ont été coupés par les cisailles, devient filamenteux. Ces filaments liant entre eux d'une manière assez intime ces fragments, il en résulte une masse composée de fragments et de filaments parfaitement disposés pour engouer les instruments mal construits. Ce magma, refoulé dans la fenêtre de l'instrument *courbe à cisailles,* se pelotonne dans la partie inférieure de cette fenêtre, augmente le volume de l'instrument quand on le retire, et coupe et déchire l'urèthre au moyen des petits fragments anguleux qui font saillie à travers ce magma. C'est encore un des services que l'instrument *courbe fenêtré à cisailles* rend aux infortunés qui sont mis en contact avec lui.

En lithotripsie, c'est une chose grave de ne pas briser de prime abord la pierre en un nombre considérable de morceaux; car si on la brise seulement en deux ou trois morceaux, la vessie s'applique sur les angles de ces morceaux volumineux, qui, du reste, sont d'une forme réfractaire à tous les instruments, ce qui fait perdre inutilement un temps précieux pour briser de nouveau ces fragments à forme désavantageuse. L'instrument *à cisailles*, qui coupe, manque rarement de produire cet accident. Par la première attaque du percuteur courbe, au contraire, la pierre est toujours réduite dans un nombre considérable de fragments. C'est une grande cause d'inflammation de moins, et d'une inflammation bien fâcheuse, car, quand elle se montre, on ne peut sans imprudence procéder au brisement de ces fragments à formes si agressives, et alors la vie du malade est en danger.

Ainsi les malades atteints de la pierre, et qui sont soumis à l'opération de la lithotripsie exécutée avec ces idées d'économiser des soins, des peines, des études et de l'argent, achètent les avantages que se procure ainsi l'homme de l'art des désavantages suivants : le temps pour opérer est décuplé; les actions des instruments pour briser la pierre sont plus que

doublées ; les manœuvres pour prendre la pierre ou
ses fragments sont décuplées, et ces manœuvres ont
la force au lieu d'avoir l'adresse pour élément (1) ;
il a six fois plus de fragments à évacuer, et conséquemment six fois plus de chances de leur engagement dans le col et le canal ; conséquemment six
fois plus de chances d'inflammation produite par
ces fragments ; conséquemment six fois plus de
chances pour qu'il s'en perde dans l'organe ; conséquemment six fois plus de chances de subir des
opérations secondaires pour les extraire, dans le cas
où ils ne pourraient pas être expulsés naturellement ; conséquemment enfin, six fois plus de chance
que la vessie enflammée chroniquement ne devienne
un générateur de pierre.

Les explications que j'ai données montrent également que ces malades courent encore les chances
très-graves d'avoir l'urèthre déchiré, ce qui arrête
l'opération ; d'avoir un instrument faussé dans la
vessie, ce qui empêche de le retirer par où il est
entré ; d'avoir un instrument brisé, ce qui nécessite
la taille ; et enfin de voir une tentative faite sur une
pierre à noyau dur et à écorce molle suivie de la
nécessité d'avoir recours à une opération qui, sor-

---

(1) Dans mon procédé, les fragments, au moyen de l'oscillation
du lit, viennent tomber dans l'instrument ; dans celui que l'on emploie généralement, on charge un fragment en fouillant à travers les
autres. Cette différence est capitale.

tant des règles ordinaires, aboutit presque toujours à une terminaison funeste.

Y a-t-il lieu de s'étonner maintenant que, malgré le soin qu'on a d'entretenir de succès la presse publique, la lithotripsie soit tombée dans le discrédit lorsqu'elle est employée avec des moyens si peu capables de mener au succès? Est-il surprenant que l'on n'entende parler que de malades morts par suite de cette opération, que de guérisons boiteuses, que d'opérations interminables, que de récidives, que d'inflammation chronique des organes persistant après l'opération, que de ruptures d'instruments, que d'opérations graves déterminées par ces accidents? Est-il extraordinaire que, dans les hôpitaux, en Angleterre, par exemple, cette opération soit à peu près abandonnée, quoique j'aie opéré dans ces hôpitaux un grand nombre de malades, toujours avec succès. Que l'on cherche dans les hôpitaux de France les résultats dus à la lithotripsie que l'on y pratique, on verra ce qu'ils sont. Dans la pratique civile, je viens de dire les clameurs qui s'élèvent; mais mon rôle n'est pas de chercher d'où elles partent, il ne m'appartient pas de faire sortir de l'ombre ce que l'on y cache (1). Si la lithotripsie semble plus vivace en France qu'en Angleterre, c'est que

---

(1) Les livres que l'on a publiés sur la lithotripsie sont pleins d'observations de malades morts par suite d'opérations de lithotripsie; mais les chirurgiens trouvent toujours moyen d'attribuer la mort à

des intérêts particuliers ont su lui donner une renommée qui profitait à ces intérêts (1). En Angleterre,
ceux qui embouchent la trompette sont perdus dans
l'estime publique. La vraie lithotripsie ne pouvait
donc s'étayer de ce moyen, et elle a dû se retirer
devant celle qui, malfaisante, compromettait l'art,
pour venir se retremper là où fut son berceau, et
se mettre à couvert sous la protection du corps il-
lustre qui protégea son enfance. C'est seulement là
qu'une publicité honorable peut lui faire reprendre
ses droits et la faire paraître avec tous ses avantages.

---

une autre cause qu'à l'opération. Je pourrais citer ces cas nombreux, mais à quoi bon ? Ne vaut-il pas mieux nous abstenir de citations, lorsque ce que j'avance est généralement connu ?

(1) En Angleterre on emploie, de même qu'en France, les *instruments de poche*, et par la raison que j'ai dit ; et si la lithotripsie ne
réussit pas en Angleterre, c'est la meilleure preuve que les procédés
employés en France sont défectueux. On a prétendu qu'en Angleterre je *donnais l'impulsion ;* rien n'est moins exact, car les chirurgiens anglais ne se soucient pas plus que les chirurgiens français
d'avoir recours à mes procédés, qui, bien qu'ils guérissent mieux,
plus souvent et plus vite, donnent cependant, comme je l'ai dit,
plus de trouble, coûtent davantage, exigent plus d'étude et d'habitude, et enfin sont d'un emploi plus difficile. Je m'étends plus au
long sur ce sujet dans une brochure que je publie maintenant, et
qui est intitulée : *Trois épisodes pour servir à l'histoire de la lithotripsie, appelée vulgairement lithotritie, ou défense obligée contre trois
injustes attaques.* Voyez la page 59 cette brochure.

LITHOTRIPSIE SANS FRAGMENTS,

AU MOYEN DES DEUX PROCÉDÉS

DE L'EXTRACTION IMMÉDIATE OU DE LA PULVÉRISATION IMMÉDIATE
DES PIERRES VÉSICALES PAR LES VOIES NATURELLES.

MÉMOIRE.

Avril 1846.

MESSIEURS,

Depuis plus de vingt années que je recherche les moyens de guérir les personnes atteintes de la maladie de la pierre sans incision, je n'ai jamais mis un intervalle aussi long dans la communication de mes travaux. En effet, il y a treize années déjà que j'ai eu l'honneur d'en entretenir l'Académie des sciences, et cependant, durant ce long espace de temps, je n'ai cessé de m'occuper de l'intéressant problème que je me suis proposé de résoudre. La cause de ce long silence est toute naturelle : à mesure que la science s'enrichit de moyens curatifs, elle laisse aux hommes d'invention le soin de perfectionner, et ce perfectionnement se fait d'autant plus attendre que les moyens qui existent déjà sont moins loin de la perfection. J'espère donc, messieurs, que vous prendrez en considération les motifs qui ont prolongé si longtemps un silence que je n'aurais pu interrompre qu'en vous faisant des communications d'un intérêt secondaire, et conséquemment incapables d'appeler sur elles une attention aussi élevée que la vôtre. Si l'Académie se rappelle mes travaux précédents, elle me rendra peut-être la justice de penser que j'ai toujours cherché à la saisir de questions assez importantes pour occuper d'une manière digne ses précieux instants. C'est cette conviction qui me donne le courage de l'entretenir encore de la fin de travaux dont elle accueillit les commencements avec tant de faveur.

En revenant si souvent à la charge pour combattre dans ses désastreux effets une grave maladie, j'éprouve cependant la crainte de vous donner une fatigue trop grande ; mais j'ai la ferme confiance que vous aurez égard à une fatigue plus grande encore. Vous ne dédaignerez donc pas d'accorder votre intérêt et votre attention aux derniers actes d'une lutte dont vous couronnâtes les premiers efforts. D'ailleurs, messieurs, j'ai toujours considéré les prix glorieux que l'Académie des sciences a bien voulu m'accorder comme un encouragement à mieux faire, et sous ce rapport, je puis presque dire que je ne viens exposer devant elle de nouvelles idées et de nouveaux faits que sur son invitation.

Que l'Académie veuille bien me pardonner un préambule que j'évite ordinairement, mais dont je n'ai pas cru pouvoir me dispenser pour me justifier de l'entretenir aujourd'hui d'un sujet qu'elle a déjà pu trouver rebattu, et conséquemment dénué d'intérêt.

Si l'Académie veut bien se remettre en mémoire la série des travaux dont j'ai déjà eu l'honneur de l'entretenir, et qui sont relatifs à la lithotripsie, elle se souviendra que tous ont *principalement* pour but de *morceler* plus ou moins les pierres vésicales, afin que le malade puisse rendre, par les voies naturelles, la poudre grossière ou les fragments qui résulteraient de l'action des instruments employés.

Je ne viens plus, messieurs, vous offrir un moyen nouveau d'arriver à un résultat analogue, résultat que je considère maintenant comme complétement insuffisant; mais je viens, dans ce mémoire, vous dire et vous prouver que des pierres, même d'un volume déjà considérable, peuvent être extraites par les voies naturelles *immédiatement*, et souvent dans un temps moins long que ne le nécessite l'extraction de la même pierre, en pénétrant jusqu'à elle, par cette large et profonde incision qu'on appelle *la taille*.

Je pourrais sans doute me dispenser, messieurs, de donner les raisons qui m'ont engagé à chercher les moyens de débarrasser *immédiatement* les calculeux de leur pierre, au lieu de la briser et de laisser à la nature le soin de l'expulsion des fragments, car c'est un désir assez naturel, et surtout une idée qui serait déjà venue, si l'on se fût senti le pouvoir de l'exécuter; mais comme les raisons qui m'ont déterminé vous feront apprécier plus particulièrement l'importance de mon nouveau travail, je vais en exposer les principales.

La première de ces raisons, c'est que, *dans l'opération du brisement simple,* j'ai remarqué que, toutes les fois qu'une pierre *petite* ou *grosse* était brisée dans la vessie et y demeurait brisée, *il y avait chance que des fragments se perdissent dans cet organe* et devinssent inaccessibles aux instruments (1). J'ai remarqué également que cette chance s'accroissait dans la proportion du temps pendant lequel ces fragments restaient dans l'organe; dans la proportion aussi des inflammations catarrhales qui survenaient soit après des opérations de broiement même bien faites, soit après les recherches que nécessitaient ces fragments.

La seconde de ces raisons, c'est que, dans l'opération du *brisement simple,* trop souvent les fragments de pierre, s'engageant dans le col ou le canal, produisent de graves accidents et donnent lieu à des

---

(1) C'est pour cette raison que, lorsque je le puis, je termine complétement l'opération en extrayant le dernier fragment, quelque petit qu'il soit. Mais, pour arriver à ce résultat, il ne faut pas employer un mode d'opération qui soit lent ou fatigant pour le malade.

opérations secondaires, la plupart infiniment plus pénibles et plus difficiles que l'opération principale.

La troisième de ces raisons, c'est que trop souvent aussi, dans l'opération du *brisement simple*, les fragments qui restent dans la vessie donnent lieu, par leur présence, à des inflammations catarrhales de l'organe, qui, quelquefois fort longues et fort aiguës, mettent la vie du malade en péril, soit par le fait même de ces inflammations, soit par l'impossibilité de continuer le broiement sans danger de mort presque immédiate.

La quatrième de ces raisons, c'est que, parmi les malades affectés de la pierre, il en est un assez grand nombre pour lesquels le *brisement simple* ne serait que nuisible, car, étant dans l'impossibilité physique d'expulser les fragments de pierre brisée, ces malades seraient complétement réfractaires à la lithotripsie, s'il n'existait un moyen prompt de les guérir par l'extraction.

La cinquième de ces raisons, c'est qu'un grand nombre de malades qui ont été soumis à la lithotripsie exécutée avec des instruments d'une action insuffisante, ou par des mains peu habituées, forment maintenant une classe nombreuse de malades placés dans une circonstance très-fâcheuse, si aucun moyen efficace de les débarrasser n'existe.

Enfin, messieurs, la sixième de ces raisons, et sur laquelle j'appelle plus particulièrement votre attention, c'est que, les membranes de l'appareil urinaire enflammées donnant lieu, comme j'aurai l'honneur de vous le démontrer plus tard, à d'abondants produits de phosphates de chaux, il importe à un haut degré de ne pas faire de la lithotripsie une cause trop grande d'inflammation. Or, le *brisement simple*, par la répétition de ses manœuvres, par la fréquence de ses séances, et par le séjour des fragments, donne trop fréquemment lieu à ce résultat, et fait souvent produire, dans certains cas, aux membranes de l'appareil urinaire, autant de pierres qu'il en fait sortir par l'urèthre : de là source intarissable de pierres et d'opérations, dont je vous laisse pressentir les conséquences (1).

---

(1) Mon intention, comme je l'ai dit dans le chapitre qui sert d'introduction, était de présenter un mémoire à l'Académie des sciences avec ce titre : *La lithotripsie mal faite ne donne-t-elle pas plus de pierre qu'elle n'en ôte?* Mais, comme je l'ai expliqué, il aurait fallu que j'attendisse trop longtemps, et cela eût retardé la publication de ce livre. Je me borne donc à donner ici la substance de ce mémoire.

J'ai remarqué que tous les malades qui sont venus me trouver après avoir subi des opérations fatigantes de lithotripsie, et qui ont gardé leurs pierres brisées dans la vessie pendant un certain temps, rendaient inopinément les fragments qui en provenaient, toujours revêtus d'une couche de phosphates mélangés. Lorsque j'ai jugé à propos de les opérer par l'extraction des fragments qui restaient, toujours ces fragments étaient revêtus de la même couche de phosphates. Il y avait de ces malades qui rendaient même des pierres entièrement de phosphates cribleux et amorphes, quoique dans le principe ils eussent rendu (ce qui prouvait la santé de l'appareil urinaire) des fragments d'acide urique peu de temps après le bri-

C'est la série de ces accidents et de ces difficultés que j'ai essayé de vous présenter d'une manière concise en les rassemblant sous six formes différentes,

---

sement primitif de leur pierre. La vessie de ces malades était dans un état d'inflammation chronique plus ou moins avancé. Deux de ces malades, qui, bien que leur pierre d'acide urique (leur pierre rouge, disaient-ils) ait été morcelée seulement depuis quelques semaines, étaient porteurs chacun d'une pierre d'un considérable volume, formée de phosphates mélangés.

Ces faits, comme cela est naturel, me conduisirent à conclure que la lithotripsie, exécutée d'une manière imparfaite, était pour quelque chose dans la formation inopinée de ces pierres de calcul fusible, et que la présence, dans l'organe, des fragments laissés, était une cause déterminante de cette formation d'une pierre de *nouvelle* nature.

Or, quelle pouvait être cette cause, si ce n'est l'inflammation causée par l'action agressive des instruments et par les fragments demeurés dans l'organe? Et par quel mécanisme ces pierres nouvelles pouvaient-elles être formées, si ce n'est par suite de la séparation des nouvelles matières lithiques des produits de l'inflammation membraneuse? Par ces pensées, je fus conduit à l'opinion que, lorsqu'une opération de lithotripsie n'était pas promptement terminée, et que des fragments restaient dans la vessie, les membranes, par leur état inflammatoire dépendant de ces circonstances, devenaient un générateur de pierre très-actif.

Voilà le résultat des observations pratiques qui me sont propres; passons aux déductions théoriques.

MM. les docteurs Prout et Marcet pensent, à l'appui de mon opinion, que, dans la formation des phosphates mélangés, le phosphate de chaux est fourni par le mucus des membranes enflammées, et le phosphate d'ammoniaque par le fluide urinaire décomposé.

En effet, dans la plupart des cas, la formation des phosphates mélangés s'accompagne des signes d'un état particulier des mem-

qui ont entouré jusqu'à présent l'art de guérir les calculeux, en attaquant leur pierre par les voies naturelles, d'un danger réel, danger que, jusqu'à ces

---

branes, et les pierres formées de ce sel présentent des circonstances assez curieuses pour devoir être notées.

Ce qui frappe d'abord, c'est que généralement ces phosphates ne se forment et ne se déposent que lorsque la membrane muqueuse qui tapisse les organes urinaires a une disposition catarrhale prononcée, ce qui porte naturellement à conclure qu'il y a un rapport entre l'état de cette membrane et la formation de ces phosphates.

Mais cette remarque, qui est un point de départ pour arriver à croire à l'existence d'un rapport spécial entre l'état des membranes et la formation des triples phosphates, peut s'accompagner de quelques autres qui tendent à faire persister dans cette opinion.

1° Presque toujours les gravelles formées de phosphates mélangés s'entourent du même sel *, ce qui porte à conclure qu'il y a quelque chose de particulier dans la formation de ce sel, puisque, une fois qu'il a commencé à se former, il continue à former la pierre, et n'alterne pas avec d'autres sels. Il semble donc, sous ce rapport, prendre sa source ailleurs que les autres sels **, qui al-

---

* Nous avons depuis longtemps fait cette remarque, et nous avons vu avec plaisir que notre opinion pouvait prendre quelque crédit en s'appuyant sur l'intéressant travail de M. le D* Yelloly, inséré dans les *Transactions philosophiques*, 1830. En effet, ce travail prouve que sur 39 gravelles de phosphates mélangés, il s'est déposé 35 fois le même sel; ou, pour m'exprimer autrement, 39 gravelles de ces phosphates ont donné lieu à la formation de 35 pierres entièrement formées de phosphates mélangés.

** Le tableau de M. le D* Yelloly présente 142 calculs dans lesquels il entre des phosphates mélangés; mais parmi ces calculs, il en est 93 qui ne peuvent servir de preuve à ce que nous avançons, car, n'étant composés que d'une ou de deux couches différentes, il n'a pu se déposer de couches intermédiaires. Mais sur les 49 calculs qui restent, dans lesquels il entre trois ou quatre couches de sels différents, deux fois seulement les phosphates mélangés sont intermédiaires.

derniers temps, je n'ai pu éviter que par un choix très-étudié des malades que je soumettais à la lithotripsie, et surtout en employant le système le

---

ternent le plus souvent lorsqu'on donne à la pierre le temps de grossir.

2° En général, lorsque les pierres sont devenues volumineuses et qu'elles se trouvent en contact avec les parois de la vessie, elles deviennent immobiles : eh bien, c'est à ce moment-là que les phosphates mélangés se déposent sur elle, sous un aspect amorphe, et c'est aussi dans ce moment que la vessie est enflammée et que sa membrane interne est malade. En effet, que l'on observe toutes les pierres volumineuses, on en verra une grande partie recouverte de calcul fusible. Or, pourquoi cette espèce de concrétion termine-t-elle presque toujours la série du développement d'un calcul dans une vessie, si ce n'est parce que cet organe finit par s'enflammer par suite de la présence prolongée de la pierre et de sa fixité?

3° Ces phosphates forment rarement des couches intermédiaires dans les pierres où ils se trouvent *. Ou ils commencent la pierre en formant le noyau, ou ils la finissent en la recouvrant de produits amorphes. Pourquoi cela? Cette double particularité n'indiquerait-elle pas, la première, que c'est en vertu d'un état particulier (que j'appelle fluxionnaire) de la membrane que la formation du noyau de phosphate a eu lieu, et la deuxième, que c'est à un état

* Une gravelle d'acide urique s'entoure souvent du même sel, ce qui finit par former une pierre entièrement composée d'acide urique; mais cela tient à la prédominance de l'acide urique dans les urines saines. Cependant, l'acide urique alterne encore bien souvent, puisque la statistique du docteur Yelloly prouve que sur 271 gravelles d'acide urique, il s'est déposé seulement 164 fois de l'acide urique pur, et 107 fois d'autres sels, et que sur 274 gravelles de lithate d'ammoniaque, il ne s'est déposé que 55 fois ce même sel de lithate d'ammoniaque, et 219 fois d'autres sels. Or, cette cause de prépondérance ne peut exister pour les phosphates qui sont en petite quantité dans ce liquide à l'état sain. Or, si la cause de la formation de phosphates n'est pas dans leur prédominance dans la sécrétion ordinaire des urines, où peut-elle être?

plus rapide de morcellement et de pulvérisation, celui que vous connaissez sous le nom de *lithotripsie par percussion* exécutée au moyen du *percuteur courbe à marteau.*

---

inflammatoire consécutif à la présence de la pierre que la formation de ces mêmes phosphates est due *?

4° Si un corps quelconque entre inopinément dans la vessie et qu'il en détermine l'inflammation par sa présence, le dépôt qui se forme autour est présque toujours formé de phosphates mélangés. On observe surtout ce phénomène lorsque ces corps sont introduits dans l'organe, lorsqu'il est dans un état d'inflammation préexistant à cette introduction. Voyez les sondes flexibles qu'on laisse à demeure dans les cas où il y a quelque empêchement à la sortie des urines, ce qui coïncide presque toujours avec quelque désordre inflammatoire : elles s'encroûtent de ces phosphates mélangés. Or, pourquoi ces phosphates et pas d'autres sels ?

5° Enfin, quel procédé emploie la nature lorsqu'elle veut former des corps solides, tels que les os, le cal dans les cas de fractures, ces boîtes calcaires formées par la plèvre autour des poumons, ces tubes solides dans les artères, ces masses tuberculeuses pulmonaires et mésentériques, ces fausses membranes dans les angines

* Cette idée d'un état fluxionnaire préexistant et étant cause de la formation des phosphates peut paraître trop spéculative; mais voici, je crois, une preuve qu'elle peut aussi avoir quelques bases :

Le tableau de M. le Dr Yelloly prouve que sur les 663 calculs qu'il a étudiés, il entre des phosphates mélangés dans 143 :

Sur ces 143, il y en a 35 qui sont entièrement composés de ce sel ;

4 seulement dont ce sel a formé le noyau ;

106 dont ce sel a formé la dernière couche ;

Et 2 seulement où ce sel est intermédiaire.

Or, encore une fois, pourquoi ce sel persiste-t-il à se former, une fois qu'il a commencé à le faire, si ce n'est en vertu d'un état particulier; et pourquoi aller chercher une autre explication de la nature de cet état, lorsqu'il existe 106 preuves que les phosphates mélangés sont enfants de l'inflammation, puisqu'ils ne sont déposés sur l'extérieur des pierres que lorsque ces pierres ont causé l'inflammation de la vessie ?

Mais, messieurs, quelle que soit la rapidité du morcellement de la pierre au moyen de cette appareil, les malades ne s'en trouvaient pas moins placés dans les circonstances que je viens de mettre sous

---

couenneuses, dans le muguet confluent, ces concrétions salivaires et intestinales observées chez l'homme et les animaux? Elle apporte des sels vers les endroits où elle veut former ces parties solides; et ces sels, quels sont-ils? des phosphates terreux; et qui sécrète ces phosphates? des membranes, et le plus souvent des membranes enflammées.

Or, maintenant, pourquoi, si les membranes en général exsudent ces phosphates, la membrane muqueuse génito-urinaire n'en exsuderait-elle pas? Pourquoi, lorsque cette exsudation est manifeste entre le prépuce et le gland, ne pourrait-elle pas être présumée faite dans tout le reste de la même membrane? Pourquoi, si la membrane muqueuse gastro-intestinale sécrète des phosphates pour former les calculs qu'on y rencontre, ne serait-il pas possible que la membrane muqueuse génito-urinaire puisse aussi en sécréter?

Et s'il existe une telle possibilité, la théorie en question peut satisfaire et conduire à des indications importantes, parmi lesquelles je crois pouvoir placer celle-ci au premier rang : que, dans le cas de pierre formée de phosphates mélangés, le traitement *médical* ne doit pas consister seulement à modifier la nature chimique des sels, mais encore à changer le mode de vitalité des membranes; car on n'empêchera pas plus, par des procédés chimiques, la membrane génito-urinaire de contribuer à former des phosphates mélangés, qu'on n'empêcherait par les mêmes moyens un cal de se former.

Je finis par cette dernière observation que les phosphates mélangés cristallisent d'autant moins régulièrement et affectent d'autant moins une disposition régulière par couches, que la membrane muqueuse a été plus enflammée. Quand les reins, les uretères et la vessie sont dans un état modéré d'inflammation, les pierres formées

vos yeux, et mes pensées se tournèrent bientôt vers la recherche d'un moyen nouveau de guérir plus promptement d'abord, et ensuite en ne faisant pas courir aux opérés autant de chances fâcheuses.

Je me livrai avec d'autant plus d'ardeur à la recherche et au perfectionnement de ce moyen, que la pratique générale avait trouvé à propos, au lieu d'avoir recours au système de broiement rapide et énergique que vous aviez trouvé digne de l'une de vos plus belles récompenses, de mettre en usage un instrument (l'instrument *courbe fenêtré à cisailles*) qui, bien que calqué sur mon *percuteur* quant à sa forme générale, était loin de produire, dans un temps donné, la même quantité de poudre et la même quantité de fragments, tout en exigeant beaucoup plus de manœuvres douloureuses pour l'organe. De là augmentation des désavantages signa-

---

de ce sel sont disposées par couches et sont même quelquefois très-lisses; dans le cas de grands désordres inflammatoires, ces produits sont amorphes. Lorsque dans une collection de pierres vésicales, on rencontre de ces pierres amorphes de phosphates mélangés, on peut assurer, sans crainte de se méprendre beaucoup, que celui qui la portait a dû souffrir excessivement, et que la guérison parfaite n'a pas été obtenue. Je serais disposé à croire que cet état amorphe du triple phosphate est plus particulièrement dû à l'abondance du phosphate de chaux, qui empêche une cristallisation régulière et une disposition régulière des couches en proportion de sa quantité. Or, c'est lorsque la membrane est fortement enflammée et sécrète beaucoup de mucus, que le phosphate de chaux est fourni en plus grande abondance.

lés dans mes six propositions, et conséquemment nécessité plus grande d'y remédier.

Ce remède, messieurs, ne pouvait être que de deux sortes :

1° Ou trouver le moyen de réduire en poudre *immédiatement* et *complétement* la pierre vésicale, en laissant le malade se débarrasser de cette poudre ;

2° Ou trouver le moyen d'extraire la pierre vésicale *immédiatement* et *complétement*.

En effet, par ces deux moyens, les malades se trouvaient soustraits à la funeste influence de mes six propositions fatales. Les fragments, n'existant plus, ne pouvaient plus se perdre dans l'organe ; ils ne pouvaient plus demeurer dans le canal par la même raison ; il ne pouvait plus se former, par suite de leur présence dans l'organe, d'inflammation catarrhale ; la série des malades qui ne peuvent expulser ni pierre, ni fragment, ne devenait plus victime du *brisement simple* ; les malades qui existent maintenant avec des fragments de pierre dans la vessie, par suite de brisement incomplet, pouvaient encore être guéris ; et enfin, on ne verrait plus des opérations de lithotripsie, exécutées par des procédés lents et douloureux, produire le résultat désespérant de changer une vessie saine en un organe générateur de pierre.

C'est à la recherche des moyens de résoudre ces deux problèmes importants que je me suis livré depuis la présentation à l'Académie des sciences du *percuteur courbe à marteau,* et l'objet de ce mémoire est seulement de lui apporter le tribut de mes travaux relatifs aux moyens d'extraire une pierre vésicale *immédiatement* et *complétement.*

Dans un autre temps, j'entretiendrai l'Académie des sciences, si elle veut bien le trouver bon, des travaux entrepris pour résoudre la seconde de ces difficultés, celle de réduire la pierre ou les pierres en poudre *immédiatement* et *complétement.*

Je crois mieux de faire l'exposition de ces deux systèmes dans deux mémoires séparés, parce que, chacun de ces systèmes étant nécessairement établi sur une série d'idées tout à fait différentes l'une de l'autre, je craindrais d'être obscur en les mélangeant. Je me borne seulement à annoncer à l'Académie des sciences, relativement à cette réduction en poudre *immédiate* et *complète* des pierres vésicales, que je suis enfin parvenu à accomplir ce grand *desideratum,* avec des circonstances de simplicité, de rapidité, de certitude et de sécurité tout à fait inattendues, et bien au-dessus de ce que mon esprit avait pu non-seulement trouver possible d'exécuter, mais encore concevoir (1).

---

(1) Mon intention n'est pas d'entrer ici, au sujet de ce procédé de *pulvérisation immédiate et complète,* dans des détails qui touchent à l'art chirurgical; je réserve ce système et les faits qui s'y rattachent pour le mémoire qui suivra celui-ci. Cependant, pour donner une idée de ce que pourra la chirurgie quand ce système sera

Comme l'Académie pourrait penser qu'en résolvant l'une de ces difficultés, je n'aurais pas besoin

---

connu, je crois utile de donner quelques détails en dehors de toute application médicale.

J'ai assemblé plusieurs médecins et chirurgiens, et je les ai priés de vouloir bien constater le volume, le nombre et la densité de plusieurs pierres vésicales et non vésicales. Je les ai priés de vouloir bien enfermer une ou plusieurs de ces pierres dans un nouet de mousseline des Indes extrêmement fine, extrêmement molle et flasque. L'espace circonscrit par le nouet pouvait contenir à peu près un fort citron. Les pierres étant placées dans ce nouet, une forte ligature fut placée, et un cachet fut apposé sur les chefs de cette ligature. Cela fait, au moyen d'une sonde conique et droite, un trou fut fait dans la mousseline. Ce trou, qui pénétrait dans l'intérieur du nouet, était de la grandeur nécessaire (7 millimètres) pour introduire un instrument d'un calibre moyen; il fut fait en écartant seulement les fibres de la mousseline, sans les couper, de manière qu'il ne pouvait être agrandi sans rompre ces fils. Le nouet dans cet état, c'est-à-dire renfermant la pierre ou les pierres, car plusieurs expériences furent faites, me fut remis, et au bout de quelques minutes (quatre ou cinq), je rapportai le nouet avec la pierre ou les pierres pulvérisées si complétement que les deux tiers de la matière lithique étaient passés, sous forme d'amidon, à travers les mailles de la fine mousseline dans laquelle les expériences ont été faites. Le tiers de la pierre ou des pierres était resté dans le nouet sous forme de poudre plus grossière.

Quand je remis le nouet sous les yeux de ces messieurs, le cachet était intact, le trou par lequel l'instrument avait été introduit n'était pas agrandi, et enfin le nouet, délié et examiné avec le plus grand soin, n'a présenté aucun désordre, et pas le plus petit fil de la mousseline n'était dérangé ou éraillé.

Plusieurs expériences de cette nature ont été faites : la première sur une pierre d'acide urique de 15 centimètres sur sa grande circonférence, de 9 cent. sur sa petite circonférence, et de 2 cent. d'é-

de résoudre l'autre, puisque l'une ou l'autre solution du problème amènerait la guérison, je la prie

---

paisseur. La seconde expérience fut faite sur plusieurs pierres mises
ensemble au nombre de cinq dans le nouet. L'une d'entre elles, plus
volumineuse que les autres, était formée d'acide urique mêlé de
phosphates; elle avait 10 centimètres 6 millimètres sur sa grande
circonférence, 7 cent. 1 millim. sur sa circonférence moyenne,
et 1 cent. 7 millim. d'épaisseur. Les quatre autres pierres, d'acide
urique et de phosphates, avaient le volume entre une grosse noisette
et une petite noix. La troisième expérience a été faite sur les pierres
factices qui ont servi aux expériences dont j'ai parlé dans le chapitre sur *un pas rétrograde de la lithotripsie.*

Toutes ces expériences ont présenté les mêmes caractères, c'est-
à-dire que le temps a été le même à peu près sur une pierre ou plusieurs, qu'elles ont donné relativement la même proportion de
poudre très-fine ou de poudre grossière, et enfin que pas un fragment n'était resté dans le nouet.

Ainsi, voilà bien un système de pulvérisation *immédiate* et *complète*, puisque la pierre ou les pierres sont réduites, en quatre ou
cinq minutes, en poudre dont les deux tiers passent à travers une
fine mousseline; voilà bien un système dont les moyens mécaniques se développent et agissent dans un très-petit espace, puisque
le nouet peut contenir seulement un citron; voilà bien un système
doux pour les organes, puisque le nouet flasque et d'une fine mousseline est tout à fait bien disposé pour être déchiré par les instruments s'ils étaient agressifs; voilà bien un système de *pulvérisation immédiate* qui s'applique aux pierres d'un assez grand
volume, puisque une pierre grosse comme un petit œuf a été pulvérisée en trois minutes; voilà bien enfin un système de *pulvérisation immédiate* qui s'applique aux pierres multiples et assez volumineuses, puisque sur cinq pierres l'une était grosse comme une
forte noix, et les quatre autres avaient le volume entre une petite
noix et une grosse noisette, et que ces pierres ont été pulvérisées
en trois minutes. Je dis trois minutes, parce que sur les cinq mi-

de suspendre son jugement, jusqu'à ce que j'aie entrepris de lui montrer que certaines circonstances amèneront la convenance de choisir un des principes de traitement préférablement à l'autre, et que quelquefois les deux moyens seront avantageusement combinés dans l'intérêt du malade.

L'idée d'extraire une pierre placée dans la vessie en lui faisant parcourir les voies naturelles n'est pas nouvelle : l'ancienne chirurgie en fait mention, et, dans les temps modernes, un grand pas avait été fait pour arriver à cet important résultat. Astley Cooper, avec son forceps courbe bi-branche, est parvenu à saisir quelques petites pierres dans la vessie humaine et à les amener dans l'urèthre, duquel elles étaient extraites au moyen de l'incision ; rarement ces petites pierres étaient extraites en parcourant le canal en entier. Cette méthode, quoique un grand progrès alors, était cependant insuffisante et dangereuse. Elle était insuffisante, parce

---

nutes dont j'ai parlé plus haut, il y en a deux qui sont employées à préparer l'appareil. C'est tout ce que pour le moment je veux faire connaître relativement à ce système, dont je m'occupe depuis plusieurs années.

Ces différents résultats ont été montrés à MM. les docteurs Londe, Deleau, Souberbielle, Fabre, Tanchou, Thierry, Koreff, Burguière, Beaude, qui ont bien voulu prendre connaissance *des faits* que je viens de décrire sans s'enquérir *des moyens* de les obtenir, et dans l'intention seulement d'être témoins d'un *fait pur et simple*, exécuté en dehors de toute application médicale.

qu'elle ne pouvait s'appliquer qu'aux très-petites pierres, et elle était dangereuse, parce que le chirurgien, ne pouvant pas avoir une connaissance exacte du volume de la pierre, l'engageait dans l'urèthre et arrachait l'instrument quand la pierre, trop volumineuse, ne pouvait. parcourir le canal : de là nécessité de l'incision pour extraire le corps étranger, lacération de l'urèthre et infiltration d'urine imminente, surtout si le canal était déchiré près du col de la vessie. Ce procédé, quoique ingénieux et simple, était donc très-vicieux, puisque, dans le cas de pierres multiples, le malade courait de grands dangers sans aucun bénéfice. Il fallait, pour se résoudre à l'employer, toute la crainte que l'on avait de la taille, qui alors était le seul moyen de débarrasser le malade. On dit avoir cherché à extraire de petites pierres ou des fragments avec un instrument à trois branches : mais ce procédé est encore plus dangereux que celui d'Astley Cooper, car l'instrument chargé de la pierre ou des fragments, une fois engagé dans l'urèthre, n'en peut sortir que par l'arrachement (1); de plus, la pierre

___

(1) L'instrument à trois branches a, entre autres inconvénients, celui de ne pouvoir se débarrasser du détritus de pierre; on est donc obligé de le retirer avec des fragments entre les branches. C'est cet *accident* qui a été converti en *procédé* par le chirurgien qui le premier a fait usage de cet instrument. Cependant il paraît que des opérations ont été faites dans la vue déterminée de mettre en usage ce prétendu procédé. On se rappelle un célèbre astronome,

ou les fragments, faisant saillie entre les trois branches de l'instrument, déchiraient le canal.

Voilà, messieurs, les deux moyens qui ont été proposés, jusqu'à l'apparition de mon *percuteur courbe* (1833), pour extraire par les voies naturelles des pierres contenues dans la vessie humaine. Le premier de ces moyens fut une œuvre ingénieuse et quelquefois utile dans son temps; le second ne fut rien moins que cela.

Mais, messieurs, ce ne sont pas seulement des petites pierres que je me suis proposé d'extraire *immédiatement;* ce sont des pierres d'un volume qui est loin de permettre de les extraire par l'urèthre dans leur état d'intégrité. Si j'ai mis sous vos yeux un aperçu des procédés qui me sont antérieurs, pour extraire *immédiatement* les pierres vésicales par les voies naturelles, c'est avec la pensée d'être mieux compris dans l'exposé des idées dont la mise en œuvre va constituer mon système d'*extraction immédiate par les voies naturelles.*

---

auquel, suivant l'opérateur, dans des séances successives, quarante pierres furent successivement arrachées. Ce malade, si j'ai eu des renseignements exacts, est mort à Paris, aux bains de Tivoli, la vessie remplie de platras. Il est de toute évidence que cet horrible procédé opératoire a déterminé une inflammation chronique de la vessie qui a donné lieu à la formation des phosphates, car les pierres extraites étaient, comme elles le sont ordinairement dans ce cas, formées d'acide urique; conséquemment la vessie de ce malade était saine quand il a été opéré. C'est encore un exemple des malheureuses conséquences d'une lithotripsie mal faite.

Comme vous l'avez vu, messieurs, les grands vices des deux procédés dont je viens de parler sont : 1° de saisir des pierres souvent trop volumineuses pour parcourir le canal, de là nécessité d'arrachement de l'instrument ; 2° de laisser souvent la pierre ou le fragment de pierre saisi projeter en dehors des branches, de là urèthre déchiré et coupé pendant l'arrachement ; 3° enfin d'être d'un effet presque nul.

Ces trois défauts capitaux vous étant signalés, vous allez suivre avec facilité le chemin que j'ai pris pour arriver à la solution de mon problème.

Puisque des pierres trop volumineuses, étant amenées dans le passage, en distendaient les parois, et nécessitaient l'arrachement de l'instrument, l'indication était toute simple pour remédier à ce premier et grave inconvénient : il fallait à chaque fois *mesurer* la quantité de pierre à extraire, de manière que cette quantité ne fût pas *trop grande* et fût toujours en proportion du diamètre du canal, et aussi qu'elle ne fût pas *trop petite,* pour que l'extraction de pierre fût aussi considérable que le permettait le diamètre du canal.

Puisque les pierres ou les fragments de pierre projetaient leurs angles en dehors des branches de l'instrument extracteur, il fallait que cet instrument fût construit de manière que, quelle que soit la dureté de la pierre ou du fragment, il ne permît jamais qu'aucune partie du corps étranger

7

pût faire de saillie dangereuse; en un mot, que l'instrument fermé incarcérât complétement la matière lithique.

Enfin, puisque le résultat du système d'extraction proposé était d'un effet presque nul, il fallait que le système nouveau donnât des résultats suffisants pour qu'il pût être compté, parmi les moyens chirurgicaux, comme une invention nouvelle et utile.

Je passe maintenant à l'exposé de la série des moyens que j'ai employés pour arriver à mon but, série de moyens qui commence par un instrument que j'ai inventé, il y a plus de treize années, avec lequel j'ai opéré pour la première fois le 26 décembre 1832, et duquel je fais mention à la page 73 de mes *Mémoires sur la lithotripsie par percussion*, couronnés par l'Académie des sciences et publiés en 1833. Cet instrument, que j'ai appelé *percuteur à cuillers*, demandait, pour être digne de vous être présenté, que la pratique m'eût démontré son utilité, et que des cas de guérison assez nombreux vinssent constater cette utilité à vos yeux. C'est un devoir que je remplis en ce moment.

Si vous vous rappelez, messieurs, la forme du *percuteur courbe à marteau* et son mécanisme, vous remarquerez que la pierre est saisie entre deux plans dont l'un est rendu immobile par sa liaison avec le *support fixe*, et dont l'autre reste mobile; vous remarquerez aussi que cette pierre est immédiatement brisée en frappant avec un marteau sur la tige mobile de l'instrument.

Eh bien, messieurs, c'est dans ce mécanisme aussi simple qu'il est puissant que j'ai trouvé le moyen de résoudre le problème à un degré qui, je l'espère, vous paraîtra satisfaisant.

En place des aspérités dont était armé l'intérieur des branches de mon percuteur, j'ai fait pratiquer des excavations dans toute la longueur et dans toute la largeur des plans. Ces excavations donnent aux deux branches la forme de deux cuillers dont les creux, marchant l'un vers l'autre, tendent à emprisonner une quantité de pierre proportionnelle à leur capacité. Si la pierre ou les pierres sont très-petites, elles se trouvent emprisonnées sans être brisées; si elles sont plus volumineuses, une portion est retenue entre les cuillers, et l'autre portion s'échappe. Si on rapproche ces deux cuillers après avoir saisi un fragment de pierre volumineux, au moyen d'une pression morte, telle que celle que produit une vis tournant dans un écrou, elles ne peuvent se fermer, quelle que soit la force employée. Si la force est trop grande, elles s'écartent, se faussent ou se brisent; si, au contraire, on les rapproche, au moyen d'une force *vive* et *alternative* comme celle que fournit un marteau, on voit les cuillers se rapprocher avec un mouvement progressif, en proportion de rapidité avec la force employée : le trop-plein s'évacue par petits jets de poudre quand la pierre est sèche, et sous forme d'une pâte fine et liquide quand la pierre est humide. Après quelques moments d'une percussion faite à coups pressés, mais puissants, les bords des cuillers s'affrontent en coupant les fragments qui les dépassent, et l'instrument, plein de pierre et fermé, présente *exactement le même volume, la même forme, le même poli,* qu'avant de l'avoir mis en usage.

Si, après avoir écarté les deux cuillers, on examine leur intérieur, on trouve une masse de pierre comprimée, longue et large en proportion du diamètre de l'instrument employé. Cette masse de pierre est dure, quelle que soit la mollesse de la pierre servant à l'expérience. C'est un effet du rapprochement des molécules par la pression exercée.

D'après cette esquisse rapide du *percuteur à cuillers,* vous vous êtes sans doute déjà aperçus, messieurs, que j'ai rempli les deux premières conditions de mon programme. En effet, j'ai trouvé le moyen de mesurer toujours le volume de la quantité de pierre à extraire, et ce volume n'est ni trop grand, ni trop petit : il n'est pas trop grand, puisque les cuillers, rapprochées, le réduisent au diamètre du canal ; il n'est pas trop petit, puisque les cuillers, qui contiennent cette quantité de pierre, présentent une excavation aussi large et aussi longue que cela est possible, sans nuire à la solidité des cuillers.

Maintenant, messieurs, il ne me reste plus qu'à

accomplir la troisième condition que je me suis proposée, celle qui veut que mon système nouveau donne des résultats suffisants pour que ce système puisse être compté, parmi les moyens chirurgicaux, comme une invention nouvelle et utile.

Si vous considérez, messieurs, que le diamètre moyen de l'instrument que l'urèthre permet d'employer est de 8 millimètres, que son excavation a une largeur de 6 millimètres 3/4, une longueur de 34 millimètres, et une profondeur de 4 millimètres 1/2 du fond d'une cuiller à l'autre, vous conclurez que la quantité de pierre emprisonnée doit représenter une masse allongée et présentant des dimensions analogues. Cette masse, roulée et pétrie sous forme sphérique, a à peu près la grosseur d'un grain de raisin, ou 36 millimètres de circonférence, ce qui donne, pour dix fois la quantité qu'on obtient par dix introductions d'instruments, une masse sphérique de 8 centimètres à peu près en circonférence, et pour vingt fois cette quantité, une masse sphérique de 10 centimètres.

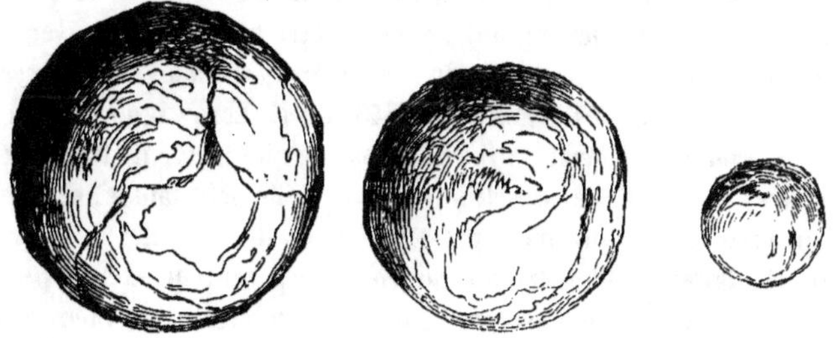

Si vous voulez bien, messieurs, jeter les yeux sur

ces trois boules de cire, vous aurez une idée nette du pouvoir d'extraction d'un *percuteur à cuillers* de 7 millimètres de diamètre. La plus petite de ces boules représente ce que contient un percuteur (1), la moyenne représente la valeur de dix extractions, et la plus grande représente la valeur de vingt extractions. Peut-être trouverez-vous ce pouvoir assez grand pour qu'il vous paraisse désirable de le voir entouré des moyens accessoires qui puissent le rendre facile, exempt de douleurs autant que possible, et rapidement applicable.

En effet, messieurs, si ces trois conditions n'étaient pas remplies, ma combinaison perdrait beaucoup de sa valeur ; car une application difficile, douloureuse et lente, la frapperait presque de nullité.

---

(1) Quand M. Leroy (d'Étiolles) présenta, à ma place, à l'Académie des sciences, mon *percuteur à cuillers*, il dit : « Un brise-pierre « à cuillers larges et profondes permet d'extraire, à chaque sortie « de l'instrument, près de deux centimètres cubes de débris, en « sorte que, dans les circonstances favorables, un calcul de **35 mil-** « limètres de diamètre (15 lignes) peut être brisé et enlevé en une « seule séance de huit à dix minutes. » (*Comptes rendus des séances de l'Académie des sciences,* **27** avril **1846.**) Ou M. Leroy ignore ce qu'est un *percuteur à cuillers,* ou il ne sait pas ce que peuvent être **2** centimètres cubes. Cette assertion est matériellement fausse, et tend à faire croire à ce qui n'est pas. Extraire en dix minutes une pierre de 15 lignes de diamètre au moyen d'un percuteur excavé, *percuté par un ressort,* cela est prodigieux !!! Diderot avait bien raison de dire qu'une démonstration le frappait plus que cinquante faits.

Vous avez déjà sans doute pressenti, messieurs, en écoutant par quel mécanisme je comprimais une pierre vésicale entre deux cuillers s'avançant l'une vers l'autre jusqu'à ce qu'elles s'affrontassent par leur bord, que la pression par un écrou était inapplicable; car, quelle que soit la force obtenue par ce moyen, elle ne pouvait avoir ce pouvoir éliminatoire du trop plein de l'instrument, pouvoir éliminatoire qui est en quelque sorte le point important du procédé. En effet, pour avoir assez dans les cuillers, il faut prendre trop et jeter le surplus, car c'est ainsi que toutes les capacités se mesurent ordinairement, et vous savez que mon grand objet est de mesurer. Mais pour jeter ce surplus, il faut ce pouvoir éliminatoire dont je viens de parler, et ce pouvoir n'est donné à l'instrument que par la percussion. De plus, il faut que cette percussion soit puissante; car, par la disposition en voûte que présente le fond de chaque cuiller, la matière lithique tend plutôt à se rassembler et à se presser dans le milieu des cuillers qu'à en sortir, et conséquemment sa dureté augmente en raison de la pression, car, par la pression régulière, les molécules s'arrangent pour ainsi dire en voûte résistante, et il n'y a que l'action irrégulière et saccadée du marteau qui s'oppose à cet arrangement.

La percussion est donc, pour ainsi dire, l'essence de mon nouveau procédé, et j'opère, pour fermer les cuillers avec le marteau, de même que je le fais pour briser les pierres avec le percuteur.

Mais l'usage du marteau exige un point d'appui qui rende fixe et inébranlable l'instrument chargé de la pierre, et qui lui-même, de mobile, devienne fixe et inébranlable. Or, ce point d'appui nécessite un appareil pour le supporter et dans lequel il puisse se mouvoir, et instantanément devenir fixe et mobile à volonté.

Vous voyez, messieurs, que par la nécessité d'opérer avec sûreté, puissance et rapidité, je suis ramené à avoir recours à des moyens analogues à ceux que vous connaissez depuis si longtemps, et que j'ai appelés *point fixe* et *lit rectangle*. *Point fixe*, sorte d'étau qui va chercher l'instrument chargé de la pierre, le maintient immobile pendant la percussion; *lit rectangle*, dans lequel le point fixe se meut et devient instantanément inébranlable, et sur lequel le malade est commodément placé pour lui et pour le chirurgien. J'aurais bien désiré éviter d'avoir recours à ces moyens accessoires que l'on dit *compliqués;* mais vous le voyez, messieurs, je ne puis, sans les employer, accomplir le fait *simple* d'extraire *immédiatement* une pierre de la vessie humaine par les voies naturelles.

J'ai dit, à propos du *point fixe* et du *lit rectangle,* *analogues* et non *semblables*, car j'ai apporté à ces différentes parties de mon appareil des changements d'une grande importance, et que nécessitait l'acte que je me propose d'accomplir.

En effet, messieurs, j'ai remplacé ce *lit rectangle* par deux plans inclinés : l'un, horizontal, sur lequel je place le bassin du malade, et l'autre, incliné à 45 degrés, sur lequel son dos repose. Ses pieds sont supportés par deux sandales qui se rapprochent ou s'éloignent à volonté, suivant que le malade se trouve avoir les muscles de l'abdomen, des cuisses et des jambes, dans le relâchement le plus complet ; car la contraction des muscles du squelette entraîne celle des muscles intérieurs, ceux de la vessie spécialement (1). C'est aussi cette raison

---

(1) C'est principalement dans ce relâchement général des muscles du squelette, qui rend la vessie elle-même tranquille, que réside le principal avantage d'une position facile sur un lit fait exprès pour opérer. Comme on ne sent pas généralement assez les avantages que présente ce lit sous le rapport de la position du malade et du chirurgien, je crois bon de placer ici un passage de mon ouvrage anglais sur la lithotripsie : « Au lieu de la position incertaine et va-« cillante que l'on donne à un malade sur un lit ordinaire ou sur « un sofa, le malade placé sur notre lit rectangle est dans une po-« sition parfaite ; tous ses muscles sont dans la demi-flexion, son « bassin est légèrement relevé ; ses pieds, placés dans des sandales, « trouvent un point d'appui suffisant et commode ; le tronc repose « sur un plan incliné ; la tête est relevée, les bras sont libres ; les « cuisses, écartées naturellement, laissent les organes génitaux bien « découverts, et enfin les alentours du malade, dégagés, permettent « au chirurgien tous les mouvements utiles.

« L'opérateur est dans une position droite ou presque droite, point « gênée, et conséquemment point fatigante ; il peut faire usage de « toute la légèreté et de toute la précision de ses mouvements. Con-« fiant dans la sûreté d'un appareil invariablement maintenu, il

qui me fait fortement relever la tête sur la poitrine, pour relâcher les muscles du thorax.

Ces deux plans peuvent s'élever ou s'abaisser alternativement, car ils sont mobiles sur deux tourillons placés au point d'intersection, et qui, fixes, commandent à ces plans un mouvement toujours uniforme. Le plan sur lequel repose le bassin du malade trouve un point d'appui fixe quand il arrive à la position horizontale; celui sur lequel repose le dos trouve aussi un point d'appui, mais seulement quand il arrive à faire avec la ligne horizontale un angle égal à celui que fait avec la même ligne le plan sur lequel repose le bassin.

Le point d'appui qui sert à asseoir le plan qui correspond au dos du malade n'est pas solide comme celui qui correspond au bassin; au contraire, il est rendu élastique au moyen de deux ressorts droits, qui permettent de donner à l'appareil des secousses légères qui se communiquent aux pierres que contient l'organe. Ces deux plans sont calculés de manière qu'ils se balancent mutuellement avec une très-petite force; le malade opéré, lorsqu'il est en position, est aussi balancé avec la plus grande facilité. Si le parfait équilibre de la partie

---

« peut utiliser toutes les ressources qu'il lui présente pour détruire « le corps étranger, objet de ses attaques. »

Dans l'usage de ce lit, il y a, comme on voit, avantages grands et manifestes : est-il donc bien d'en priver le malade ?

supérieure et inférieure de son corps n'est pas immédiatement obtenu par la simple position sur l'un ou l'autre plan, cet équilibre est acquis en ajoutant du poids à la partie la plus légère (1).

Vous voyez, messieurs, que par cet équilibre parfait je puis faire passer le bassin du malade d'une position horizontale à une position relevée, facilement, doucement, graduellement, et que conséquemment je puis donner aux pierres et aux fragments que contient la vessie des positions variées, qui prêtent une singulière assistance à l'instrument qui doit en opérer la pulvérisation et l'extraction. Vous voyez aussi, messieurs, que, par la secousse moelleuse que j'obtiens en abaissant l'appareil sur ses ressorts (2), j'imprime la même secousse

---

(1) Je donnerai le dessin de cet appareil quand je publierai mon système de pulvérisation *immédiate et complète*. Le lit que j'ai dessiné sur la planche à la fin du livre, et qui est le *lit rectangle* modifié, remplit le même but d'oscillation que celui que je décris. On y observe les deux plans ; seulement ces deux plans, au lieu d'osciller sur deux tourillons, oscillent sur un angle que forme la partie inférieure de la charpente du lit, à la manière de ces chevaux de bois dont les enfants s'amusent. Depuis plusieurs années, je me sers de ce moyen d'oscillation, et n'ai conséquemment plus recours au *lit rectangle* proprement dit, car cette forme d'un triangle rectangle n'entre plus comme élément dans sa construction.

(2) Je suis encore dans l'incertitude quant à l'effet avantageux des ressorts ; il faut, pour me décider, encore quelque temps d'étude. Peut-être préférerais-je la secousse légère, mais sèche, obtenue par le contact même sur le sol du bois qui forme l'appareil.

à la vessie et aux pierres, qui obéissent à ces mouvements et se rangent dans l'organe dans un ordre dont je puis profiter. Remuez doucement dans une boîte une pierre réduite en poudre et en fragments; vous verrez la poudre rester au fond de la boîte, et les fragments venir au-dessus. Cette simple expérience expliquera ce que je veux dire.

Mais ce n'est pas seulement cette assistance que j'ai voulu obtenir de cette position aisément changeante du malade; d'autres considérations bien plus importantes ont rendu nécessaire l'oscillation de ces deux plans. Comme il faut que j'emplisse *complétement* les cuillers de l'instrument, à chaque fois que je l'introduis; comme il faut que j'emplisse ces cuillers sans donner de douleurs au malade; comme il faut que cette action d'emplir soit faite rapidement, puisque la sensibilité du malade ne me donne qu'un temps fort court pour opérer l'extraction que je me propose de faire, il s'ensuit que je dois apporter dans l'exécution de ces différents actes des précautions toutes particulières.

Si je plaçais le malade, comme on le fait ordinairement, sur un sofa ou sur un lit, dans une position horizontale et inamovible, que ferais-je si je voulais *saisir*, avec mon instrument *à cuillers*, des fragments de pierre pour les mouler dans l'instrument et en faire l'extraction? J'insinuerais, en lui imprimant des mouvements de titubation, une des branches de l'instrument sous les fragments. Pour cela, il faudrait que j'écartasse ces fragments en employant une certaine pression qui, agissant sur des pierres anguleuses, serait agressive pour l'organe. Mais, messieurs, une telle manière d'agir est incompatible avec le procédé que je veux vous faire connaître ; car je me propose, par ce procédé, d'introduire plusieurs fois l'instrument, de prendre plusieurs fois les pierres ou les fragments, d'emplir plusieurs fois les cuillers, enfin, d'extraire à plusieurs reprises le détritus emprisonné dans ces cuillers. Il faut donc que je me donne les moyens d'opérer ces répétitions d'action, et assurément de plonger brutalement l'une des cuillers de l'instrument au milieu des fragments ne me ferait pas arriver à mon but. C'est cependant ce que je serais obligé de faire si je ne pouvais obtenir que le bassin de mon malade fût alternativement placé dans les positions que je vous ai dites, c'est-à-dire horizontalement ou sous un angle de 40 à 45 degrés avec l'horizon.

Il vous paraîtrait sans doute mieux, messieurs, au lieu de plonger la branche femelle de mon *percuteur à cuillers* au milieu des fragments pour abaisser sur eux la branche mâle et les prendre, de tendre pour ainsi dire un piége à ces fragments : par exemple, de placer cette branche femelle dans un endroit de la vessie où ils ne seraient pas, de déprimer cet endroit, et ensuite de les verser dans la cuiller de cette branche femelle, ainsi *tendue en guise de filet*. Certainement, en abaissant sur ces fragments la branche mâle, je ferais une belle prise et n'aurais plus qu'à me débarrasser du trop-plein par le procédé que je vous ai dit.

Vous concevez que, si je pouvais faire cela, toujours mes cuillers seraient pleines, toujours elles seraient extraites pleines, toujours elles auraient été emplies sans mouvement, sans recherches, et partant sans grandes douleurs, et que conséquemment j'accomplirais une grande partie de la troisième condition de mon programme.

Eh bien, messieurs, ce sont ces grands avantages que j'obtiens par l'oscillation alternative.

En relevant le bassin du malade au moyen du mouvement de totalité de son corps, que j'obtiens par l'oscillation de mes deux plans, et en lui donnant en même temps la secousse que j'ai dite, les fragments, libres au milieu de l'eau dont la vessie est emplie, se portent à la partie postérieure de l'organe; en remettant le bassin du malade dans la position horizontale, ces fragments reviennent en avant se placer au-dessous du col. Mais là, je les attends avec la cuiller, dans laquelle je les appelle par une douce pression qui rend cette cuiller le point le plus déclive de l'organe. Je les prends donc immédiatement, sans recherche, sans douleur, et en surabondance, jusqu'à ce qu'il n'y en ait plus.

Voilà, comme vous le voyez, messieurs, une grande cause de rapidité et de certitude dans l'acte de prendre les pierres ou les fragments, et surtout une cause de grande économie de sensibilité, car l'acte d'*attendre* qu'une pierre tombe dans l'instrument donne infiniment moins de douleur au malade que celui de la chercher et de la prendre à travers des fragments aigus.

Maintenant, je vais chercher de nouvelles sources de succès dans le secours que me donne mon *nouveau* support fixe et dans la *nouvelle* manière de le mettre en usage.

Mon ancien *support fixe* (1), quoique convenablement adapté au seul but que je me proposais alors, qui était de briser à plusieurs reprises une pierre en plusieurs morceaux, en laissant au malade le soin de se débarrasser des fragments quand cela lui était possible, ne pouvait plus m'être d'un secours suffisant, maintenant que je me propose d'extraire immédiatement cette pierre, au moyen d'introductions successives d'un instrument. Il est évident, messieurs, que si un malade ne me donne que quelques minutes pour extraire sa pierre, je ne puis perdre, sans désavantage pour lui, dans des manœuvres accessoires de l'opération, un temps précieux. C'est cette raison qui m'a fait chercher le moyen d'avoir mon instrument *fixé*, sans qu'il soit besoin, comme

---

(1) Mon ancien point fixe était courbe ; maintenant il est droit, par des raisons que je donnerai lorsque je ferai connaître mon procédé de *pulvérisation immédiate et complète.*

cela était, de me livrer au soin d'ajuster à chaque fois le *point fixe*, et c'est à ce résultat que je suis arrivé par un procédé bien simple. Une fois le *point fixe* établi à la place qu'il doit avoir, place qui dépend complétement de la stature et de la conformation du malade, je le laisse toujours dans la même situation jusqu'à la fin de l'opération. Mais comme ce point fixe, en position, gênerait le maniement de l'instrument, je déplace, par un mécanisme excessivement simple et par un mouvement pour ainsi dire imperceptible, le bassin du malade. Une seconde suffit pour opérer ce mouvement de déplacement, et une seconde suffit aussi pour opérer le replacement, et conséquemment pour ramener dans le *point fixe* l'instrument chargé de pierre et tout prêt pour être percuté. Par ce mécanisme qui fait suivre au malade absolument le mouvement d'une machine de précision, je fais arriver l'instrument dans le *point fixe* avec une régularité tout à fait mathématique, et cette précision, jointe à la rigidité absolue de ce *point fixe*, fait que le malade est tout à fait isolé de l'action qui se passe en dedans et au dehors de sa vessie. En effet, au dedans de l'organe, l'action se passe au milieu de l'eau dont il est rempli, et au dehors, la vibration produite par la percussion se perd dans le *point fixe* et dans la main qui maintient l'instrument pendant que l'autre percute. De là, absence presque complète de sentiment pénible, pendant que la percussion même la plus puissante s'exécute. Ainsi, messieurs, au moyen de ce déplacement et de ce replacement instantané, et inappréciable pour le malade, je gagne un temps considérable, et au moyen de la précision avec laquelle l'instrument vient se placer dans un étau immobile, j'isole le malade de tout mouvement et j'éloigne conséquemment de lui, autant que possible, toute chance de douleur.

Voilà donc le malade que je veux soumettre à ma nouvelle opération bien et comfortablement placé, tous ses muscles dans la demi-flexion (1) et bien relâchés ; pouvant être mobilisé si facilement que je n'ai plus, pour ainsi dire, affaire qu'à une vessie contenant une pierre. Je puis incliner cette vessie alternativement en avant et en arrière ; je puis jeter les pierres dans une partie de cette vessie, placer une cuiller dans une autre partie ; faire venir la pierre ou les pierres dans cet instrument, les y incarcérer par la percussion, et enfin les extraire.

Mais, messieurs, pour bien profiter de tous ces avantages, il faut prendre encore d'autres soins.

---

(1) Lorsque cette demi-flexion des membres n'est pas régulièrement obtenue, le malade est pris de crampes qui nuisent beaucoup au succès de l'opération. C'est ce qui arrive quand on place le malade sur le premier lit ou le premier sofa venu, comme le disent les chirurgiens qui se soucient peu d'augmenter les chances de succès.

Il est évident que, puisque je dois extraire plusieurs fois de la pierre, je dois introduire plusieurs fois l'instrument. Or, puisque j'ai prouvé que la pierre se prenait dans la vessie sans recherches et conséquemment avec peu de douleur, et qu'elle se moulait dans l'instrument sans que le malade en ait, pour ainsi dire, la conscience, il ne reste plus qu'à vous expliquer comment j'exécute la partie de l'opération qui est la plus importante, c'est-à-dire l'introduction successive des instruments.

Lorsque je commençais à mettre en usage le système d'opération duquel je vous entretiens, je possédais seulement une série de *percuteurs à cuillers* de différents calibres. Chacun de ces instruments était employé suivant que le malade était plus avancé en âge : or, depuis le jeune âge jusqu'à la vieillesse, j'avais reconnu que pour opérer les malades avec tout le succès possible, sous le rapport du calibre, il fallait avoir des instruments de six calibres différents pour être prêt à opérer sur tous les malades ; *mais, avec un seul instrument*. En effet, messieurs, deux raisons bien importantes étaient venues me prescrire cette règle. La première de ces raisons est que *la plus petite* augmentation dans le volume de l'instrument lui donnait tant de résistance et aussi tant de faculté extractive par la plus grande largeur des cuillers, que je devais profiter, pour ne pas faire perdre au malade une chance de guérison, d'un urèthre qui permettait l'usage d'un instrument aussi volumineux que possible. La seconde de ces raisons était que j'avais reconnu comme une faute grave, et qui pouvait *compromettre l'opération*, de faire usage d'un instrument trop petit ou trop gros pour la capacité de l'urèthre.

Quand il était trop petit, il ne bouchait pas l'urèthre suffisamment pour empêcher l'eau préliminairement injectée de s'échapper entre lui et la paroi de ce canal : alors la vessie se vidait, se contractait sur l'instrument, et l'opération était arrêtée, s'il n'arrivait pas pis.

Quand l'instrument était trop volumineux, l'introduction étant trop fatigante, le malade en supportait difficilement la répétition : de là opération remise jusqu'à ce qu'un instrument d'un calibre convenable fût fabriqué.

De ces considérations et de ces expériences, je fus conduit, comme vous le voyez, messieurs, à la nécessité d'avoir une série d'instruments applicables à toutes les capacités de l'urèthre, et c'est seulement avec six instruments de différents calibres que je commençais à tenter, par l'extraction, la guérison des malades atteints de la pierre.

Mais en opérant avec *un seul* instrument, je perdais encore un temps précieux ; il fallait qu'à chaque fois que je retirais l'instrument chargé, qu'il fût vidé de la pierre qu'il contenait, qu'il fût nettoyé, qu'il fût huilé de nouveau : cela était fort long, et pendant ce temps-là la vessie du malade entrait en contraction. En outre, cet instrument, étant nettoyé en hâte, ne l'était jamais suffisamment pour qu'il ne restât pas de parcelles de pierre, qui, bien que très-petites, s'opposaient singulièrement à l'introduction facile. Pour éviter ces inconvénients graves qui attaquaient mon système d'extraction au cœur, je pensai que si j'avais une série de *percuteurs à cuillers* pour *chacun* des calibres ; que si cette série d'instruments était toute prête quand je me proposerais de débarrasser un malade de sa pierre ; que si chacun de ces instruments était bien lisse, bien poli et rendu bien glissant par une huile appropriée, j'aiderais d'une manière notable à l'exécution de la partie principale de mon nouveau système d'opération.

Effectivement, au moyen de ces appareils complets et perfectionnés, et en m'aidant aussi d'un peu d'habitude, je suis parvenu dans un temps fort court, avec une facilité et une promptitude extrêmes, à introduire, même chez des malades d'une sensibilité très-grande, des instruments en nombre suffisant pour qu'ils me rapportassent *immédiatement* des pierres d'un volume déjà considérable.

C'est ainsi, messieurs, qu'en rendant aussi parfait que je l'ai pu chacun des détails opératoires, je suis arrivé à exécuter l'extraction immédiate et complète, par les voies naturelles, de pierres vésicales, sur un assez grand nombre de malades, dans un temps *souvent beaucoup plus court* qu'on ne met ordinairement pour extraire des pierres de même volume par la taille. J'espère que ce résultat paraîtra à l'Académie des sciences digne de son attention et de son intérêt.

Maintenant, messieurs, que je viens de vous présenter une idée générale de mon nouveau système de lithotripsie par *extraction immédiate*, permettez-moi d'ajouter quelques réflexions générales qui vous donneront une idée plus claire de ce système. Il est naturel de penser que le *percuteur à cuillers* peut être employé de prime abord lorsque les pierres sont petites et friables : j'en ai agi quelquefois ainsi, mais cependant telle n'est pas ma règle. Je commence toujours, même dans les cas de petite pierre, par la réduire en fragments au moyen du *percuteur à dents* (1), qui, plus solide, est mieux disposé pour accomplir l'acte préparatoire du morcellement. Comme le *percuteur à dents* ne s'emplit pas comme le

---

(1) Quelques chirurgiens, dans l'idée que les *dents* du percuteur pouvaient être agressives pour l'organe, ont *inventé* de les supprimer : c'est comme si on arrachait les dents d'un homme pour le faire mieux mâcher. Supprimer les dents du percuteur, c'est donner la preuve qu'on ne connaît pas la manière de mettre en usage cet instrument ; car jamais, dans aucun cas, les dents ne *peuvent* être en contact avec l'organe. Il y a plus ; c'est précisément par la disposition de ces dents que j'ai empêché la membrane vésicale de venir s'interposer entre les branches. Oter les dents du percuteur, c'est lui enlever une grande partie de son action sur les pierres. Du reste, voilà quatorze ans que je me sers avec succès du percuteur à dents : cette longue pratique répond à toutes les objections.

percuteur à cuillers, il permet de renouveler l'action de briser les fragments, si cela est nécessaire. Sans doute, si j'introduisais immédiatement l'*instrument à cuillers* dans les cas de pierres très-petites, j'arriverais immédiatement au résultat définitif que je me propose, celui d'extraire ; mais comme je ne suis jamais bien certain que la pierre, quoique petite, ne sera pas composée d'oxalate de chaux, sel qui offre souvent une grande résistance, je trouve plus sûr de commencer mon attaque avec le *percuteur à dents*, dont l'extrême solidité est à l'épreuve de la résistance qu'offre ce genre de pierre. A plus forte raison, quand la pierre est plus volumineuse, je fais précéder l'usage des *percuteurs à cuillers* de celui du *percuteur à dents;* car lorsque la pierre a un certain volume, les premiers de ces instruments ne présenteraient ni une forme convenable, ni une résistance suffisante pour commencer avec avantage le démolissement de la pierre, démolissement qui, bien exécuté, rend singulièrement plus facile le jeu des extracteurs. Aussi je regarde comme d'une grande importance la bonne exécution de ce premier acte de l'opération, c'est-à-dire que la pierre soit prise de prime abord par le *percuteur à dents,* bien centralement, et que la percussion soit exécutée d'une manière lente, graduée, afin que l'ébranlement pénètre bien dans les couches de la pierre, décolle ces couches l'une de l'autre, et les fracture autant que possible, suivant leur épaisseur. Quand je réussis bien à accomplir ce premier acte, la plus grande partie de l'opération est exécutée. C'est pour cela que je m'aide autant que possible du changement de position du malade, que mes deux plans mobiles me permettent d'exécuter. Sans doute, en faisant obéir l'organe à la tige d'acier dont ma main est armée, je pourrais arriver à charger la pierre assez favorablement, c'est-à-dire centralement ; mais vous concevez que pour arriver à ce chargement central, le changement de position est fort important, car il me permet d'appeler à mon secours la gravitation de la pierre, qui se place alors pour ainsi dire d'elle - même entre les branches de l'instrument, de la manière la plus avantageuse. Il ne faut pas perdre de vue que je dois exécuter un acte quelquefois d'assez longue haleine, et que la vessie doit me permettre d'accomplir cet acte. Je dois donc, autant que possible, avoir recours aux moyens doux, et ne jamais violenter cet organe. Il faut considérer encore que le morcellement primitif doit être promptement accompli ; car sans la promptitude d'exécution de cet acte, qui n'est en quelque sorte que précurseur et accessoire, il ne resterait plus assez de temps pour accomplir l'acte principal, celui de l'extraction (1).

---

(1) Il faut remarquer que, pour obtenir les succès dont je parle dans ce mémoire, j'ai souvent fait précéder l'action des *extracteurs* des moyens que j'emploie pour obtenir la *pulvérisation immédiate*

Pour arriver à cette rapide et complète exécution, il faut se servir de mon percuteur avec ses branches larges et plates, qui écrasent et ébranlent les couches de la pierre, et non de cette espèce de cisailles que l'on connaît sous le nom d'*instrument courbe et fenêtré*. Cet instrument ne fait que couper la pierre en deux ou trois portions, quand sa fenêtre n'est pas trop faible pour se briser, au lieu de briser la pierre. Or, une pierre brisée en deux ou trois fragments seulement est une faute en lithotripsie. Ces larges fragments anguleux ont des formes qui la rendent difficile à saisir favorablement; ils sont très-agressifs pour l'organe, et, étant très-volumineux, ils donnent trop à faire aux percuteurs excavés. On conçoit que l'extraction est .d'autant plus rapide, que les cuillers sont larges et profondes ; mais on conçoit aussi que, à diamètre égal, plus ces cuillers sont excavées, moins elles sont solides : c'est pour cela que j'apporte une grande attention à employer des percuteurs plus ou moins excavés, suivant que les fragments à extraire sont d'une dureté plus ou moins grande. En général, je

de la pierre, et desquels je me suis proposé de ne pas parler dans ce mémoire autrement que pour indiquer leur existence. On conçoit que la pierre, presque pulvérisée, a pu être extraite avec une facilité qui a beaucoup augmenté les chances de succès. Je dis *presque pulvérisée*, parce que mon procédé de pulvérisation immédiate n'était pas alors arrivé au point de perfection où il est maintenant.

commence l'extraction avec les excavés les plus résistants, et je la finis avec ceux qui le sont moins : de cette manière, je proportionne la puissance de l'instrument à la résistance de la pierre. Les pierres de phosphates mélangés, qui sont molles, sont plus rapidement extraites que les autres pierres, parce qu'elles permettent d'employer des excavés très-minces de coquille, et qui présentent une très-grande cavité, bien que ces instruments soient cependant d'un moindre volume. Quand l'urèthre permet l'introduction d'un *percuteur à cuillers* volumineux, que les coquilles de l'instrument sont minces, et que la pierre est composée de phosphates, l'extraction est vraiment merveilleuse. Sur un malade âgé de 60 ans, je parvins à extraire par l'urèthre, dans moins de 25 minutes, une pierre de 28 grammes et de 13 cent. de circonférence. Quoique je fisse un nombre considérable d'introductions, le malade n'en fut nullement fatigué, et, la pierre totalement extraite, le malade ne faisait aucune objection à ce que je les continuasse. Cette possibilité d'enlever rapidement les pierres de phosphates vous paraîtra bien précieuse, si vous considérez, messieurs, que ces cas sont les plus défavorables sous tous les rapports, et qu'il est heureux de pouvoir, en considération de leur formation rapide, leur opposer un moyen prompt de les extraire.

Cependant je dois dire que tous les malades ne

présentent pas, pour l'emploi du système d'extraction, des dispositions aussi favorables. Il en est quelques-uns qui sont fatigués après quatre ou cinq introductions ; mais cela est assez rare. Cependant si on considère que ces trois ou quatre introductions donnent la possibilité d'extraire des pierres déjà grosses comme des noisettes, **on** conclura que dans les cas même les plus défavorables, sous le rapport de la sensibilité trop grande des malades, l'extraction immédiate est déjà un grand bienfait. En effet, si on compare, dans ce cas de petites pierres, le procédé d'extraction avec celui du brisement simple, on accordera au premier un avantage immense sur le second en cela qu'il ne permet pas qu'un fragment *se perde* dans l'organe, ce qui est arrivé et ce qui arrive fréquemment lorsque la pierre, quoique petite, n'est que brisée, et non extraite en totalité (1). C'est pourquoi, malgré la fatigue qu'éprouvent ces malades trop sensibles, je persiste à opérer, si j'ai l'espoir de les débarrasser complétement du premier coup.

---

(1) On est d'accord généralement que le dernier fragment est le plus difficile à sortir naturellement ou à être extrait. Eh bien, cette difficulté est la même quand il s'agit d'une grosse pierre ou d'une petite, car le dernier fragment de la pierre d'un moindre volume ressemble au dernier fragment d'une pierre plus considérable. Conséquemment une des plus grandes difficultés de la lithotripsie reste indifféremment la même, qu'on pratique notre opération dans le cas de petite pierre ou dans le cas de pierre plus volumineuse.

Quand j'ai eu affaire à une pierre volumineuse, cela cependant jusqu'à une certaine limite, par exemple, jusqu'au diamètre de 1 pouce à 1 pouce et demi, le procédé de l'extraction s'est montré plus favorable au malade que le brisement simple ; car je suis arrivé bien souvent à accomplir l'extraction entière et complète d'une pierre qui passait même pour avoir un certain volume, lorsqu'on n'avait pour guérir les calculeux d'autres ressources que la taille. J'ai souvent extrait de cette manière des pierres qui avaient le volume d'une noix, et certes si l'on se reporte au temps où l'on s'extasiait de voir une pierre saisie dans la vessie et perforée, on admettra que l'extraction de cette même pierre par les voies naturelles doit avoir quelque chose de surprenant, et prouve beaucoup en faveur du progrès de la chirurgie dans cette branche de l'art. Je ne parle pas, en disant cela, de la pierre que j'ai extraite et qui était assez volumineuse pour que je m'étonne moi-même quand je pense que j'ai été jusqu'à pouvoir exécuter ce que j'appelle presque un phénomène chirurgical. En citant encore ce cas, je ne veux pas me faire valoir, car ce succès a tenu plus à la bonne disposition du malade, sous tous les rapports, qu'à mon adresse et à la perfection du moyen. Un cas exceptionnel ne peut pas être la règle ; aussi je crois seulement être dans le vrai, sous le rapport de la possibilité d'extraire immédiatement les pierres vésicales par les voies naturelles, en posant pour règle que bien souvent il sera possible et facile de le faire lorsque ces pierres auront seulement 1 pouce de diamètre. Quand elles seront plus volumineuses, il sera peut-être plus sage de tenter l'extraction en deux fois et peut-être en trois. Tout cela, du reste, dépend des instruments, de l'habitude et de l'adresse du chirurgien; l'avenir aussi fera peut-être mieux que le présent.

On sera peut-être tenté de me demander comment j'ai pu obtenir une donnée assez exacte sur le volume des pierres pour pouvoir en établir la dimension d'une manière aussi approximativement exacte? Rien de plus simple. Quand j'ai pensé que la quantité de pierre extraite en une seule fois était assez considérable pour être remarquable, j'ai rassemblé la quantité de poudre et de fragments, j'ai soumis toute cette quantité à l'action du pilon; j'ai mélangé la poudre qui en provenait avec de l'eau gommée, et avec la pâte que j'ai obtenue, j'ai formé un corps ressemblant à la pierre que j'avais extraite. Comme j'en connaissais toujours le petit diamètre, je pouvais la reconstituer presque semblable à celle qui existait dans la vessie du malade opéré.

Lorsque je commençai à mettre en usage le système de l'extraction, je croyais qu'une pierre moins volumineuse serait toujours plus promptement extraite qu'une autre pierre d'un volume plus considérable. Sans doute, cela aurait dû être

si les deux pierres se fussent trouvées dans la vessie du même malade; mais cela ne s'est pas rencontré d'une manière exacte dans la pratique. Il
est tel malade chez lequel j'ai trouvé une grande
facilité à extraire une pierre du volume d'une grosse
noix ou d'un œuf de pigeon, tandis que chez un
autre malade, une pierre d'un volume moindre de
moitié m'a donné infiniment plus de difficultés et
m'a demandé beaucoup plus de temps. Cela tient à
des circonstances assez nombreuses : le diamètre
du canal, la sensibilité relative, la forme intérieure
de la vessie, l'état de la prostate, l'état de fongo-
sité de la membrane muqueuse, les cavités congé-
nitales, celles qui se forment pendant les contrac-
tions par l'enfoncement de la membrane muqueuse
entre les faisceaux de la membrane musculeuse, etc.;
toutes ces circonstances ont influé d'une manière
notable sur la promptitude de l'extraction.

Cependant, malgré ces difficultés, les cas où l'extraction de la pierre a été faite immédiatement, en
une fois, ont été assez nombreux pour que cette
extraction faite en une seule fois puisse constituer
en quelque sorte la règle. Si on considère que sur
124 malades que j'ai opérés par l'extraction, il y en
a 69 qui se trouvent dans cette catégorie, et 28
qui ont été débarrassés en deux fois, on arrivera à
conclure qu'en général la lithotripsie par extraction guérit avec une grande promptitude, puisque
97 malades sur 124 ont été guéris sans avoir besoin

d'y revenir trois fois, et certes ce résultat présente une grande différence avec ceux qui ont été obtenus au moyen du morcellement simple pratiqué avant l'usage des *percuteurs à cuillers*.

Cependant, je dois dire que, pour arriver à cette proportion de malades guéris avec autant de promptitude, j'ai dû quelquefois obtenir d'eux la permission de pousser l'extraction au delà de ce qu'ils auraient désiré; car si un assez grand nombre ont attendu avec patience que toute leur pierre fût extraite, d'autres ne se sont pas livrés avec tant d'abandon, et j'ai dû beaucoup insister pour qu'ils laissassent continuer l'extraction. Cependant la plupart puisaient dans cette extraction même un courage qu'ils n'auraient pas eu si j'eusse seulement pratiqué l'opération du broiement simple. En effet, *ils voyaient sortir la pierre*, dont chaque instrument excavé rapportait une notable portion, et ce résultat immédiat était pour eux un motif suffisant de consolation pour les petites douleurs ou plutôt les agacements que leur faisaient éprouver les introductions successives des instruments. Beaucoup d'entre ces malades étaient d'ailleurs si désireux d'en finir avec leur maladie d'une manière complète, qu'ils puisaient dans la possibilité d'arriver à ce but une énergie qui a souvent dépassé ce qui était nécessaire, car un grand nombre se trouvaient guéris quand ils croyaient encore qu'il y avait beaucoup à faire. Quelle que soit d'ailleurs la fatigue

que certains malades aient éprouvée, je n'ai jamais
vu qu'ils la regrettassent ; la plupart, au contraire,
regrettaient de ne l'avoir pas supportée plus longtemps, car ceux qui n'ont pas été guéris en une fois
se sont souvent trouvés avoir de justes motifs pour
exprimer ces regrets : un assez grand nombre de
ces malades ont été pris d'inflammation de la vessie,
qui, compliquée de la présence des fragments qui
étaient restés dans l'organe, ont souvent donné
lieu à un état fiévreux accompagné d'une stran-
gurie inquiétante. Ceux, au contraire, qui ont été
complétement débarrassés de prime abord ont
bien présenté quelquefois des signes d'irritation,
et même ont eu la vessie atteinte d'inflammation
catarrhale ; mais cette inflammation durait fort peu
de temps, car elle n'était pas entretenue par les
fragments, puisqu'ils avaient été complétement ex-
traits. Causée seulement par le contact des instruments avec la vessie et l'urèthre, cette inflammation,
non entretenue par d'autres causes, cessait naturellement. Le *sublata causa tollitur effectus* s'est
montré dans toute sa vérité.

Des **27** malades restant sur les **124**, **17** ont nécessité que je revinsse **3** fois à l'extraction ; **5** malades, **4** fois ; **4** malades, **5** fois, et enfin **1** malade,
6 fois ; ce qui fait que, sur **124** malades, j'ai été
obligé d'y revenir **222** fois, comme l'indique le tableau suivant :

69 malades opérés 1 fois,	69 fois.
28 malades opérés 2 fois,	56 fois.
17 malades opérés 3 fois,	51 fois.
5 malades opérés 4 fois,	20 fois.
4 malades opérés 5 fois,	20 fois.
1 malade opéré 6 fois,	6 fois.
124 malades opérés,	222 fois.

Ainsi, pour guérir 124 malades, j'ai opéré 222 fois, ce qui équivaut comme moyenne à un peu moins de 2 fois pour chaque malade. Si on considère que la moyenne des séances pratiquées par la chirurgie en général est de 9 à 10, on appréciera de suite l'importance du procédé de l'extraction (1).

---

(1) Voici ce que M. Civiale disait en 1838, à propos du nombre des séances qui sont nécessitées par l'emploi des instruments mis en usage (page 635 du recueil de citations qu'il a fait faire et qu'il appelle *Traité de l'affection calculeuse*) :

« Mais ce qui étonne le plus, c'est la fréquence des fragments de « calculs engagés dans l'urèthre, en y produisant les plus grands « désordres. J'ai déjà appelé sur cet accident l'attention des prati- « ciens qui veulent se servir des nouveaux instruments ; les faits « que j'ai sous les yeux prouvent qu'il est plus commun et plus grave « qu'on ne l'avait pensé jusqu'à présent.

« M. Leroy n'a pas tenu un compte exact de la durée du traite- « ment, mais l'indication du nombre des séances dans trois séries « de cas suffira pour en faire juger.

« Chez 10 malades, l'emploi successif, pour commencer l'opé- « ration, d'un instrument à trois branches modifié par l'auteur, et « de l'instrument de M. Jacobson pour la terminer, a nécessité « 104 séances, ce qui donne 10 minutes 2/5 pour terme moyen.

« Sur 11 malades soumis spécialement au procédé de la percus-

Ici je crois nécessaire de faire une remarque. Sur les malades qui n'ont été opérés qu'une ou deux fois, le plus grand nombre ont été radicalement guéris après cette seule ou cette seconde application des instruments, c'est-à-dire qu'ils n'ont rendu postérieurement à ces opérations au-

---

« sion, il y a eu 120 séances, dont quelques-unes fort longues, ce « qui donne 10 minutes 10 secondes pour terme moyen.

« Dans 15 cas où mon confrère a eu recours à l'écrasement au « moyen de procédés spéciaux, on compte 124 séances, 8 minutes « 4/5 pour terme moyen.

« Ces faits sont d'une haute importance, si l'on se rappelle que « les nouveaux moyens qu'on a proposés pour la destruction des cal- « culs vésicaux avaient été présentés surtout comme abrégeant la « durée du traitement, et diminuant le nombre des opérations. Or, « le nombre des séances pour chacun des malades que j'ai opérés est « d'un peu plus de 5. »

Ainsi, voilà M. Civiale qui a avancé, en 1838, que M. Leroy, se servant de mes *instruments courbes*, a répété l'opération de 9 à 10 fois comme terme moyen, et qui dit que, quant à lui, adversaire des instruments courbes, il ne répète l'opération que 5 fois. Maintenant que M. Civiale a adopté mes instruments courbes, pourrait-il nous dire pourquoi il a laissé de côté des procédés avec lesquels il guérissait les malades en 5 séances, terme moyen, pour en prendre, suivant lui, *de défectueux* qui ne guérissent les malades qu'en 9 ou 10 séances ? M. Civiale se trompe. Il mettait, en 1838, plus de temps à guérir un malade, et y revenait plus souvent que M. Leroy, et maintenant qu'il emploie les mêmes moyens que ce chirurgien, il doit obtenir les mêmes résultats. Or, ces résultats sont différents des miens, par la raison que j'emploie des instruments courbes différents et des procédés différents de ceux mis en usage par MM. Civiale et Leroy.

9

cune portion de pierre quelconque ; mais il en est aussi quelques-uns qui ont rendu une quantité plus ou moins considérable de poudre fine et grossière. Je ne puis donc pas dire que chez ces malades la guérison complète ait suivi *immédiatement* l'extraction, puisque cette poudre était restée dans la vessie. Cependant comme je n'ai pas eu besoin d'avoir recours aux instruments pour que la guérison s'ensuivît, je me suis cru autorisé à dire que ces malades avaient été guéris en une ou deux applications. Du reste, cette poudre qui demeure dans l'organe, et qui est une conséquence directe de mon système d'opération, m'est utile. Comme je l'ai démontré, au moyen des secousses qui font venir les fragments au-dessus de cette poudre, je puis employer toutes mes ressources contre eux sans me laisser décevoir par elle, car je puis ne pas la laisser entrer dans les cuillers de l'instrument. Il est donc tout naturel que, dans les cas où je ne veux pas prolonger les introductions des extracteurs, j'abandonne à la nature l'expulsion de cette poudre, et je ne m'en occupe pas.

Une autre circonstance de laquelle je dois tenir compte est celle-ci. On conçoit que lorsque l'opération est terminée, c'est-à-dire lorsque je pense avoir extrait toute la pierre, un examen est nécessaire pour constater la guérison : or, cet examen ne peut pas être fait par un moyen plus sûr que par l'emploi de l'extraction et par la manœuvre qui consiste à appeler les fragments dans l'une des cuillers. Eh bien, cette cuiller ramène quelquefois des parcelles insignifiantes de pierre. Je ne compte pas cette manœuvre comme une opération, qu'elle soit accompagnée ou non de l'extraction de quelques portions de matière lithique; car ces matières lithiques, en raison de leur petit volume, eussent probablement été rendues spontanément. Cependant je suis plus sûr de mon fait quand j'en opère l'extraction.

Quoique, lorsque je commençai à pratiquer le système de l'extraction des pierres vésicales, j'eusse éprouvé la crainte de voir l'urèthre s'irriter et même s'enflammer sous l'influence des introductions successives des instruments, ce cas ne s'est pas présenté; je ne me rappelle pas une seule circonstance où l'urèthre, même après des introductions nombreuses, ait éprouvé les symptômes d'une inflammation blennorrhagique. Quelquefois le sentiment de cuisson était très-fort et même douloureux; mais, sous ce rapport, il ne m'a pas paru beaucoup plus violent que lorsque je procédais au *brisement simple*, et lorsque je laissais l'instrument dans l'urèthre pendant tout le temps de son action, qui, comme l'on sait, reste dans la vessie cinq, six, sept et même dix minutes, lors même que le morcellement simple est bien exécuté. J'ai observé quelques orchites, mais elles m'ont paru arriver plus rarement que lorsque les fragments restaient dans le canal après le *brisement simple*. J'ai souvent remarqué que des malades supportaient beaucoup mieux les introductions successives des instruments, lorsqu'on ne les laissait chaque fois qu'une demi-minute, qu'ils ne supportaient la présence prolongée du *percuteur à dents*, lorsqu'elle était nécessitée par le besoin de morceler convenablement la pierre, afin de la préparer pour le jeu des *extracteurs à cuillers*. Beaucoup de malades trouvaient entre les introductions de ces derniers instruments un temps de repos à l'occasion duquel ils exprimaient leur satisfaction. Je n'ai pas observé que toujours la fatigue à laquelle donnaient lieu ces introductions successives fût en proportion directe du nombre des introductions. Tel malade accusait une grande fatigue après la troisième ou la quatrième introduction, qui n'en éprouvait qu'une très-supportable après les introductions qui suivaient. Ces sortes de malades étaient privilégiés, car souvent ils me permettaient d'obtenir immédiatement leur cure complète. Si l'on considère que cette habitude de l'urèthre à supporter la présence du percuteur à cuillers se montre dans une infinité d'autres circonstances, telle par exemple lors de son contact avec des bougies, on concevra que cela doit arriver dans le cas de l'opération par extraction. Cette observation est d'une grande importance, car la possibilité de rendre un urèthre insensible conduit tout droit à la guérison facile et immédiate de presque tous les calculeux par mon système d'extraction. En effet, rien ne peut plus arrêter l'action extractive du *percuteur à cuillers,* si l'urèthre, peu sensible, laisse toujours la porte ouverte à un moyen qui, d'une manière indéfinie, peut toujours transporter des fragments de pierre de dedans au dehors de l'organe. Cette action indéfinie du système d'extraction ne se montre pas dans le système de simple morcellement, car, dans ce dernier système, les fragments déjà faits et qui restent dans l'organe nuisent au jeu de l'instrument et l'arrêtent, au lieu que dans le système de l'extraction immédiate, *il y a déblaiement* à mesure *qu'il y a morcellement.* De là, l'action indéfinie. Cette différence est bien importante à remarquer, car elle mène à la conclusion que, même sous le rapport de la comminution des fragments, indépendamment de son action extractive, le jeu du *percuteur à cuillers* est infiniment plus productif que le jeu de tout autre instrument propre au morcellement simple; car le déblaiement rend toujours l'instrument capable d'une action réelle, car il agit sans obstacle sur les fragments mis à nu et non enterrés dans la poudre; si on ajoute à cette cause d'effets plus grands l'usage d'un instrument bien nettoyé et dont l'action n'est entravée par aucune espèce d'engouement, comme il est dans l'essence du procédé de *l'extraction immédiate* de l'employer.

on arrivera à conclure que les succès obtenus par ce procédé n'ont rien qui puisse étonner.

Comme une grande partie des avantages dus à ce procédé ont été le résultat de l'assemblage heureux des perfections de chacune des parties du système opératoire, il est utile de remarquer qu'en négligeant d'avoir recours à toutes ou à l'une de ces perfections, on diminue d'autant les chances du succès : par exemple, le placement du malade sur un siége ou un sofa ordinaire enlèvera les chances nombreuses qui dérivent d'une position *étudiée* sur un siége *fait exprès* pour opérer ; l'introduction des instruments sera moins prompte, moins facile, plus douloureuse, et si cette introduction est mal faite, le procédé est attaqué au cœur. Si le malade est aussi placé sur un sofa d'une manière inamovible, on est privé de toutes les ressources pour bien charger les pierres ou les fragments, et surtout pour ne pas charger ces derniers en enfonçant la branche femelle au milieu d'eux. En n'employant pas un étau bien fixé et qui rend l'instrument inébranlable, on rend la percussion douloureuse, et, qui pis est, insuffisante : or, une percussion insuffisante ne produit pas la fermeture du *percuteur à cuillers*, dont les branches entr'ouvertes laissent passer les pointes aiguës des fragments, qui déchirent la paroi de l'urèthre. Alors l'opération est compromise ainsi que la vie du malade, car le canal ainsi déchiré ne

permet pas de continuer à extraire les fragments,
qui alors produisent leurs effets désastreux sur la
membrane enflammée, dont ils augmentent l'inflammation, et s'accroissent, pendant cette inflammation,
de tous les phosphates de chaux qui, dans ces cas,
sont ordinairement produits. Quand ces deux causes
de désorganisation se donnent une mutuelle assistance, le mal est déjà bien avancé; il faut donc
prendre les plus grands soins pour qu'il ne se dé-
clare pas. Si on renonce aux secours que donne une
série d'instruments toute prête pour l'opération,
on risque d'être trop long à débarrasser le malade,
qui alors garde ses fragments pendant un temps
indéfini, et reste soumis à tous les désordres qu'ils
produisent.

Lorsque je ne débarrasse pas immédiatement le
malade de ses fragments, je préfère qu'il ne cherche pas à les rendre par les efforts de la nature,
afin de ne pas risquer leur engagement dans le col
de la vessie ou dans l'urèthre; car j'ai trouvé qu'un
fragment ainsi engagé, et les manœuvres nécessaires à son dégagement, donnent plus de douleurs
et de tourments que les introductions successives
du *percuteur à cuillers*. Je sais parfaitement à quoi
m'engage l'introduction de ces instruments, je sais
que cette introduction, quoique quelquefois pénible, n'est jamais agressive pour l'organe; mais je
ne sais pas prévoir exactement les mauvais effets
d'un fragment aigu qui s'engage quelquefois de

manière à nécessiter des manœuvres pénibles et bien souvent plus douloureuses que l'introduction d'un instrument lisse et bien huilé. Je tiens donc mon malade, autant que possible, dans le repos ; je préfère qu'il urine dans la position couchée, jusqu'à ce que j'aie fini complétement l'extraction. Quand il urine dans la position couchée, il rend seulement de la poudre qui, s'étant amassée dans le col pendant la position verticale, y reste et est évacuée ; c'est tout ce que je désire. Les fragments, au contraire, dans la position couchée, abandonnent le col, tombent au-dessous, et ne se trouvant pas ordinairement dans le flot de l'urine pendant son expulsion, ils ne sont pas entraînés dans le canal et ne s'engagent pas. Cependant, quand des circonstances particulières forcent le malade à s'occuper de ses affaires, à marcher et à uriner dans la position verticale, je me soumets à ces exigences. Dans l'opération du morcellement simple, dont le but est *précisément* de faire passer le malade par toutes les chances de l'engagement des fragments dans l'urèthre, ces précautions ne peuvent être prises. Ce point est très-distinctif entre les deux procédés du *morcellement simple* et du *morcellement avec extraction immédiate.*

Si nous examinons la grande question des récidives, je puis affirmer que cette question est victorieusement tranchée en faveur du système d'*extraction immédiate,* et certes j'ai bien le droit de me prononcer à cet égard ; car je suis, de tous les chirurgiens, celui qui a poussé au plus grand point de perfection le système du morcellement simple, au moyen du *percuteur courbe à marteau*. Si je n'étais pas arrivé à ce résultat, je n'aurais pas obtenu le grand prix de chirurgie de l'année 1833, et tous les chirurgiens n'auraient pas proclamé, quoiqu'ils ne l'aient pas bien compris dans toute sa perfection, la supériorité de ce système de morcellement sur tous les autres, en cherchant à l'imiter. Eh bien ! quoique j'ai toujours pratiqué ce prompt système de simple morcellement dans les circonstances les plus favorables, c'est-à-dire en m'entourant de toutes les précautions pour rendre l'opération aussi rapide que possible, par l'emploi d'un siége fait exprès, pouvant mobiliser le malade, par l'emploi d'un instrument bien autrement efficace que tous ceux dont on se sert maintenant, je dois dire que j'ai eu des récidives qui ont fait mon tourment, et ce n'est que depuis que j'use de mon système d'extraction tel que je l'ai défini, que je ne vois plus de ces récidives dépendant de fragments restés dans l'organe. Un seul malade, nommé M. Seaman, que j'avais opéré par mon système d'extraction, a présenté à sa mort, arrivée deux années après l'opération, des pierres au centre desquelles existaient, a-t-on dit, des fragments. Je cite ce cas, parce qu'on en a parlé dans les gazettes médicales anglaises ; cependant je dois dire que je n'ai pas assisté à l'autopsie du malade, mort par toute autre cause qu'une maladie des voies urinaires, et que je n'ai pas vu les pierres trouvées dans sa vessie. Je ne sais pas bien précisément si ce cas, dont on s'est occupé, est véritablement un cas de récidive par suite de fragments laissés ; toutefois, je m'étaye précisément de ce cas pour arriver à la conclusion que j'ai eu peu de récidives, puisque celui que je cite est le seul dont on fasse mention, et certes, s'il y en eût eu d'autres, on n'aurait pas manqué de le publier. Si l'on remarque que je ne restais pas continuellement en Angleterre, et que je m'absentais souvent pendant quelquefois une année, on concevra que je laissais mes malades, dans le cas où ils eussent eu une rechute, dans la position de s'adresser aux autres chirurgiens pendant mon absence : alors ces rechutes n'auraient pas manqué d'être constatées. Or, je n'ai pas entendu dire que ces cas se soient rencontrés, et si effectivement il s'en est rencontré, je prie MM. les chirurgiens à qui cela est arrivé de le publier pour le bien de la science. Du reste, si effectivement on ne s'est pas trompé relativement au cas de M. Seaman, je ferai remarquer que ce malade n'a pas été débarrassé en une seule fois de ses pierres, car il en avait plusieurs, et que conséquemment il se trouve dans la catégorie des malades qui, ayant gardé des pierres brisées dans la vessie, ont couru la chance d'avoir un ou plusieurs fragments engagés et perdus dans l'un des sinus que présentent certains de ces organes. A ce sujet, je ferai une remarque fort importante, c'est celle-ci : en litho-tripsie, il est nécessaire de constater les faits d'une manière complète et raisonnée, et non pas dans le but seul de trouver un chirurgien en faute. Par exemple, si on m'eût appelé lors de l'autopsie de M. Seaman, on m'eût fait reconnaître, et je l'eusse avoué sans difficulté, qu'effectivement des frag-ments étaient restés dans la vessie de ce malade, et qu'ils avaient donné lieu à la formation de nou-velles pierres, et l'on m'eût fourni l'occasion, ce dont j'eusse été reconnaissant, de rechercher la cause de cette circonstance accidentelle. C'eût été tout profit pour la science.

Du reste, depuis les quelques années où s'ar-rête la série des malades que j'ai opérés par le sys-tème de l'*extraction*, et que j'apporte à l'appui de ce système, M. Seaman n'est pas le seul malade qui se soit éteint de mort naturelle, ou qui ait suc-combé à des maladies étrangères à la pierre, et parmi ces malades, il en est dont l'autopsie a con-staté l'entière et parfaite guérison.

Sur le nombre considérable des malades que j'ai soumis au système de l'extraction, il en est un grand nombre qui, sans doute, auraient pu être guéris par le système du *morcellement simple;* cependant il est évident que la plupart d'entre eux n'auraient pas été débarrassés avec autant de promptitude et de chances favorables. L'extraction complète et immédiate des pierres d'un certain volume, et qui auraient fait courir aux malades des dangers, si ces pierres n'eussent été que simplement brisées, l'énergie morale que donne aux malades cette guérison immédiate, ont apporté, sans doute, dans les résultats généraux, d'importants avantages en faveur du procédé de l'extraction. J'estime à peu près aux deux tiers les malades qui ont pu, sauf les dangers plus grands par le *brisement simple*, être guéris presque indifféremment par les deux procédés ; quant au tiers restant, qui a dû être traité par le procédé de l'*extraction*, je doute beaucoup que le *brisement simple* eût eu le même succès.

Tous les malades, par exemple, qui avaient des prostates volumineuses, tous ceux qui sécrétaient une quantité d'urine trop petite pour entraîner les fragments, tous ceux dont la vessie était paralysée ou simplement paresseuse, tous ceux qui présentaient des poches ou des irrégularités de cet organe, tous ceux qui avaient des varices ou des fongosités au col, tous ceux dont la pierre grasse et plastique produisait des fragments qui adhèrent de nouveau entre eux, tous ceux enfin dont les pierres cribleuses s'attachaient à la membrane, ont certes reçu du procédé de l'extraction immédiate un secours aussi évident qu'efficace. Ainsi, guérison plus prompte, et accompagnée de moins de chances défavorables, des malades qui pouvaient rendre des fragments, et guérison obtenue des malades qui ne pouvaient être guéris par le procédé du *morcelle-ment simple :* tels sont les avantages du procédé de *l'extraction immédiate ,* au moyen du *percuteur courbe à cuillers et à marteau.*

Il est certains cas, que je n'ai pas compris dans ces 124 malades, qui m'ont fait naître les réflexions aux-quelles je me livre maintenant : ce sont les malades qui, affectés d'inflammations chroniques de la ves-sie, des uretères et des bassinets, avaient une source permanente de sécrétions lithiques de la plus mau-vaise nature. Je parle des phosphates de chaux pro-duits par les mucus sécrétés et qui, s'ajoutant et se combinant aux phosphates de magnésie et d'ammo-niaque, résultat de la sécrétion viciée de l'urine ou de la décomposition de ce liquide, ont fait de la vessie de ces malades le centre d'une fabrique incessante de pierres plâtreuses et amorphes qu'il a fallu extraire à mesure qu'elles se sont formées ; sans cela, l'organe s'en serait empli, et se serait perdu complétement. Dans ces cas, il est évident que l'extraction immé-diate au moyen des *percuteurs à cuillers* a été la seule ressource de ces malades. En effet, ces pierres se déposent dans les fissures de la membrane qui ta-pisse l'organe, dans lesquelles fissures même elles se forment, et comme elles se cristallisent en petites aiguilles fines, elles conservent des adhérences qui deviennent quelquefois très-fortes. Outre cela, elles coïncident souvent avec un état fongueux des mem-branes qui les recouvrent et se marient avec elles :

de là, augmentation du mucus sécrété, et conséquemment activité augmentée dans cette formation lithique de mauvais caractère.

J'ai eu dans ma pratique un nombre assez considérable de ces malades, qui ne pouvaient pas entrer en ligne de compte avec ceux qui avaient seulement des pierres libres dans des vessies saines ou à peu près saines. Je ne pouvais pas évidemment accepter, pour la solution de mon problème d'extraction, des cas où la pierre se reformait continuellement ; car, c'eût été, en quelque sorte, la fable du *tonneau des Danaïdes* renouvelée.

Cependant j'ai à dire que, dans ces cas malheureux, j'ai trouvé dans l'extraction immédiate un grand motif de consolation et pour les malades et pour moi, qui n'aurais vraiment su que faire si je n'eusse possédé ce précieux moyen. En général, son emploi a été accompagné d'un grand soulagement des malades, dans la vessie desquels la matière lithique, ne s'amassant plus, ne donnait plus lieu aux douleurs considérables qui accompagnent ordinairement cet état. Ces douleurs diminuées me donnent la possibilité de faire des recherches plus positives et plus productives, de manière que j'ai eu quelquefois la satisfaction de voir les malades revenir peu à peu à un état supportable sous le rapport de la santé générale, et aussi sous celui de la santé de la vessie, qui quelquefois, mais rarement, est revenue à son état naturel. C'est parce que j'ai été à même d'observer les terribles effets de l'inflammation chronique de la vessie, que j'ai mis tant d'ardeur à ajouter perfectionnement à perfectionnement dans l'art de traiter les calculeux, en opérant mécaniquement par les voies naturelles.

J'ai eu deux calculeux à traiter et qui avaient des rétrécissements derrière lesquels je ne voulais pas laisser s'accumuler des fragments : je les ai opérés avec succès par l'extraction immédiate ; mais j'ai dû y revenir un nombre de fois beaucoup plus grand que d'ordinaire, attendu la petitesse des instruments dont je pouvais faire usage. J'ai été pour ces malades beaucoup plus sévère que pour les autres, afin de les empêcher de rendre leur urine dans la position verticale, pour prévenir l'arrêt des fragments derrière la partie rétrécie de l'urèthre. J'ai dû commencer par dilater ces rétrécissements, et même en faire la section ; mais je n'ai pu obtenir un passage suffisant pour un instrument assez volumineux pour extraire avec une promptitude qui me satisfît. Du reste, ces malades, qui n'avaient d'ailleurs que de petites pierres, ont été fort bien guéris (1). Ces deux malades ne sont pas compris dans les 124 qui font le sujet de mes réflexions générales,

---

(1) Je traiterais maintenant ces malades exclusivement par la *pulvérisation immédiate et complète* ; car, outre que les fragments chez eux sont plus à craindre que chez d'autres, l'extraction immédiate est lente et douloureuse.

par la raison qu'un obstacle mécanique en opposition directe avec le principe de l'*extraction immédiate* faisait de ces deux malades deux cas exceptionnels.

Dans le nombre des cas dans lesquels j'ai employé le système de l'extraction, j'ai eu à regretter
la perte de trois malades : l'un, M. Heath, qui est
venu à moi dans un état si déplorable, sous le rapport de son état général et sous le rapport des
organes urinaires, que je ne me suis décidé qu'avec
peine et après plusieurs consultations à tenter de
lui enlever sa pierre. C'est ce que j'exécutai avec
assez de bonheur ; mais après avoir langui quelques
jours, il mourut. Le second de ces malades est un
malade que j'opérai publiquement à l'hôpital Saint-
Georges, et qui, lorsque je me disposais à le soumettre
une seconde fois à l'opération, fut saisi de convul-
sions indicatrices d'une apoplexie sanguine. Effectivement, l'autopsie fit découvrir un épanchement de
plusieurs onces de sang dans un des lobes. La vessie, examinée, fut reconnue dans un état parfait ; un
très-petit fragment se trouvait dans cet organe, et
aurait très-certainement été extrait si le malade ne
fût pas mort par la cause accidentelle que j'ai indiquée. Enfin, le troisième malade est un révérend de
soixante ans, bien fort, bien constitué, ayant une
vessie dans un état parfait, une petite pierre d'a-
cide urique, et qui, après l'extraction d'une partie
de sa pierre, fut pris d'un frisson qui ne fut suivi

d'aucune inflammation bien caractérisée de l'un des organes centraux. Cependant, à ce frisson succéda un état de langueur auquel le malade succomba. Je ne saurais me rendre compte de cette malheureuse terminaison dans un cas où tout annonçait un succès facile et complet (1).

Si un homme dans une santé parfaite, avec une vessie saine, une petite pierre dont il est débarrassé par une opération presque insignifiante, mourut, il faut conclure que j'avais raison d'écrire en 1824, page 35, dans ma *lettre à l'Académie des sciences*, «que la lithotripsie imprimait souvent à l'économie un trouble dont il était souvent difficile de surprendre le mécanisme.» Il faut donc porter la perfection de cette opération aussi loin que possible.

Quoique dans le nombre considérable de malades que j'ai opérés par le système de l'extraction immédiate, il y ait une identité presque complète sous le rapport du mode opératoire, il n'y a pas eu identité sous le rapport des difficultés et des circonstances remarquables qui ont été présentées par les malades. J'ai eu un malade chez lequel la pierre était suspendue dans la vessie, et tenait à cet organe par un pédoncule. Je dis suspendue, parce que lorsque la

---

(1) De 1833 à 1837, j'ai perdu deux autres malades; mais comme ils n'ont pas été opérés *par l'extraction immédiate*, je n'ai pas à en parler ici.

vessie était vide d'eau, on sentait avec la sonde *recto-curviligne* ce corps étranger directement au devant du col, et lorsque l'organe était distendu, cette pierre s'élevait en raison directe de la quantité d'eau injectée. Quand la vessie avait reçu six à huit onces d'eau, on sentait la pierre très-mobile au milieu du vide formé par l'organe, et ainsi suspendue elle pouvait être mobilisée dans tous les sens à la manière d'une sonnette. La pierre fut prise dans cette position par le *percuteur à dents,* et trouvant convenable de la détacher avant de la percuter, une traction assez forte fut opérée : le malade sentit parfaitement le moment où la pierre se détacha. La rupture du pédoncule obtenue, je procédai au morcellement et à l'extraction immédiate ; le tout se passa comme à l'ordinaire. Le malade, à mon grand étonnement, rendit une quantité très-minime de sang. Je détachai cette pierre avant de la briser, pour ne pas risquer de laisser adhérer au pédoncule un de ses morceaux, car cela aurait donné certainement lieu à la formation d'une nouvelle pierre qui se serait présentée plus tard exactement dans les mêmes conditions. Comme le malade qui fait le sujet de cette observation ne s'est pas représenté à moi, je présume qu'il n'a eu aucun retour de sa maladie. Si la pierre, moins mobile, ne m'eût pas indiqué une faible adhérence sur un long pédoncule, j'eusse procédé autrement, c'est-à-dire que, la pierre saisie et reconnue fort adhérente, j'eusse exécuté le morcellement sans la détacher d'abord, et cela dans l'intention de ne pas léser trop profondément l'organe; car il est de ces pierres qui sont très-adhérentes, parce que des boursouflements de la membrane muqueuse sont entourés de la matière lithique. Alors l'arrachement, outre qu'il devient dangereux, est souvent impossible, car l'espace manquant, la paroi de la vessie suit l'instrument dans le mouvement qu'il est possible de lui imprimer. Il vaut donc mieux, dans ce cas de forte adhérence, briser la pierre *sur place*, sauf à rechercher ensuite avec les *percuteurs à cuillers* s'il y a des morceaux qui adhèrent encore. C'est ce que j'ai fait sur un autre malade qui se trouvait dans cette circonstance, mais j'ai le regret de dire que je n'ai pu obtenir sa guérison complète en ce sens que la vessie, qui était dans un état d'inflammation chronique, ne se rétablit pas, et qu'elle forma des phosphates desquels je fus obligé de la débarrasser pendant plusieurs années de suite. Un malade qui me fut présenté à l'hôpital de Derby avait également une pierre suspendue; malheureusement je ne pus pas l'opérer, car je fus obligé de repartir le même jour. Un jeune malade que j'examinai avec le docteur Pasquier fils, il y a vingt ans, avait aussi une pierre également adhérente à la partie supérieure de la vessie par un pédoncule fort court; mais alors mes instruments n'avaient pas atteint le degré de perfection où ils sont parvenus, et je me refusai à l'opérer. Le malade taillé par le haut appareil, la pierre fut extraite, et une petite surface ronde, de 1 centimètre en diamètre, présentait des vestiges de la membrane muqueuse qui faisaient corps avec la pierre. L'adhérence était donc manifeste. Comme on le voit, ces cas ne sont pas très-rares, et il est bon de savoir comment il faut se conduire quand ils se rencontrent.

J'ai observé deux cas où la pierre s'était développée dans une poche antérieure au corps de la vessie proprement dite. Je ne saurais dire avec certitude si cette poche faisait partie de la partie de l'urèthre la plus rapprochée de l'organe vésical, ou si elle était formée de la partie de la vessie la plus voisine de l'urèthre, ou enfin, si cette poche était formé par le cul-de-sac prostatique. Les deux malades qui présentaient cette disposition avaient beaucoup d'embonpoint, c'est ce qui a rendu plus difficile l'appréciation du lieu occupé par la poche dont je parle. Quoi qu'il en soit, comme j'avais déjà rencontré dans mon ancienne pratique des cas analogues, et que cette espèce de séparation de l'organe urinaire en partie antérieure et en partie postérieure m'avait donné beaucoup de mal lorsque je me servais du *perce-pierre*, mal qui, je crois, ne m'a pas fait arriver à la guérison complète, je résolus, dans ces deux cas, de pousser l'extraction aussi loin que possible, si je parvenais à déloger les pierres et à les rejeter dans la partie postérieure de l'organe, partie qui, plus large et d'une forme plus régulière, me permettrait de retrouver et de prendre plus facilement les fragments. En effet, ces vessies à deux compartiments présentent des désavantages fort grands quand on laisse des pierres fracturées dans leur intérieur. Quelques-uns des fragments reviennent dans la poche antérieure, d'autres restent dans la poche postérieure, où la comminution de la pierre a eu lieu d'abord. Cela amène l'obligation de faire des recherches qui sont fort longues, douloureuses, et souvent sans un grand succès. Mais il serait trop long de donner ici des détails complets sur ce sujet. Dans les deux cas dont je parle, je parvins à rejeter la pierre dans la poche postérieure, dans laquelle j'accomplis le démolissement avec le *percuteur à dents*, et auquel je fis succéder immédiatement les *extracteurs excavés*, qui me ramenèrent immédiatement, dans les deux cas, une pierre du volume d'une noix. L'un de ces deux malades fut guéri d'emblée; l'autre, qui était un lieutenant général russe, avait encore un fragment que je trouvai dans la poche antérieure, et dont je fis l'extraction. Je suis fermement persuadé que si je n'avais pas persisté à extraire les fragments dès la première application des instruments, et lorsqu'ils se trouvaient dans la poche postérieure, j'aurais eu beaucoup de peine à les trouver et à les prendre, car probablement ils se seraient logés dans les enfoncements irréguliers que présentent ces sortes de vessies, et auraient produit le désordre que je crains par-dessus tous les autres, c'est-à-dire l'inflammation chronique de la vessie, et par suite la formation incessante des triples phosphates. La guérison des deux malades dont il est ici question s'est parfaitement maintenue depuis plusieurs années qu'ils ont été opérés.

J'ai eu l'occasion d'opérer un jeune homme de vingt et un ans chez lequel la lithotripsie par *extraction immédiate* s'est montrée dans toute son importance. Ce jeune homme était atteint, depuis l'âge de dix-huit ans, d'une paraplégie. A cette époque, la marche devint impossible sans deux béquilles, les fonctions des organes contenues dans le bas-ventre se firent avec une grande irrégularité, la vessie cessa de se contracter, et l'urine s'écoula par regorgement. A tous ces graves symptômes, vinrent se joindre les signes de la pierre, qui s'accompagnèrent de spasmes douloureux et d'écoulement d'une urine purulente. Ce malade me fut adressé par M. Hodgson, de Birmingham, et bien qu'il eût une pierre très-volumineuse, je parvins à l'en débarrasser par l'extraction immédiate, qui était le seul procédé applicable, puisque l'état de paralysie de la vessie empêchait d'espérer que le malade pût rendre des fragments.

On croit généralement que *toujours* la vessie, lorsqu'elle n'est atteinte d'aucun désordre pathologique, est bien disposée pour pouvoir expulser les fragments, ce qui mène à conclure que toujours cet organe peut les expulser lorsque les pierres sont brisées. C'est une erreur; il est beaucoup de ces organes dont la forme ne se prête pas à cette expulsion, et desquels il est nécessaire d'extraire (1). J'ai eu, parmi plusieurs exemples que je pourrais citer à l'appui de cette remarque, un cas fort extraordinaire; c'est celui d'un boucher de Londres, grand, maigre, qui vint me consulter, parce que depuis quelque temps il rendait une quantité considérable de petites pierres sphériques, d'acide urique, du volume entre un petit grain de millet et un très-petit pois. Ce malade avait des organes génitaux très-développés, et un canal d'une largeur extraordinaire. Une sonde de 4 lignes de diamètre le parcourait sans la moindre difficulté. Aussitôt que j'in-

---

(1) Quelquefois c'est la forme de la vessie qui ne se prête pas à l'expulsion des fragments, mais souvent aussi c'est la sensibilité et le mode de contraction de l'organe qui ne se prêtent pas à cette expulsion. Cela est si vrai, qu'après la première application des instruments, le malade rend facilement ses fragments, et qu'après les applications suivantes ils sortent avec plus de difficulté et quelquefois ils ne sortent pas du tout; il faut attendre souvent plusieurs jours pour qu'ils soient expulsés. J'ai vu des malades, qui avaient eu la pierre brisée par les *instruments de poche*, venir me trouver, et après être restés plusieurs semaines sous mon inspection, rendre inopinément des fragments recouverts de phosphates. Or, si ces fragments restent si longtemps dans la vessie, ils ne son donc pas expulsés aussi facilement qu'on le pense. Le systèm l'extraction est donc d'une haute importance.

troduisis dans la vessie la sonde *recto-curviligne*, j'éprouvai la sensation d'une crépitation analogue à celle que produirait cette sonde enfoncée dans du sable de rivière fin. J'introduisis immédiatement le plus large de mes percuteurs à cuillers, que je ramenai immédiatement chargé d'une quantité innombrable de ces petites pierres, qui ressemblaient à du plomb de chasse de plusieurs numéros mêlés ensemble. Je fis coup sur coup dix à douze introductions de l'instrument extracteur, qui, à chaque fois, revint chargé de la même quantité de grenailles. Je retirai, pour cette première fois, un mille à peu près de ces petites pierres. Quelque temps après, le malade revint, je retirai à peu près la même quantité, mais à la fin de cette seconde application des extracteurs, les cuillers ne revinrent plus si pleines ; enfin, dans une troisième application, je retirai le reste. Je regrette beaucoup de n'avoir pas pensé dès le commencement à compter ces petites pierres, dont je laissai prendre une partie au malade et à quelques personnes, mais je crois faire une approximation au-dessous de la vérité en estimant leur nombre à deux mille. Si on remarque que, entre les applications des instruments extracteurs, le malade ne rendit absolument aucun de ces petits calculs, bien qu'il eût un canal assez large pour laisser passer des pierres grosses comme l'extrémité du petit doigt ; si on remarque également que l'accumulation de ces petites pierres sphériques avait commencé bien longtemps avant que le malade vînt me consulter; on conclura que si la vessie n'expulsait pas ces pierres par un si large canal, un obstacle mécanique s'y opposait. Or, si l'on remarque encore que presque subitement ces pierres commencèrent à être rendues, on n'expliquera tous ces phénomènes que par la supposition que le col de la vessie projetait au dedans de cet organe de manière à faire une espèce de museau de tanche, et qu'autour de ce col existait une dépression profonde en forme de fossé. Les petites gravelles ont commencé à s'accumuler dans ce fossé, et ce n'est que lorsque cette cavité circulaire a été comblée, que les gravelles ont commencé à s'introduire dans l'ouverture du col. Il n'y a que ce mécanisme qui puisse expliquer tout ce qui s'est passé chez le malade dont il est question, et dont la maigreur s'est prêtée à ce que la dépression dont je parle pût exister. J'ai vu plusieurs autres malades qui avaient une disposition analogue, car j'ai trouvé dans leur vessie des gravelles que j'ai retirées entières avec le percuteur excavé, et qui conséquemment auraient pu franchir avec facilité le canal, si elles se fussent introduites dans le col. Si elles n'ont pas pris ce chemin, c'est qu'une disposition particulière s'y opposait. Or donc, si des gravelles entières, rondes, unies, petites, ne sont quelquefois pas expulsées, à plus forte raison des fragments plats, anguleux, comme il en résulte fréquemment de la comminution des pierres, peuvent ne pas l'être, et rester dans la vessie. L'extraction immédiate au moyen du *percuteur à cuillers* est donc, sous ce rapport, d'une très-grande importance, quoique les cas dont je parle soient des cas simples dans lesquels l'organe est en parfait état de santé.

Si, dans l'état naturel de la vessie, on observe que des gravelles qui, en raison de leur petitesse, peuvent franchir le canal avec facilité, restent cependant dans l'organe, combien plus souvent cela doit-il arriver dans le cas où cet organe ou ses annexes sont malades, déformés, tuméfiés, paralysés, etc. L'avantage de mon système d'extraction immédiate ressort d'autant plus, que les cas défavorables à la libre expulsion des fragments sont plus nombreux.

J'ai eu deux malades qui avaient des pierres pileuses, c'est-à-dire dans lesquelles se trouvait une collection de poils; ces poils étaient blonds. Chez l'un, ils étaient peu nombreux, mais ils avaient le caractère de cheveux plus prononcé que chez l'autre, ils étaient longs et très-cylindriques; chez l'autre, ils ressemblaient plus à de la bourre de soie, ils étaient courts, feutrés, et mêlés avec la pierre. Examinés au microscope, ils paraissaient parsemés de petits renflements alternant avec des parties très-grêles. Les pierres qui renfermaient ces poils étaient composées de phosphates mélangés.

Un malade avait au centre de sa pierre une matière pulpeuse, entourée d'une espèce de pellicule que je retirai presqu'en entier dans les cuillers de l'instrument. Cette pellicule était blanchâtre, assez tenace, et ressemblait pour la forme à l'enveloppe d'un pois. J'interrogeai avec insistance le malade, qui était un jeune homme, mais je ne pus obtenir de lui les renseignements que je désirais; cependant, je crois que s'il eût bien voulu dire ce qui en était, il aurait avoué s'être introduit dans l'urèthre ou un pois ou une très-petite féverole, car je ne crois pas, comme M. le docteur Civiale, que ces petits légumes soient avalés et passent de l'estomac dans la vessie; je crois encore moins que ce changement de lieu s'opère parce que ces végétaux se *plaisent* à parcourir le torrent de la circulation (1).

Dans le nombre des malades qui ont été opérés par le système de l'extraction, il se trouve trois médecins, M. Thomas, du Collége des chirurgiens, et MM. les docteurs Blik et Harding. Ces trois médecins comptent parmi les malades qui ont dû à *l'extraction immédiate* une guérison prompte, et qui s'est toujours maintenue depuis qu'ils ont été opérés.

---

(1) Les mémoires de la Société d'Édimbourg contiennent des exemples dans lesquels des aiguilles avalées auraient été trouvées dans la vessie; au rapport de Pouteau, des haricots blancs auraient aussi passé dans la poche urinaire, etc. *Si les faits rapportés sont exacts, ces corps suivent-ils le torrent de la circulation?* (*Nouvelles considérations sur la rétention d'urine*, p. 115, par M. le docteur Civiale.)

Il se trouve aussi parmi ces malades six qui ont été opérés publiquement : ce sont les nommés Newton, opéré à l'hôpital Saint-Georges ; Dunton, à l'hôpital de Westminster ; Hunt, âgé de quatre ans, à l'hôpital de l'Asile de Chelsea ; Beacon, à l'hôpital de Londres, et un grenadier à cheval, au grand hôpital militaire, à Saint-Pétersbourg.

Il est à remarquer que pas un des malades que j'ai soumis à la lithotripsie par extraction n'a été soumis à la taille après des essais infructueux. Cela prouve en faveur du mode opératoire, et aussi en faveur du soin que j'ai apporté à ne jamais m'engager à commencer une opération que je ne pouvais terminer (1).

Telles sont les quelques observations dont j'ai cru convenable d'accompagner mon mémoire sur l'*extraction immédiate* des pierres par les voies naturelles. Ce système a-t-il un avantage réel sur celui du brisement simple ? Je pense que oui, et je

---

(1) Il est un grand nombre de malades sur lesquels M. Civiale a essayé la lithotritie, et qui ont dû subir la taille, qui, pratiquée dans des circonstances défavorables, a eu un résultat funeste. Les livres de M. Leroy sont pleins de cas semblables. Cela prouve que ces messieurs ne sont pas sûrs de finir leur opération quand ils la commencent, et qu'ils croient qu'il est bon, en principe, d'*essayer* la lithotripsie. Cette doctrine n'est pas la mienne, et je crois que de savoir quand il faut pratiquer cette opération ou quand il faut s'abstenir, fait une grande partie de la science du chirurgien qui s'occupe de lithotripsie.

crois, de plus, que les avantages sont considérables. Si je me suis abstenu si longtemps d'émettre une opinion à ce sujet, quoique je me sentisse cependant le droit de me prononcer, c'est dans la crainte de donner à la lithotripsie une direction vicieuse. Maintenant que je vois la plupart des chirurgiens qui ont marché dans la voie que j'ai eu le bonheur d'ouvrir, en créant mon *percuteur courbe à marteau,* se rallier à l'extraction, je me détermine à introduire dans la science mon *percuteur à cuillers, qui extrait* les pierres, comme, il y a treize années, j'en fis autant à l'égard du *percuteur à dents, qui les brise.*

Ces deux instruments, déstinés à se prêter un mutuel secours, doivent, en raison de leur forme et de la manière de les mettre en usage, conserver tous deux leur nom générique de *percuteurs courbes à marteau.* J'insiste spécialement sur cette dénomination, car je les renie et je renie leurs mauvais effets du moment qu'ils ne sont pas mis en action avec le *marteau.* Sans cet agent de percussion *convenablement employé,* c'est-à-dire au moyen d'un *support* qui puisse aller saisir l'instrument chargé de la pierre ou des fragments, et se maintenir inébranlable pendant la percussion, je considère ces instruments comme plus dangereux qu'utiles lorsque la pierre est d'un certain volume. Ils n'ont véritablement une grande valeur que par la percussion opérée au moyen du marteau, car c'est le

marteau seul qui les rend expéditifs sur la pierre,
et c'est l'étau fixe qui empêche que leur usage cause
de la douleur pendant la percussion. J'ajoute que
c'est l'usage de mon *siége oscillant* qui sauve au
malade la douleur et la destruction des membranes
pendant l'action de prendre.

Quoiqu'en employant mon *percuteur à cuillers,*
j'aie obtenu de beaux succès, ce ne sont pas ces cas
heureux que je présente à l'Académie des sciences
pour appuyer mes prétentions à un nouveau prix
de chirurgie ; je ne les appuie que sur les faits
suivants : 1° au moyen de cet instrument à l'invention duquel j'ai des droits incontestables, j'ai
pu *extraire immédiatement,* par les voies naturelles,
des pierres entières ou des portions notables de
pierre, sans risque de blesser ou de distendre outre
mesure le canal ; 2° par des introductions successives de ces instruments extracteurs, je suis arrivé,
dans un grand nombre de cas, à extraire par l'u-
rèthre des pierres d'un certain volume, souvent en
moins de temps qu'on ne peut le faire par la taille ;
3° enfin, ce moyen assure plus que tout autre la
guérison radicale, par le seul fait qu'il appelle entre
les branches de l'instrument les derniers fragments
de pierre qui, tombant par leur propre poids dans
l'une des cuillers, rallie, comme auxiliaire, au
profit des calculeux, la loi immuable de la gravitation qui jamais ne fait faute.

Or, comme avant l'invention de mon *percuteur à*

cuillers, jamais de tels résultats n'avaient été obtenus, et que ces résultats sont évidemment de la plus grande importance dans l'intérêt des calculeux, je crois n'élever qu'une prétention juste et raisonnable en mettant cet *instrument et les moyens accessoires pour le mettre en usage,* au concours pour obtenir l'un des prix de l'Académie.

Je fais remarquer que, contrairement à tout ce qui a été fait jusqu'à présent, j'ai attendu pour concourir que mon *percuteur à cuillers* ne fût plus une simple spéculation étayée de quelques faits d'une importance douteuse, mais qui ont acquis une importance sanctionnée non pas seulement *par mon expérience propre,* mais par celle *des chirurgiens* qui se sont occupés le plus spécialement de la guérison des calculeux en opérant mécaniquement par les voies naturelles. J'appelle donc à l'appui de mes prétentions à un prix académique l'approbation de ces praticiens (1).

Maintenant la science doit-elle être satisfaite, et ce procédé d'*extraction immédiate* doit-il lui suffire ? Je pense que non. Bien que ce procédé soit incomparablement supérieur au procédé du *brise-*

---

(1) Sans doute que ces praticiens ont amoindri mon procédé en en diminuant l'efficacité et la sécurité par l'emploi de la pression ; mais puisque, malgré son efficacité diminuée, ce moyen est encore préféré par la pratique générale, cela prouve d'autant plus en faveur de mon système d'*extraction immédiate.*

ment simple, il n'est pas tel cependant qu'on ne puisse désirer mieux, et le moyen par lequel on pourra réduire *complétement* et *incessamment* en poudre une pierre vésicale devra être préféré, surtout si cette réduction en poudre est bien complète. Si, au contraire, elle est incomplète, et que conséquemment quelque portion de la pierre échappe à l'instrument, je suis fort indécis si je ne préfèrerais pas, *quand l'extraction pourra être obtenue immédiatement et complétement,* l'emploi de l'extraction, qui, portée à ses dernières limites de perfection, a quelque chose de satisfaisant que ne présente pas le système de la *pulvérisation immédiate.* Dans ce dernier système, la poudre fine ou grossière reste dans l'organe; dans le premier, souvent *tout* est extrait, et il y a là quelque chose de terminé, de fini, d'accompli qui plaît à l'homme exact. Cependant, encore une fois, si un système de pulvérisation *complète* se montre sur l'horizon de la science, surtout s'il s'y montre avec une simplicité d'instruments et de moyens que ne comporte pas l'emploi *parfait* du système de l'*extraction immédiate,* il a de grandes chances pour être préféré. Cependant, quels que soient les avantages que présentera un bon système de pulvérisation complète, il ne pourra détrôner le *percuteur à cuillers,* qui restera pour les cas nombreux et malheureux où la pierre n'est pas de nature pulvérisable, où elle s'attache aux parois des organes, où elle se reforme continuellement ; pour les cas aussi où des circonstances particulières qui tiennent à la forme intérieure de la vessie feront donner à un procédé la préférence sur l'autre. Pour bien exprimer ma pensée, il est certaines vessies à cavités ou à sinus où je n'aime pas déposer de la poudre même fine ; car les molécules de cette poudre rassemblée dans ces cavités peuvent adhérer entre elles au moyen du mucus, et devenir le germe de nouvelles pierres. L'*extraction immédiate et complète,* si je *pouvais la faire dans ces cas,* me plairait davantage. En un mot, lorsque, *sans trop fatiguer le malade,* j'aurai l'espoir d'extraire immédiatement la pierre, je préférerai le système de l'extraction immédiate à celui de la pulvérisation immédiate.

Je n'admettrais d'ailleurs un système de *pulvérisation immédiate et complète,* comme devant être préféré au système d'*extraction immédiate,* que dans le cas où le premier de ces systèmes serait exécuté sans manœuvres longues, douloureuses, et ne pouvant en aucune façon entraîner la lésion de l'organe, ni la fracture d'un instrument, ni sa déformation. Ces circonstances mènent à de trop graves conséquences pour qu'on risque de les rencontrer, même en accomplissant l'acte si désirable de pulvériser *immédiatement et complétement* une pierre vésicale.

J'ai l'espoir de jeter de la lumière sur cette ques-

tion importante dans la seconde partie de ce mémoire, quand je traiterai de la *pulvérisation immédiate et complète des pierres vésicales par les voies
naturelles.*

MÉMOIRES

SUR

LA LITHOTRIPSIE PAR PERCUSSION,

ET SUR L'INSTRUMENT APPELÉ

PERCUTEUR COURBE A MARTEAU,

qui permet de mettre en usage ce nouveau système de pulvérisation
des pierres vésicales ;

LE TOUT APPUYÉ DE NOMBREUX EXEMPLES DE GUÉRISONS BIEN AUTHENTIQUES.

Présentés à l'Académie des sciences en 1832 et 1833.

Travail qui a obtenu le grand prix de chirurgie de 1833.

———o———

A MM. les Membres de l'Académie des sciences.

MESSIEURS,

Les commissaires que vous avez chargés d'examiner les comptes rendus par M. le docteur Civiale vous ont démontré que la *lithotripsie,* ou la pulvérisation des pierres vésicales, telle qu'elle commença à être mise en usage par le procédé appelé *lithotritie,* était tellement vicieuse que ses résultats la mettaient évidemment au-dessous de la taille (1). Cet instrument, que l'on dit être ce qu'il y a de plus effectif parmi les instruments disposés pour pulvériser les pierres vésicales (2), est donc insuffisant. J'ai essayé d'en construire un qui ne présentât plus cette lenteur d'action pour prendre et pour pulvériser que l'on observait dans celui-là et dans les autres, et cette circonscription bornée de pouvoir qui restreignait la *lithotripsie* à un nombre limité de cas favorables, qui quelquefois même n'étaient pas terminés par la guérison (3).

Je vous présente, messieurs, ce nouveau système de pulvérisation des pierres·vésicales, que des faits déjà nombreux, et dont j'ai fait constater l'authen-

---

(1) Comme avant d'entreprendre de prouver l'utilité d'un nouveau procédé opératoire, il est logique de prouver que celui qui était mis en usage est vicieux, je prie ceux qui me liront de commencer par prendre connaissance des preuves que je donne de l'insuffisance du *perce-pierre* (lithotriteur) avec lequel on met en usage le procédé appelé *lithotritie*. Ces preuves, que je tire spécialement des rapports faits à l'Institut par M. le baron Larrey en 1831, et par M. Double en 1833, sur des rendus de compte de M. le docteur Civiale, se trouvent à la fin de ces mémoires.

(2) Je ne parle pas ici de mon *brise-coque* et de mon *appareil évideur à forceps*, parce que ces instruments ont été construits pour des cas exceptionnels.

(3) Voyez, à la fin de ces mémoires, le rapport de M. Double sur le compte rendu de M. Civiale: sur 53 malades, ce chirurgien en a choisi 43; conséquemment, il en a éliminé 10. Eh bien, sur 43 choisis, il n'y en a que 27 guéris, il y en a 10 qui sont morts, et 6 qui restent

ticité (1), comme vous l'avez désiré, ont déjà placé dans un rang élevé parmi les combinaisons mécaniques appliquées à la lithotripsie. En effet, sur 38 malades, j'en ai guéri 37.

Cet instrument et le système qu'il représente sont le fruit de dix années d'un travail non interrompu et de nombreux sacrifices; j'ai cherché à prouver par les faits et par les raisonnements qu'il resterait peut-être l'expression la plus avantageuse du pouvoir de la mécanique appliquée à la pulvérisation des pierres vésicales. Vous jugerez si je me suis abusé. Quand vous considérerez l'excessive simplicité de mon *percuteur,* vous direz qu'il en a été pour la lithotripsie comme pour toute autre chose, c'est-à-dire que pour arriver au simple, il a fallu péniblement passer par le composé. Comme ce qu'il y a de plus simple est plus facilement apprécié, j'espère que votre prévision seule suffira pour vous faire conclure que j'ai résolu le problème de *lithotripsie* que vous avez posé il y a sept années, c'est-à-dire que j'ai enfin trouvé le moyen de pulvériser les pierres vésicales le plus prompt, le moins dangereux, le plus généralement applicable,

---

calculeux. L'opération telle que la pratique M. Civiale est donc moins favorable que la taille.

(1) J'ai déposé, le 22 juillet, entre les mains de M. le président de l'Académie des sciences, toutes les pièces qui prouvent cette authenticité.

le moins compliqué, et conséquemment le plus susceptible de faire rentrer la *lithotripsie* dans le domaine général de la chirurgie.

J'ai l'honneur d'être, etc.

Baron HEURTELOUP,
18, Holles street, Cavendish square, Londres.

Ce 23 juillet 1833.

PREMIER MÉMOIRE

SUR LA DESTRUCTION DES PIERRES VÉSICALES PAR LE SYSTÈME
DE LA PERCUSSION.

Mars 1832.

L'art de guérir les personnes malades de la pierre
peut en même temps être regardé comme un art
nouveau, si on considère l'époque de sa naissance,
et comme un art déjà ancien, si on considère les
travaux et la succession des pensées qui, en si peu
de temps, sont venus lui faire parcourir toutes ou
à peu près toutes ses révolutions.

Assez heureux pour avoir essayé avec succès de
fournir une grande partie des matériaux avec lesquels a été construit l'édifice déjà assez solide de
cet art nouveau, je viens encore déposer dans les
archives de l'Institut un travail qui, je l'espère, sera
la preuve que la persévérance fait quelquefois arriver à des résultats auxquels on est loin de s'attendre
lorsqu'on est encore sous l'influence des idées préconçues et des préjugés.

En effet, à peine si on est revenu de la surprise
que causa la possibilité d'user avec patience une
pierre dans la vessie humaine, que je viens dire et
prouver qu'on peut soumettre, dans l'intérieur de cet
organe, une pierre à l'action vive et puissante d'un
lourd et vulgaire marteau.

Une telle idée peut paraître, aujourd'hui encore, éloignée du raisonnable et du possible ; mais il y a cinq ans, elle eût paru celle d'un rêveur, et cependant, c'est cette idée qui fût venue la première, si l'on ne s'en fût laissé imposer par la délicatesse de l'œuvre que le chirurgien était appelé à exécuter, et si l'on eût suivi les idées communes. C'est ce que je vais démontrer, à l'aide de quelques propositions à la sécheresse desquelles on pardonnera, sans doute, en faveur de la clarté et de la précision avec lesquelles je désire les présenter.

La lithotripsie est l'art de broyer les pierres vésicales dans la vessie humaine, afin que la poudre et les fragments qui résultent de cette action soient expulsés avec les urines, ou que leur sortie soit provoquée par des moyens artificiels (1).

On sent que plus il résulterait de poudre de cette action de broyer, et moins il résulterait de fragments, plus tôt et plus facilement le malade serait guéri, car la poudre serait évacuée avec une plus grande facilité. On a cherché les moyens d'arriver mécaniquement à réduire les pierres *incessamment et entièrement en poudre ;* mais les essais qui ont été faits dans ce but ont bientôt prouvé que ce problème

---

(1) C'est l'ensemble de ces moyens artificiels que j'ai appelé la *lithocenose,* qui veut dire évacuation de la pierre ($\lambda i\theta o\varsigma$, pierre, $\kappa \acute{\epsilon}\nu\omega\sigma\iota\varsigma$, évacuation). Cette *lithocenose* se divise en *lithocenose* vésicale et *lithocenose* uréthrale.

était si difficile à résoudre que cela équivalait à l'impossible (1).

Il a donc fallu abandonner ce système de pulvérisation complète pour avoir recours à un autre, qui consiste à arriver par des ruptures successives à la pulvérisation des derniers fragments. Or, pour opérer ces ruptures successives, il y a, en suivant les idées communes, trois moyens.

Le premier, le plus simple et le plus rapide, est de mettre la pierre sur un plan immobile, de rapprocher d'elle avec vivacité un plan mobile ; en un mot, pour parler le langage vulgaire, c'est de mettre

---

(1) Meyrieux est le premier qui ait tenté de faire un instrument pour réduire les pierres incessamment et entièrement en poudre, mais sans succès. M. le docteur Tanchou dit avoir perfectionné son travail, mais aucune guérison authentique ne prouve qu'il ait mieux réussi.

Meyrieux voulait user la pierre d'avant en arrière. M. Vidal vint après, et tenta de l'user de la circonférence au centre ; mais il ne réussit pas davantage.

Enfin, M. Amussat vient de faire construire un fort joli instrument avec lequel je lui ai vu pulvériser des pierres ; mais ces pierres étaient factices, petites, arrondies, et d'un grain convenable au jeu de l'instrument. Comme une pierre véritable, surtout un peu volumineuse (1 pouce de diamètre par exemple), ne se prêterait pas à l'action de l'instrument de M. Amussat, ce problème n'est pas plus résolu par cet ingénieux chirurgien que par ceux qui l'ont précédé.

1846. Ce problème, dont la solution me paraissait presque impossible en 1833, est résolu.

la pierre sur une table et la broyer à coups de marteau.

Le second en rapidité et en simplicité est de mettre la pierre entre deux plans, de rapprocher progressivement ces deux plans pour la comprimer; en un mot, et pour parler le langage vulgaire, c'est l'écraser.

Enfin, le troisième moyen, qui est le plus lent, est l'*usure progressive*, qui consiste à soumettre la pierre à l'action d'instruments qui, par un mécanisme lent, mais successif, en enlèvent peu à peu la substance.

Or, toute personne appelée à résoudre le problème d'opérer la pulvérisation d'une pierre en dehors de l'organe, et qui suivra les idées communes, préférera d'abord la percussion, ensuite l'écrasement, et n'aura recours à l'usure progressive qu'en dernier lieu. C'est ce qu'aurait dû faire le chirurgien; mais c'est ce qu'il ne fit pas, car il fut détourné de cette ligne droite par une série de pensées dont la source était dans les préjugés qui le dominaient.

En effet, la nature ayant posé des bornes au volume des instruments qu'il pouvait construire, il ne dut pas d'abord supposer que l'on pût procéder à la destruction des pierres vésicales en les attaquant, pour ainsi dire, à force ouverte, et que l'on pût développer dans un agent d'un si petit volume une force de résistance suffisante pour que l'on pût lui appliquer les systèmes rapides de la *percussion* et de l'*écrasement*. Non-seulement pour lui la chose eût paru impossible s'il y eût pensé, mais elle était trop loin de ce qui se faisait ordinairement pour y songer.

Joindre d'ailleurs à cette force la prestesse et la délicatesse nécessaires pour prendre dans la vessie les pierres avec facilité et douceur devait lui paraître presque chimérique, puisque les mots force et légèreté se contre-indiquent, attendu que le premier présente à l'imagination beaucoup de matière employée à la construction de l'instrument, et que le mot légèreté donne naissance à une idée tout opposée.

Ne pouvant donc marier ces deux propriétés dans les instruments qu'il voulut construire, le chirurgien dut faire un raisonnement qui devait le conduire à avoir recours au système le plus lent, celui de l'*usure progressive.*

En effet, partant de cette idée, ou plutôt de ce sentiment instinctif, que la force ne devait pas être un élément dans l'acte de pulvériser les pierres dans la vessie, et étant conséquemment conduit à cette autre idée, qu'il ne pouvait déployer contre elles que le lent système de l'*usure progressive*, il arriva naturellement à cette conclusion que, pour mettre ce dernier système en usage, *il fallait un instrument qui tînt la pierre et un instrument qui l'usât.*

Or, dès qu'il eut construit ses appareils sur cette

donnée, si d'abord il avait été éloigné de recourir à la force brute pour pulvériser les pierres, sa répugnance pour l'employer dut s'accroître après avoir établi ses constructions sur ce principe : en effet, il exclut toute idée de force, car plus il y a de pièces différentes dans un tube d'un volume donné, moins ces pièces sont puissantes.

Lancé dans une fausse voie, il dut persister à la suivre jusqu'à ce que l'expérience vînt l'en faire sortir.

En effet, elle lui apprit bientôt qu'il pouvait se dispenser d'avoir recours à l'*usure progressive*, même lorsqu'il se servait des instruments qui sont destinés à mettre ce système en usage. Avec la fraise d'un *perce-pierre*, il écrasa des fragments de pierre et des petites pierres contre les crochets de sa pince ; avec des instruments qui devaient perforer ou évider des pierres, il les percuta et les rompit quelquefois. Ces faits, que la pratique multiplia bientôt, le conduisirent à s'apercevoir que la force n'était pas un mauvais élément, puisque le diamètre des instruments pouvait en permettre le développement, et du système lent de l'*usure progressive* il passa insensiblement au système plus expéditif de l'*écrasement* (1), auquel il n'avait pensé

----

(1) Le premier instrument avec lequel le système d'*écrasement* fut mis en usage avec succès sur les malades fut le *brise-coque*, que je construisis pour écraser les *coques* de pierres que je parve-

jusque-là qu'avec la crainte de n'en pas résoudre le problème.

Dès lors ce système donna aux agents *lithotripti-ques* ce caractère particulier et bien remarquable que l'action de prendre et de détruire fût confiée aux mêmes pièces, qui seules dans le tube purent revêtir ce caractère de puissance que l'instrument était dès lors appelé à développer (1).

Outre cela, une invention nouvelle vint lui fournir de nouveaux secours. Il avait renoncé à se servir de la main d'un aide pendant qu'il pulvérisait la pierre, et il avait remplacé cet impuissant et mobile appui par un support inébranlable, dans lequel il pouvait trouver les éléments nouveaux d'une immobilité favorable au jeu de ses agents et d'une force qu'il pouvait dépenser sans ébranlement, et conséquemment tout entière, contre le corps à détruire (2).

Il avait aussi trouvé le moyen de donner au chi-

---

nais à faire avec mon *appareil évideur à forceps*, appareil avec lequel j'évide les pierres volumineuses sphériques. J'inventai le *brise-coque* dans l'année 1827.

(1) 1846. J'appelle sur toutes ces réflexions l'attention des jeunes chirurgiens qui veulent s'occuper de lithotripsie et en perfectionner les moyens. En en pesant bien les termes et la portée, ils éviteront des travaux et des essais qui, bien que dignes d'éloges, seront sans résultat, et conséquemment les mèneront à la perte de leur temps et de leur argent.

(2) Le support ou point fixe, que j'ai inventé en 1824.

rurgien une position assez favorable pour qu'elle fût en harmonie avec l'importance de l'acte qu'il devait exécuter, et de placer le malade de manière que tous ses membres demeurassent dans la demi-flexion et que son bassin pût être facilement relevé (1).

Ce fut après cette succession d'idées, qui donnèrent lieu à des expériences nombreuses, que le chirurgien arriva enfin à concevoir que la pulvérisation par le *marteau*, bien que présentant à l'imagination une manière de faire assez difficilement applicable à l'action délicate d'opérer dans l'intérieur de la vessie, était cependant possible, et ce fut après avoir suivi un long circuit qu'il arriva à mettre en usage l'expéditif système de la percussion, auquel l'homme qui eût été tout à fait hors de l'influence des idées préconçues eût eu peut-être directement recours.

C'est après avoir parcouru cette route circulaire, dans laquelle j'ignore si j'ai été suivi ; c'est après avoir donné à l'*usure progressive* le plus rapide de ses procédés, qui est celui de l'*excavation*, que j'exécute au moyen de l'appareil d'instruments que j'ai nommé *appareil évideur à forceps* (2) ; c'est après avoir donné au système de l'*écrasement* un moyen

---

(1) J'obtiens cette position du malade et du chirurgien au moyen de mon *lit rectangle*, que j'ai inventé en 1824.

(2) Voir mon Traité (édition anglaise), page 198 et planche II.—Cet

digne de le représenter, sous le nom de *brise-coque* (1); c'est après avoir donné la possibilité de changer à volonté la position du malade, et avoir rendu cette position commode pour l'opéré et l'opérateur, au moyen de mon *lit rectangle;* c'est après avoir pensé à maintenir les instruments d'une manière fixe et invariable pendant que le broiement s'exécute, et avoir résolu ce problème en créant mon *support fixe* (2); c'est après avoir eu la satisfaction de voir toutes mes combinaisons honorées à plusieurs reprises de la haute sanction de l'Institut, et illustrées par de nombreux cas de guérisons, que je viens enfin, instruit par des erreurs et des succès, offrir un agent nouveau qui représente dignement le rapide *système de la percussion.*

Cet agent est l'instrument auquel j'ai donné le nom de *percuteur courbe à marteau*, 1° parce qu'il brise les pierres par la percussion; 2° parce qu'il présente une courbure, ce qui lui donne un caractère particulier autre que celui présenté par les instruments utilisés jusqu'à présent, et enfin 3° parce

---

instrument me sert encore à évider les pierres sphériques volumineuses avant de les percuter.

(1) Voir mon Traité (édition anglaise), page 235 et planche III. — Cet instrument me sert à écraser les fragments dans quelques vessies spacieuses; dans ce cas, il est plus expéditif que le *percuteur.* 1846. Plus à présent.

(2) Voir mon Traité (édition anglaise), page 294, planche V. — Il est dessiné aussi sur la planche de cet ouvrage.

que la force que j'emploie est celle que me fournit un marteau.

Cet instrument est en acier (voyez la planche), il a 14 pouces dans sa longueur totale, et on distingue dans sa composition la partie qui, pendant l'opération, entre dans l'urèthre et dans la vessie, et la partie qui est extérieure. La partie *extra-vésicale* ressemble à une grosse sonde qui serait droite dans 8 pouces de sa longueur, et dont l'extrémité serait courbée suivant le quart d'un cercle d'un pouce à un pouce et demi de rayon. Cette partie courbée se sépare en deux portions par une coupe qui croise à angle droit l'axe de la partie droite de la sonde. Cette partie droite de la sonde est composée de trois pièces, deux latérales et une intérieure. Les deux latérales se continuent avec la portion la plus externe de la courbure; l'intérieure se continue au contraire avec la portion la plus interne de cette courbure (1).

Or, comme ces deux portions externes sont fixées dans une pièce carrée d'acier qui forme l'*armure* (2) de l'instrument, et que la partie interne qui correspond à la courbure interne est tout à fait libre,

______

(1) 1846. Les deux pièces latérales qui constituaient la branche femelle sont maintenant remplacées par une seule pièce à rainure dans laquelle glisse la branche mâle.

(2) J'appelle armure la partie carrée de l'instrument qui s'ajuste dans le *point fixe.*

il en résulte que cette pièce interne et la portion de courbure qui lui correspond sont mobiles, et que conséquemment on peut à volonté éloigner l'une de l'autre ces deux portions de courbure et les rapprocher. Or, c'est dans la possibilité d'éloigner ou de rapprocher ces deux pièces que réside dans l'instrument la *faculté de prendre*.

Quant à la *faculté de pulvériser,* elle est due à l'action d'un marteau, avec lequel, lorsque la pierre est prise entre les deux segments de courbure dont l'un est immobile et l'autre est mobile, on peut rapprocher ces deux segments par la *percussion*, et conséquemment communiquer à la pierre l'action vive et éminemment pulvérisante du marteau. On conçoit que, par ce moyen, je réalise dans la vessie ce que l'on opère avec le même agent sur un plan solide et résistant. En effet, l'instrument présente, lorsqu'il est mis en usage, un plan fixe sur lequel repose la pierre, et un plan mobile qui a une action absolument semblable au marteau mis en œuvre comme on le fait ordinairement, puisqu'il est une loi physique qui veut que tout choc que l'on imprime à l'extrémité d'une tige métallique solide et droite se transmette sans perte à un corps placé à l'autre extrémité.

J'exécute d'ailleurs cette percussion en plaçant l'*armure* de l'instrument dans mon *point fixe*, que je rends instantanément inébranlable au moyen d'une pièce d'acier que j'ai nommée le *coin* (voyez la planche) d'après sa forme et son usage, et qui, placé entre le *point fixe* et la lèvre supérieure de la mortaise de mon *lit rectangle,* fait que la percussion la plus forte peut être exercée sur la partie externe de l'instrument sans que la partie qui est dans la vessie éprouve la moindre vibration.

Avec cet instrument, une pierre vésicale, quelque dure qu'elle soit, est réduite en fragments aussitôt qu'elle est prise, car elle obéit dans l'intérieur de la vessie au marteau, comme elle y obéit dans toute autre occasion ; il est si puissant d'ailleurs, tant sous le rapport de sa *faculté de détruire,* que sous celui de sa *faculté de prendre,* que la dureté ou le volume des pierres ne fournit que peu de chances contre le succès de l'opération.

Ces deux propriétés de prendre et de détruire étant déployées dans l'instrument avec la plus grande expression de simplicité possible, il en résulte qu'à la pulvérisation rapide des pierres, il s'ajoute naturellement une grande économie de temps et une grande économie de mouvements, deux conditions sans lesquelles l'expérience prouve que le broiement est tout aussi dangereux et plus pénible que la taille, et n'est conséquemment pas une acquisition en faveur de l'humanité.

Quelques faits et quelques conséquences déduites de ces faits compléteront, je pense, l'idée qu'on doit se faire de cette importante et nouvelle manière de guérir les calculeux.

1re OBSERVATION. — M. Kikeley, de Liverpool, âgé de soixante-huit ans, éprouvant les douleurs que cause la pierre depuis trois années, s'adressa à M. Brodie, qui me le recommanda. Pensant qu'il y avait dans la vessie de ce malade un calcul d'un petit volume, je crus devoir employer l'instrument de MM. Leroy et Civiale, que j'introduisis, mais avec lequel je ne pus saisir la pierre. Une masse charnue se présentait entre les branches des pinces que je ne pouvais fermer sans saisir ce corps mou, que je reconnaissais ensuite avec le foret de l'instrument. Jugeant, après deux tentatives, que l'emploi du *perce-pierre* était accompagné du danger d'arracher ou de perforer cette partie d'organe, qui me parut être causée ou par une masse fibreuse résultat d'une fistule rectale, dont l'ouverture externe venait s'ouvrir près de l'anus, ou par le développement du troisième lobe de la prostate, j'employai le *percuteur à marteau*, avec lequel, en quatre applications de trois minutes à peu près, je fis sortir 3 à 4 gros d'une pierre dont le noyau était formé d'acide urique, et dont l'extérieur était composé de phosphates mélangés.

2e OBS. — M. Rogers, âgé de soixante-quatre ans, avait la pierre depuis un an. Il vint à Londres : je le sondai conjointement avec M. Green, auquel il s'adressa d'abord, et je trouvai une pierre de 16 à 18 lignes de diamètre, ovale, aplatie et mobile dans l'organe. En quatre applications de trois à quatre minutes du *percuteur courbe*, cette pierre fut détruite.

3e OBS. — M. J., de Londres, âgé de quarante-huit ans, avait la pierre depuis quatre années, ou du moins il en ressentait les symptômes depuis ce temps. Le cathétérisme m'ayant fait reconnaître deux pierres ovalaires de 14 à 16 lignes de diamètre, d'acide urique, lisses, j'employai le *percuteur courbe*, avec lequel je les détruisis en six applications de trois à quatre minutes.

4ᵉ obs. — M. Gee, âgé de soixante-huit ans, ayant la pierre depuis huit ou dix années, s'adressa à un chirurgien de Londres, qui tenta de lui pratiquer la *lithotritie* avec le *perce-pierre* de MM. Leroy et Civiale, mais la pierre ne fut pas prise par l'instrument. Le malade, fatigué par ces essais infructueux, vint me trouver. J'attendis un mois à peu près pour que l'organe se rétablît, et pour qu'un catarrhe considérable diminuât, et j'appliquai le *percuteur courbe*. En six applications de trois à quatre minutes, une pierre lisse, ovalaire, d'acide urique, et de 20 lignes à peu près de diamètre, fut pulvérisée et rendue avec les urines.

5ᵉ obs. — M. Olliver, de Little-Hampton, âgé de soixante-trois ans, ressentait les symptômes de la pierre depuis quatre années. Je fus appelé auprès de lui par MM. Candy et Dodd, ses chirurgiens. Ce malade avait une pierre lisse, ovalaire, d'acide urique, de 20 à 24 lignes de diamètre à peu près. En sept applications du *percuteur* et deux applications du *brise-coque*, ce malade fut guéri.

6ᵉ obs. — M. Goodwin, de Londres, âgé de soixante-six ans, avait eu la pierre trois ans avant qu'il vînt me consulter. Il fut taillé par M. Brodie, qui le guérit. Un an après que la taille avait été pratiquée, il ressentit de nouveaux symptômes de pierre, et voulut se soumettre à la lithotripsie. Il appela un chirurgien de Londres qui s'occupe de *lithotritie*. Le *perce-pierre* de MM. Leroy et Civiale fut introduit, mais sans succès; malgré deux tentatives pendant chacune desquelles l'instrument resta trois quarts d'heure dans la vessie, la pierre ne fut ni prise, ni attaquée. M. Goodwin me consulta, et en quatre applications du *percuteur* il fut guéri devant M. Brodie, qui me l'avait recommandé.

7ᵉ obs. — M. Wells, âgé de quarante-huit ans, demeurant à soixante milles de Londres, et atteint de la pierre depuis quatre années à peu près, vint me trouver. Le cathétérisme m'indiqua une grande pierre ovalaire de 20 à 24 lignes de diamètre. Malgré un catarrhe considérable, je procédai à l'opération, et en cinq applications du *percuteur* et une du *brise-coque*, le malade fut débarrassé de sa pierre.

8**e** OBS. — Enfin, M. Fitz-Gerald, président du collége de Carlow, âgé de soixante-deux ans, ressentait les douleurs de la pierre depuis six années, lorsqu'il consulta M. Crampton, de Dublin, chirurgien général d'Irlande, qui me l'envoya. Je pratiquai le cathétérisme, et je reconnus une pierre énorme, bien que cependant assez mobile; cette pierre me parut ovale, très-allongée, placée dans la vessie transversalement. La sensibilité était excessive. En sept applications du *percuteur courbe,* cette pierre fut pulvérisée, et le malade fut complétement guéri.

Ces guérisons ont été obtenues devant sir Astley Cooper, sir Anthony Carlisle, et MM. Brodie, Copeland, Law, Ahston Key, Hutchinson, North, Green, White, Hamilton, Vincent, Hume, Travers, Samuel Cooper, etc. etc., tous chirurgiens des hôpitaux et membres des principales académies de Londres.

Une heureuse circonstance me permit de rendre M. Magendie témoin de l'application de cet instrument.

Tels sont les faits qui peuvent, dès à présent, faire prendre à mon *percuteur courbe* son rang dans la science.

Si on consulte ces faits dans leurs détails, si on

examine attentivement ce nouvel instrument, et si on le soumet à des épreuves, on arrivera, je pense, aux conclusions suivantes :

1° La lithotripsie, sous le rapport du système mis en usage, a fait un grand pas vers sa perfection, puisque j'ai démontré, par le fait, que le système le plus rapide pour pulvériser les pierres est applicable dans la vessie d'un malade.

2° La lithotripsie ne doit plus compter les grandes pierres plates et ovalaires parmi les cas absolument réfractaires, puisque la démonstration et le fait chirurgical lui-même prouvent que ces grandes pierres peuvent être prises et pulvérisées dans l'organe avec rapidité et facilité, au moyen du *percuteur courbe*. En effet, je présente à l'Académie les fragments de pierre recueillis dans le cas de M. Wells, fragments qui remplissent une boîte ronde de 21 lignes de diamètre et de 11 lignes de hauteur. Voici également un plâtre représentant approximativement la pierre de M. Fitz-Gerald. J'ai formé cette pierre en mesurant les fragments obtenus dans un cylindre de fer-blanc, et en façonnant un cylindre de cire du même diamètre que l'intérieur du cylindre de fer-blanc en pierre ovalaire; connaissant au moyen de mon instrument le petit diamètre de la pierre, il m'a été facile d'en établir la forme approximative. Cette pierre ovalaire, qui est d'un volume très-considérable, a dans sa petite circonférence 4 pouces et demi, dans sa moyenne circonférence, **7** pouces, et dans sa grande circonférence, **7** pouces 5 lignes.

Si l'on considère que dans ce cas j'ai appliqué seulement sept fois l'instrument, et que chaque application n'a pas duré plus de quatre à cinq minutes, on conclura que le total du temps employé a été de vingt-huit à trente-cinq minutes. Or, certaines opérations de taille, dans le cas de pierres volumineuses, ont duré plus longtemps.

3° La lithotripsie n'exige plus des séances prolongées, puisque, dans tous les cas où j'ai employé mon *percuteur courbe,* les séances ont duré de trois à cinq minutes, ce qui permet d'établir qu'en général les applications durent quatre minutes. Il suffit d'ailleurs d'examiner l'instrument pour s'apercevoir qu'il ne peut en être autrement, puisque, sous le rapport de l'action de prendre, on l'ouvre et on le ferme soixante fois dans une minute sans se presser, et que, sous le rapport de la pulvérisation, cette action a toute l'instantanéité d'un coup de marteau.

4° La lithotripsie ne compte plus maintenant parmi les cas réfractaires ceux où l'instrument droit ne peut entrer, puisque le *percuteur à marteau* est courbe.

5° La lithotripsie ne demande plus, même dans les cas de pierres volumineuses, des applications trop fréquentes, puisque les faits que je présente prouvent que des pierres volumineuses ont été pulvérisées dans 5, 6, **7** et **8** applications, et que la démonstration prouverait que cela est possible et facile.

6° La lithotripsie peut être appliquée avec succès dans les cas de maladies de la vessie, puisque MM. Rogers, Goodwin, Gee et Wells avaient des catarrhes considérables.

7° La lithotripsie étant devenue une opération plus prompte, qui demande des opérations moins fréquentes des instruments, qui n'exige plus des manœuvres longues et douloureuses, elle sera plus rarement suivie de ces maladies de la vessie qui suivaient la pulvérisation de la pierre exécutée par des moyens trop lents ou défectueux sous d'autres rapports.

8° La lithotripsie ne compte plus parmi les cas réfractaires ceux où la pierre ne se trouve pas dans l'axe d'un instrument droit, puisque dans les cas de M. Kikeley et de M. Goodwin, quoique la pierre fût petite, l'opération avec le *perce-pierre* n'avait pas réussi, parce que les calculs se trouvaient dans les parties latérales de la vessie et ne se plaçaient jamais dans le milieu de l'organe, seule place où le *perce-pierre* peut prendre.

9° La lithotripsie peut être suivie de succès au moyen du *perculeur courbe* dans le cas de développement du lobe moyen de la prostate, puisqu'on a vu que, dans le cas de M. Kikeley, l'opération, qui n'avait pas été possible au moyen du *perce-pierre*, attendu que cet instrument prenait l'excroissance charnue au lieu de prendre la pierre, a été exécutée avec le *percuteur*.

10° Le *percuteur courbe* peut, dans le cas de pierres moyennes et petites, être appliqué avec succès quand le *perce-pierre* échoue, puisque sur les huit cas présentés, il en est deux que d'autres chirurgiens essayèrent vainement de guérir avec ce dernier instrument, et un dans lequel j'échouai moi-même.

11° La contraction considérable de la vessie autour de la pierre n'est plus une contre-indication absolue au broiement, puisque le *percuteur courbe* jouit de deux propriétés qui sont de nature à surmonter les difficultés qui naissent de cette disposition. En effet, 1° il distend l'organe sans le blesser, 2° et il exige très-peu de place pour se développer.

12° La lithotripsie ne sera plus rendue impossible par l'extrême petitesse de quelques vessies épaisses, puisque le *percuteur* est susceptible de s'ouvrir très-peu comme beaucoup, et nonobstant cela, être toujours convenablement disposé pour prendre les pierres.

13° La lithotripsie sera beaucoup moins pénible sous le rapport de l'expulsion des fragments, puisque l'expérience prouve que les fragments qui résultent de l'action du *percuteur courbe* affectent une forme beaucoup plus avantageuse à leur sortie, et qu'ils sont d'ailleurs généralement fort petits.

14° Enfin, les faits que je présente prouvent que

la percussion s'exécute dans l'intérieur de la vessie sans aucun danger, puisqu'il est constaté que, pendant l'action du marteau, le malade n'éprouve absolument aucune sensation pénible. En effet, la démonstration prouve que l'instrument, tenu immobile et inébranlable au moyen du *point fixe,* ne communique à la main appuyée contre l'instrument aucune vibration.

Telles sont les conclusions principales auxquelles donnent lieu mon nouvel instrument et le nouveau système qu'il représente. Peut-être sont-elles d'une importance assez grande pour que ce travail fixe l'attention de l'Académie et provoque l'intérêt qu'elle a promis à l'auteur d'un moyen lithotriptique *entièrement neuf.* Or, je crois être autorisé à penser que celui que je propose n'a aucune analogie avec ceux qui ont été imaginés jusqu'à présent, qu'il ouvre à la science une route nouvelle, et qu'il est éminemment progressif, puisqu'il rallie à la lithotripsie les cas nombreux qui, avant l'invention du *percuteur,* étaient réfractaires au broiement, et qu'il double au moins les chances heureuses des malades placés dans les conditions qu'on regarde comme favorables à l'application de cette méthode.

DEUXIÈME MÉMOIRE

SUR LA DESTRUCTION DES PIERRES VÉSICALES PAR LE SYSTÈME
DE LA PERCUSSION.

———

Septembre 1832.

MESSIEURS,

Depuis le premier mémoire que j'ai eu l'honneur de présenter à l'Académie sur mon nouveau système de lithotripsie, beaucoup d'objections ont été faites à ce système. En effet, soumettre dans la vessie humaine une pierre dure et quelquefois volumineuse à la percussion d'un marteau, est un sujet assez neuf et assez inattendu pour que même les esprits raisonnables n'accueillent pas avec légèreté une manière d'opérer si opposée à ce qui a déjà été fait en lithotripsie, et si loin surtout de ce que l'on supposait possible.

Cependant, depuis ce premier mémoire, l'expérience est venue apporter de nouvelles preuves à l'appui de ce système, et ce sont ces preuves nouvelles que je viens ajouter à celles que j'ai déjà présentées à l'Académie.

Quoique des guérisons telles que je les présente, c'est-à-dire aussi bien constatées, doivent être d'un grand poids aux yeux de l'Académie, je ne veux pas cependant me retrancher derrière le fait pour prouver le peu de fondement de ces objections. Je crois devoir, au contraire, les combattre et les détruire avec soin, afin que mon nouveau système de lithotripsie ne reste pas exposé à leur influence, et qu'il paraisse aux yeux des chirurgiens entouré de tous ses avantages. Répondre d'ailleurs à toutes ces objections m'obligera à quelques développements qu'il ne m'a pas été permis de comprendre dans mon premier mémoire, qui n'avait pour objet que de faire connaître simplement que la percussion était applicable aux malades atteints de la pierre.

Je commence par exposer les nouveaux faits que je puis apporter à l'appui de ce système; car, précédant les raisonnements, ils ajouteront à l'importance des déductions logiques tout le poids d'une chose démontrée par l'expérience.

9ᵉ OBS. — M. Brame, sous-shérif à Ipswich, atteint de gravelle depuis treize années, éprouva en 1826 une attaque de néphrite aiguë, qui fut suivie de l'évacuation par l'urèthre d'un grand nombre de gravelles; mais toutes les gravelles qui descendaient des reins ne furent pas évacuées, car le malade ressentit depuis lors tous les symptômes qui caractérisent la présence de la pierre dans la vessie.

M. Brame resta dans cet état jusqu'au mois de mai 1832, époque à laquelle il se décida à venir à Londres pour consulter M. Brodie, qui, ayant reconnu la présence d'une pierre, me fit l'honneur de me recommander ce malade.

Le cathétérisme méthodique me fit reconnaître une sensibilité extrême des organes urinaires, un canal d'une largeur modérée, mais étroit à son ouverture extérieure et très-contractile; la vessie assez grande, mais le bas-fond très-rétréci, surtout dans le moment de la contraction; la pierre, du volume d'une grosse noix, était mobile, aplatie et lisse.

En cinq applications du *percuteur,* cette pierre fut réduite en poudre et en morceaux assez petits pour être évacués avec facilité avec les urines.

M. Brodie et sir David Barri assistèrent aux opérations pratiquées sur M. Brame.

10e OBS. — M. Matthie, âgé de soixante-trois ans, attaché à la compagnie des Indes orientales, après avoir senti pendant douze ans des douleurs aux reins qui dégénérèrent quelquefois en néphrite aiguë, et éprouvé les symptômes de la pierre, s'apercevant que ces symptômes augmentaient, consulta M. Green, chirurgien de l'hôpital Saint-Thomas, qui, sans sonder ce malade, lui dit qu'il y avait une pierre dans sa vessie et voulut bien me l'adresser.

Le cathétérisme méthodique me fit reconnaître un urèthre étroit, surtout dans toute la partie antérieure, une vessie d'une sensibilité modérée et assez dilatable. La pierre était volumineuse; elle était ovalaire, d'un pouce à peu près d'épaisseur et de 18 à 20 lignes dans son long diamètre. Elle était rugueuse et lourde, et quoiqu'elle fût resserrée par les parois de la partie inférieure de la vessie, je pouvais cependant la faire basculer. Les urines déposaient une grande quantité de matière catarrhale mucoso-purulente.

En six applications du *percuteur,* cette pierre volumineuse fut évacuée. La quantité de détritus qui fut recueillie remplit exactement une boîte ronde de 4 pouces de circonférence et de 14 lignes de hauteur.

M. Green fut présent à toutes les opérations que je fis sur M. Matthie, et constata la guérison par le cathétérisme, et M. Rose, le médecin ordinaire du malade, en vit la première (1).

11ᵉ OBS. — Le général M..., âgé de cinquante-neuf ans, éprouvait les symptômes de la pierre depuis un an, lorsque, ces symptômes s'accroissant, il consulta M. Brodie, qui trouva dans la vessie de ce malade une pierre qu'il tenta d'extraire avec le forceps de sir Astley Cooper ; mais ne pouvant réussir à en opérer l'extraction, il eut la bonté de me recommander ce malade. Je le guéris en une application du *percuteur*.

La pierre avait 8 à 10 lignes dans son grand diamètre, et était formée d'acide urique.

M. Brodie fut présent à cette opération.

12ᵉ OBS. — Dans le mois d'avril 1832, sir Richard Dobson, chirurgien en chef de l'hôpital des Marins, à Greenwich, m'écrivit pour me demander si je voulais opérer par la lithotripsie un calculeux qui était dans son hôpital. Je me rendis de suite à l'invitation de ce chirurgien, qui me présenta Charles Sellars, simple marin, âgé de quarante-trois ans, d'une bonne constitution, quoique cependant pléthorique.

Le cathétérisme méthodique me fit reconnaître un canal suffisamment large, une vessie assez dilatable par l'injection, une sensibilité

---

(1) 1846. La guérison de M. Matthie ne s'est pas maintenue. Plus d'une année après, je fus obligé d'opérer de nouveau ce malade. La pierre extraite était, comme la première, composée de phosphates mélangés. Ce retour de la maladie a tenu à l'état d'inflammation chronique de la vessie, que le malade a malheureusement conservé après la première opération. M. Matthie a fini par succomber à cette inflammation, trois années après avoir été opéré pour la première fois.

modérée. La pierre, placée sous le col, était peu mobile; enfoncée dans une cavité très-profonde, je ne pouvais la sentir qu'en renversant le bec de la sonde *recto-curviligne*.

En trois applications du *percuteur*, de trois minutes chaque, ce malade fut parfaitement guéri.

Cette opération fut faite publiquement, à l'hôpital de Greenwich, devant un grand nombre de médecins, et sir Richard Dobson en a lui-même rédigé l'observation, qui se trouve dans la *Lancette anglaise* (1).

13e OBS.— « M. Walter, âgé de soixante-deux ans, avait éprouvé depuis dix ou douze ans les symptômes de la pierre dans la vessie;

---

(1) **1846.** J'ai opéré deux malades à l'hôpital des Marins à Greenwich, ce Charles Sellars et un autre marin nommé Samuel Gudge. Charles Sellars, opéré dans le mois d'avril **1832**, s'est retiré dans le Nottinghamshire. Un an après, je reçus de M. Oldknow, chirurgien de l'hôpital de Nottingham, et de M. Richard Godwin, doyen des chirurgiens de l'infirmerie générale du Derbyshire, une lettre que j'ai maintenant sous les yeux, et qui disait que le malade était en parfaite santé, et n'avait éprouvé aucun retour de sa maladie. Quatre années après, j'appris des mêmes personnes que cet état favorable s'était maintenu.

Samuel Gudge, qui était pensionnaire de l'hôpital de Greenwich, mourut, trois ans après l'opération, de la phthisie pulmonaire, et à l'ouverture du corps, il n'y avait pas une seule partie de pierre dans la vessie (*there was not a particle of stone in the bladder*). Ainsi s'exprime le procès-verbal de l'autopsie, qui me fut envoyé par MM. William Beatty, médecin de l'hôpital de Greenwich, et Richard Dobson, chirurgien du même hôpital, procès-verbal que j'ai également sous les yeux. Cette pièce dit aussi que la vessie ne présentait pas la plus petite apparence de maladie, à l'exception que les parois en paraissaient épaissies.

il avait eu, à différentes reprises, des douleurs très-vives aux reins. Pendant les deux dernières années, avant qu'il se fût adressé à moi, la sévérité des symptômes s'était beaucoup accrue, et la vessie était devenue beaucoup plus irritable. Le sondage me fit découvrir une pierre que je jugeai être très-volumineuse, et je recommandai au malade de se soumettre à la *lithotripsie.*

« La première opération fut faite par le baron Heurteloup, au mois d'août 1831, il y a près de deux ans, avec le *percuteur.* La pierre fut saisie de suite et brisée à coups de marteau. Le malade rendit une quantité considérable de détritus après cette opération. Il ne parut pas en ressentir du mal ; elle dura de trois à quatre minutes. Deux autres opérations furent pratiquées, auxquelles je n'assistai pas. Après la troisième, cependant, la vessie devint plus irritable, la douleur fut plus vive, et le dépôt muqueux plus considérable. Les symptômes persistèrent et empêchèrent la continuation de l'opération, et au bout de quelque temps le malade mourut.

« L'autopsie fut faite, et en mettant à découvert l'état maladif et désorganisé des organes urinaires, elle donna lieu de supposer que le malade n'aurait pas survécu longtemps, quand même on n'eût rien fait dans l'espoir de le soulager. Les reins, qui avaient trois ou quatre fois leur volume naturel, étaient complétement désorganisés, et sécrétaient une quantité de matière purulente fétide, qui s'écoulait le long des uretères, tombait dans la vessie, et était déposée en grande quantité par les urines pendant la vie du malade. Les uretères étaient très-dilatés. La vessie contenait une portion de pierre qui formait, aussi près que possible, la moitié d'une pierre ovalaire et dure d'acide urique, presque aussi grande qu'un œuf de poule. Il y avait aussi quelques petits fragments, de manière que, au moyen des trois courtes opérations qui furent faites, la pierre, toute dure et volumineuse qu'elle était, se trouva réduite au point de permettre au malade d'en évacuer presque la moitié. Ce cas, donc, quoiqu'un insuccès, fournit une preuve de la puissance du *percuteur* et de l'efficacité de son action sur des pierres volumineuses.

«*Signé*, ASTLEY COOPER.

«Ce 11 juillet 1833.»

Bien loin de regarder ce cas comme capable de déparer la collection des opérations heureuses que je présente, je le regarde comme prouvant plus que tous les autres en faveur de l'action du percuteur sur la pierre. En effet, la pierre de M. Walter, que sir A. Cooper a conservée, a 5 pouces et demi de circonférence et près de 1 pouce d'épaisseur; elle est ovale, d'acide urique, dure. Eh bien ! en trois applications du percuteur, cette pierre énorme a été rompue et près de la moitié avait été évacuée. En examinant les restes de cette pierre, on voit évidemment qu'il fallait moins de temps pour achever de la pulvériser qu'il n'en avait fallu pour la mettre dans l'état où elle a été trouvée.

Je ne prétends pas dire que l'opération n'a été pour rien dans la mort du malade; je ferai seulement observer qu'il était dans de bien mauvaises conditions lorsque je l'ai opéré. On voit cependant que l'opinion de sir A. Cooper est que les lésions que présentaient les reins étaient suffisantes pour produire la mort.

Dans le cas cependant où l'on pencherait à accuser l'opération, je ferai remarquer que si des applications d'instruments, qui n'ont duré que trois à quatre minutes chaque, et conséquemment pendant lesquelles l'organe n'a pas été fatigué, ont pu déterminer la mort d'un malade, les applications du perce-pierre, qui sont pénibles, et qui durent quelquefois vingt à trente minutes, doivent causer bien plus souvent ce funeste accident.

14ᵉ OBS. — M. Jones, de Londres, âgé de cinquante-neuf ans d'une bonne constitution, après avoir éprouvé les douleurs de la pierre pendant deux années, s'adressa à un chirurgien de Londres qui s'occupe de lithotritie. Ce chirurgien essaya de le guérir avec le *perce-pierre* de MM. Leroy et Civiale, mais sans succès. Une première application de cet instrument produisit une inflammation de la vessie qui dura environ huit mois, en passant insensiblement de l'état aigu à l'état chronique. Neuf mois après ce premier essai, M. Jones se soumit à une seconde application du *perce-pierre,* qui fut employé sans plus de succès. Enfin, après deux mois de nouvelles souffrances, ce malade, d'après l'avis de son chirurgien, M. Chesterman, vint me consulter.

Le cathétérisme recto-curviligne me fit reconnaître un urèthre assez large, une vessie excessivement contractile, d'une grande sensibilité et présentant si peu d'espace dans son bas-fond, qu'il ne permettait pas plus de 1 pouce de jeu à l'instrument. La pierre était située latéralement et comme enclavée; elle était arrondie, assez inégale, rendant un son mat, et paraissait avoir 15 à 16 lignes de diamètre.

En trois applications du *percuteur,* faites devant M. Chesterman, applications qui ne durèrent que le temps ordinaire, cette pierre, que n'avait pu même saisir le *perce-pierre* de MM. Leroy et Civiale, fut entièrement pulvérisée et évacuée.

15ᵉ OBS. — Dans le mois d'avril, M. Alinson, chirurgien à Woolwich, m'écrivit qu'un de ses malades, auquel il avait pratiqué le cathétérisme, avait une pierre dans la vessie, et me pria de lui indiquer le jour où il pourrait venir me le présenter, pour que je l'opérasse par la lithotripsie.

Le jour indiqué, M. Alinson vint chez moi, accompagné de son malade, M. Bloomfield, âgé de soixante et un ans, petit, presque caduc et sans énergie morale. Ce malade n'éprouvait que depuis quelques mois les sensations qui indiquent la présence de la pierre dans la vessie; cependant les souffrances étaient vives, la vessie contractée, et les urines étaient catarrhales. Les envies d'uriner étaient fréquentes, et souvent il y avait impossibilité absolue de vider la vessie.

Jugeant, d'après le peu de temps que durait la maladie, que la pierre était peu volumineuse, et étant confirmé dans cette opinion par la nature des symptômes, qui indiquaient que la pierre, par sa petitesse, s'introduisait dans le col de l'organe et produisait ainsi les douleurs extrêmes que ressentait le malade, je jugeai convenable de négliger tous les soins et les examens préparatifs, et de le débarrasser immédiatement.

En effet, aussitôt qu'un *percuteur* peu volumineux fut introduit, je saisis une petite pierre de 6 à 7 lignes de diamètre et je la pulvérisai. Cette opération, qui dura un instant, soulagea immédiatement M. Bloomfield, qui s'en retourna guéri; car, outre que la plus grande partie de la pierre fut extraite par l'instrument, dans les cuillers duquel elle resta, il rendit presque immédiatement le reste du détritus. Depuis, M. Bloomfield n'a plus éprouvé de symptômes fâcheux.

16e OBS. — Il y a trois ans, dans le commencement de mon séjour à Londres, M. Spencer, de Chatham, âgé de soixante et un ans, me fut présenté par M. White, chirurgien de l'hôpital de Westminster, pour être soumis à la lithotripsie. Ce malade avait dans la vessie plusieurs petites pierres que j'entrepris de détruire avec le *perce-pierre*, et que je parvins à guérir après sept applications de cet instrument. M. Spencer resta deux ans et demi tout à fait exempt de douleurs, lorsqu'il y a huit mois, après avoir éprouvé quelques sensations pénibles à la région des reins, il recommença à sentir les mêmes symptômes qu'il avait éprouvés. D'abord il supposa que ces douleurs cesseraient naturellement, ou en prenant des calmants; mais, voyant qu'elles persistaient, il vint me trouver à Londres, pour se soumettre à un nouvel examen et à une nouvelle opération, si cela était nécessaire.

Je pratiquai le cathéterisme méthodique et rencontrai, aussitôt que la sonde fut introduite, une pierre unique d'un volume médiocre, roulante, rendant un son mat. Les organes, qui lors de la première opération étaient dans un état déplorable, étaient revenus à leur état normal; la vessie était facilement dilatable, la sensibilité était modérée, et enfin M. Spencer présentait toutes les chances favorables pour être facilement et promptement débarrassé par le nouveau procédé.

En effet, en une seule application du *percuteur*, de six minutes à peu près, je pulvérisai entièrement cette pierre, dont le détritus évacué était au moins aussi considérable que celui qui fut obtenu dans les sept applications du *perce-pierre*. Il est vrai cependant de dire que M. Spencer était dans un état infiniment plus favorable lors de la seconde opération que lors de la première.

17ᵉ OBS. — M. Shepley, de Londres, âgé de cinquante-neuf ans, observa, après une journée de chasse, qu'il rendait du sang avec les urines, qui sortaient avec difficulté de la vessie. S'apercevant que cette difficulté s'accompagnait d'une sensation pénible quand il marchait, il consulta M. le docteur Prout, qui, jugeant que ces symptômes étaient causés par la pierre, appela M. Brodie en consultation.

M. Brodie pratiqua le cathétérisme, et, ayant reconnu la présence d'une pierre dans la vessie de ce malade, il me fit l'honneur, conjointement avec M. Prout, de me confier ce malade.

En deux applications du *percuteur*, M. Shepley fut guéri, malgré une sensibilité extrême, un catarrhe considérable de la vessie, et une prostate énorme.

M. le docteur Prout et M. Brodie furent présents à tout ce qui fut fait à M. Shepley.

18ᵉ OBS. — M. Barber, peintre à Nottingham, âgé de soixante et un ans, éprouvait depuis un an à peu près des symptômes de pierre assez légers pour n'y pas faire attention, lorsque, passant à Northampton, il fut pris d'un violent paroxysme de ces douleurs, qui l'engagea à prendre l'avis de M. Carr, chirurgien de cette ville. M. Carr, soupçonnant qu'il y avait une pierre dans la vessie, lui conseilla de se rendre à Londres pour consulter M. le docteur Prout, qui appela M. Brodie en consultation. M. Brodie reconnut de suite l'existeuce d'une pierre et eut la bonté de m'envoyer le malade.

M. Barber se trouvant dans les plus belles conditions pour être guéri par la lithotripsie, je l'opérai immédiatement. En deux courtes applications du *percuteur,* sa pierre fut complétement évacuée.

MM. Howship, Lawrence, White, Brooke, Tarral et le docteur Bright furent présents à cette opération.

Maintenant permettez-moi, messieurs, de passer en revue les différentes objections qui ont été faites à la *percussion* envisagée comme système, et au *percuteur.*

Ces objections peuvent se réduire au nombre de dix. On a dit :

1° Que le *percuteur* pouvait se rompre dans la vessie du malade ;

2° Que les branches pouvaient s'écarter l'une de l'autre et conséquemment empêcher de retirer facilement l'instrument ;

3° Que, pendant que la percussion était opérée, il pouvait vibrer et causer de la douleur;

4° Que, pendant cette] percussion, les fragments de pierre pouvaient être lancés contre les parois de la vessie et la blesser;

5° Que l'instrument ne pouvait pas prendre la pierre;

6° Que sa courbure ne le rendait pas absolument nécessaire, puisque les instruments droits suffisent toujours;

7° Qu'il ne pouvait être employé que dans le cas de petites pierres friables;

8° Qu'il ne faisait que des fragments et pas de poudre, ce qui rendait l'évacuation du détritus moins facile;

9° Que, pendant son usage, le chirurgien pouvait blesser la vessie;

10° Que le percuteur exigeait, pour être mis en usage, l'emploi du lit *rectangle* et du *point fixe*.

C'est à ces objections que je dois essayer de répondre; en les combattant l'une après l'autre, je serai méthodique, et je resterai conséquemment clair et concis.

1° L'instrument peut-il se rompre dans la vessie du malade?

J'ai pris plusieurs instruments, je les ai mis dans le *point fixe* de mon *lit rectangle*, et malgré tous mes efforts pour les rompre avec le marteau, jamais je n'y suis parvenu. Ce n'est que lorsque j'ai pris un marteau d'un poids considérable que je suis parvenu à faire écarter les branches ; cet écart, cependant, n'a pu être produit que lorsque j'ai interposé entre les branches un corps non susceptible d'être rompu, comme du bois ou de l'acier. Toutes les fois que j'ai interposé une pierre vésicale, elle *a été immédiatement rompue, quelque dure et quelque volumineuse qu'elle fût*. J'ai prié plusieurs personnes d'essayer de rompre l'instrument ; mais aucune n'a réussi à faire qu'une de ses parties se séparât des *pièces principales*. Cette expérience prouve donc qu'il est impossible de laisser dans la vessie d'un malade une portion de mon *percuteur courbe*, puisque, avec la volonté de produire cette séparation en percutant, il est impossible d'y parvenir lorsque l'on expérimente en dehors de la vessie. On trouvera cela tout simple si l'on considère qu'aucune partie de l'instrument n'étant trempée, il ne peut se rompre par l'effet de la simple percussion, et que si un dérangement est possible, il ne peut s'effectuer que par un ploiement dans le métal ; mais comme ce ploiement serait un inconvénient grave, voyons comment je l'ai rendu impossible.

2° Les branches du *percuteur* peuvent-elles se ployer et s'écarter l'une de l'autre et conséquemment empêcher de retirer l'instrument ?

Oui, sans doute, cet écart peut avoir lieu, si, comme dans l'expérience précédente, on prend un marteau hors de proportion avec la résistance de l'instrument ; mais comme je n'emploie pour opérer que des instruments qui ont été essayés *avec des marteaux deux fois plus pesants que celui qui me sert pendant l'opération*, on concevra que, n'ayant pas dans la main un poids·suffisant pour produire l'écartement indiqué, cet écartement n'est pas à craindre, par la raison que, avec la volonté de l'obtenir, je ne le pourrais pas. Peut-être m'objectera-t-on que, dans l'un des premiers essais que je fis de la percussion sur un malade, cet écartement des branches est arrivé ; mais je réponds à cela que je ne suis pas venu à la connaissance des propriétés et des nombreux détails que nécessite *une bonne construction* de mon instrument courbe sans l'avoir beaucoup étudié, et que je n'ai pas dû commencer par le faire parfait. Cela explique pourquoi dans ce premier essai les branches s'écartèrent ; mais alors je n'étais pas instruit, je percutais avec un marteau trop fort, et l'instrument lui-même était mal construit, et ne ressemblait nullement à ceux que je mets maintenant en usage (1). La preuve en est que

---

(1) 1846. M. Leroy, dans un libelle qu'il a publié contre moi, veut faire croire qu'il m'est arrivé, dans le cas dont il est ici question, de laisser une portion de l'instrument dans la vessie; mais il n'avance ce fait faux que pour s'excuser d'avoir eu plusieurs fois cet accident dans sa pratique, notamment dans trois cas publics, et qui sont relatés dans le *Bulletin général de thérapeutique* de février 1846. Pour couper court à cette relation malveillante, je reproduis ici

je pulvérise avec le *percuteur* des pierres vésicales
très-volumineuses et très-dures, et cela sans que

---

une lettre de réclamation qui est insérée dans le cahier du mois de
mars 1846, et que j'écrivis pour relever la même *erreur* commise
par M. Civiale.

Voici cette réclamation :

« Monsieur le rédacteur,

« Permettez-moi de dire quelques mots relativement à l'article
que vient de publier M. Civiale dans votre dernier numéro, sous le
titre : *De la Fracture et de la déformation des instruments lithotriteurs*.

« Le fait d'un instrument qui se serait brisé dans la vessie d'un
malade pendant une de mes opérations, et qui aurait nécessité que
l'on taillât ce malade, est contraire à la vérité. Si M. Civiale eût,
comme il le pouvait, puisé ses renseignements à une autre source
que d..ns une rédaction faite par son ancien aide, il n'eût pas commis *cette erreur*.

« Jamais, dans mes longs travaux et dans mes innombrables essais depuis vingt-quatre ans, un accident de ce genre ne m'est arrivé. Dans le cas auquel M. Civiale fait allusion, et *qui date de quatorze années* *, il ne s'est agi que de faire une boutonnière, *à cinq
pouces du méat urinaire*, pour replacer une pièce qui s'était dérangée
dans la partie droite de l'instrument, et empêchait de le retirer sans
produire des désordres que je voulais éviter. Si la taille a été pratiquée, c'est que je l'ai jugée utile dans l'intérêt du malade, qui, âgé
de quatre-vingt-deux ans, n'aurait pu attendre sans inconvénient,
avec une pierre brisée dans la vessie, que la boutonnière fût cicatrisée.

---

* *Quatorze années,* c'est-à-dire une année avant que j'eusse présenté
le *percuteur courbe* à l'Institut, et conséquemment avant que j'eusse
considéré cet instrument comme *né !* Ces messieurs voudraient apparemment
que les enfants naquissent à trente ans.

les branches de l'instrument faiblissent. Depuis deux années, j'ai continuellement travaillé à équilibrer la

---

« L'instrument que j'employais alors était l'un des premiers *percuteurs courbes* que j'ai mis en usage en 1832; conséquemment sa construction demandait des perfectionnements qui ont été faits, puisque j'ai eu le prix de l'Académie des sciences pour cet instrument en 1833.

« Il est également contraire à la vérité que, comme l'avance M. Civiale malgré l'évidence, l'*instrument courbe à pignon et fenêtré*, qu'il dit se briser souvent dans la vessie des malades, soit de moi. Si M. Civiale, ou d'autres chirurgiens peu familiers avec mon système d'opérations, se servent de cet instrument, je ne saurais qu'y faire. Il faudrait que ces messieurs comprissent que, puisque cet instrument est *fenêtré*, il doit être faible; car *fenêtre* veut dire perte de substance, ce qui implique *faiblesse*. Or, s'il est faible, pourquoi ne se briserait-il pas ? Je n'ai jamais fait ni usé d'*instrument courbe à pignon et fenêtré;* conséquemment les exemples de rupture que l'on donne doivent d'autant moins me regarder que je trouve horriblement vicieux et dangereux cet instrument et la manière de le mettre en usage.

« Je proteste donc contre l'abus dont on se rend coupable en lui donnant mon nom.

« Mon *percuteur courbe à marteau,* pour lequel l'Académie des sciences m'a donné le prix en 1833, n'a ni pignon ni fenêtre qui l'affaiblissent. Depuis quatorze ans que je m'en sers, il ne s'est jamais brisé ni faussé, et il ne peut ni se briser ni se fausser, puisque le marteau avec lequel j'opère est une fois plus léger que le marteau qui a servi à éprouver l'instrument. Or, cette épreuve, faite *à outrance,* avec un *pouvoir double,* est décisive quant à la sécurité.

« C'est ce que je suis prêt à démontrer à ceux de mes confrères qui désireront avoir quelques renseignements de moi. Revenu maintenant à Paris, mon intention est de faire sortir mon opération de l'ornière vicieuse dans laquelle je la trouve.

« J'ai l'honneur, etc. •   «Baron Heurteloup.»

force dans les pièces qui composent mon *percuteur,*
car cet instrument ayant un volume donné que l'on

J'ajoute à cette pièce une pièce plus importante : c'est une lettre
adressée à Dupuytren, en 1833, par M. le docteur Hume, médecin
du duc de Wellington, et par M. Brodie, qui tous les deux se trouvaient présents quand j'opérai sur le malade en question. On verra
que si la taille a été pratiquée, ce n'est pas parce qu'un instrument
devait être extrait de la vessie, mais bien parce que je l'ai jugée utile
et profitable au malade.

Lettre adressée par M. le docteur Hume à M. le baron Dupuytren,
et signée par M. Brodie.

« Monsieur le baron,

« M. Heurteloup nous ayant fait connaître que l'on avait envoyé
à l'Institut une relation infidèle de l'opération qu'il avait pratiquée
devant nous sur le colonel Rawken, et nous ayant dit en même temps
que vous vous occupiez spécialement d'examiner les travaux qu'il
avait exécutés en Angleterre, spécialement au traitement des calculeux, nous prenons la liberté, *d'après son invitation,* de vous
adresser les renseignements sur ce qui s'est passé dans ce cas.

« Nous certifions qu'il n'a nullement été question d'extraire de la
vessie du malade un instrument rompu, que seulement les branches
de l'*instrument à percussion,* que le baron Heurteloup commençait à
employer alors, se sont écartées de 5 lignes à peu près, ce qui a
déterminé l'opérateur à faire une incision à l'urèthre, afin de pouvoir faire sortir par cette ouverture les branches pour les rapprocher et de retirer l'instrument sans s'exposer à distendre le canal
outre mesure. En effet, ces branches rapprochées *, l'instrument a
été retiré immédiatement et sans peine en entier, et si l'opération
de la taille a été pratiquée après que l'instrument a été retiré, ce

---

* J'ai expliqué plus haut que c'est dans leur partie droite que les branches
avaient dévié.

ne peut dépasser (3 lignes et demie à 4 lignes de diamètre), c'est dans cet équilibre que consiste sa force. J'ai construit pour faire ces études un nombre considérable de modèles ; j'ai fait de 120 à 130 instruments différents pour connaître quelle est la construction qui réunirait le plus de force à la plus grande facilité dans les manœuvres pour saisir les pierres. Ce n'est que par les changements successifs qui m'ont été suggérés par ces essais et ces expériences que je suis arrivé au point de perfection suffisant. J'ai

---

n'est pas parce qu'elle a été urgente, mais seulement parce qu'elle a été jugée favorable au malade.

« Nous ajoutons, de plus, que si la taille a été faite dans cette circonstance, ce n'a été que d'après la proposition de M. Heurteloup, et que si cette opération n'a pas eu un résultat heureux, il faut l'attribuer en grande mesure à l'âge avancé du malade, car il n'a succombé que deux mois après l'opération avec la plaie presque cicatrisée, rendant les urines par l'urèthre, et sans autre cause de mort qu'une débilité extrême.

« Nous affirmons enfin que, bien que M. Heurteloup n'ait attaqué la pierre volumineuse que contenait la vessie du malade en question que pendant une ou deux minutes, cette pierre, malgré sa consistance, était brisée en plusieurs fragments lorsque nous avons procédé à son extraction.

« Nous ne croyons faire qu'un acte de justice envers M. le baron Heurteloup, en disant qu'il s'est conduit d'une manière très-honorable dans toute cette affaire, ayant souvent fait visite à M. Rawken pendant sa longue maladie, et étant très-bien reçu de lui.

« Nous avons l'honneur, etc.

« S.-N. Hume, doct. méd. ; B.-C. Brodie. »

étudié la force de résistance de tous ces instrments comparativement, sous le rapport de leur construction, de leur diamètre, du corps à pulvériser, et enfin je les ai soumis tous à la percussion de marteaux de différentes pesanteurs, de différents leviers et de différentes formes ; j'ai étudié l'action des marteaux à manches solides et élastiques ; j'ai enfin étudié sur des pierres véritables l'effet comparatif des percussions lentes ou vives, fortes ou faibles ; j'ai vu que cette partie de l'opération, qui semble si facile et si vulgaire, présentait ses motifs d'étude. Si l'on se rappelle avec quelle facilité *l'homme habitué* sépare de larges écailles d'un morceau de silex, et si l'on se rappelle aussi que l'homme le plus adroit, mais qui n'a pas d'habitude, s'épuise en vains efforts pour en détacher la moindre parcelle, on me comprendra. Ainsi, je prouve l'impossibilité d'écarter les branches du *percuteur :* 1° par la perfection de l'instrument sous le rapport de sa construction ; 2° par l'impuissance où me met la légèreté du marteau avec lequel je percute ; 3° par la connaissance que j'ai acquise, et que chaque chirurgien acquerra facilement par l'exercice et l'étude du mode de percussion, à employer pour rompre et pulvériser avec facilité des pierres qui, par leur volume et leur densité, résisteraient à une percussion non méthodique. Ainsi les branches du *percuteur courbe* ne peuvent pas s'écarter l'une de l'autre et empêcher de retirer l'instrument. A l'appui de ce

raisonnement je pourrais ajouter que j'opère journellement avec cet instrument et que jamais les
branches ne s'écartent.

3° Pendant que la percussion s'opère, l'instrument peut-il vibrer et causer de la douleur au malade ?

Quand on a pensé à faire cette objection, on s'est
abandonné à la série des idées naturelles que l'on
doit se faire d'une opération qui consiste à porter
dans la vessie l'effet que doivent produire les coups
quelquefois très-forts d'un marteau. J'avoue même
que, si je n'étais pas l'auteur du procédé, ce serait
un des arguments que je lui opposerais ; aussi n'ai-
je pas été étonné lorsque l'on m'a objecté la possibilité non-seulement d'une telle vibration, mais encore la possibilité d'un mouvement de totalité de
l'instrument pendant que la percussion s'opérait.
J'ai fait, à ce sujet, devant MM. les membres de la
commission nommée par l'Institut, des expériences
qui ont été d'autant plus convaincantes, qu'elles
ont été faites comparativement avec des instruments
à *usure progressive,* tels, par exemple, que le *perce-
pierre* (1). Peut-être sera-t-on étonné quand on ap-
prendra que ce dernier instrument, auquel on supposait la propriété d'user la pierre presque sans
qu'aucun mouvement lui fût imprimé, faisait trem-

---

(1) Ces expériences ont fait saillir l'immense supériorité du percuteur.

bler l'eau et la vessie du cadavre sur lequel on expérimentait (1), tandis que les coups de marteau, frappés avec force sur le *percuteur*, ne produisaient aucun mouvement. Or, si on y réfléchit bien, on verra qu'un tel phénomène est tout simple, et l'on comprendra qu'un instrument à *usure progressive* ne pouvant détruire la pierre qu'au moyen d'une rotation imprimée par un archet, cette rotation ainsi obtenue produit dans tout l'instrument un mouvement *latéral* nécessaire, qui se transmet à l'organe dans lequel on opère. Par la percussion, au contraire, le mouvement se passe directement d'avant en arrière, suivant la longueur de l'instrument, qui ne tremble pas, puisque aucun mouvement *latéral* ne lui est imprimé. Si le *percuteur* pouvait remuer pendant la percussion, ce ne pourrait être que par un mouvement de totalité ; or, ce mouvement est rendu impossible par le *coin* interposé entre la pièce courbe qui forme mon *point fixe* (voyez la planche) et la lèvre correspondante de la mortaise dans laquelle joue cette pièce de métal. Si à ce raisonnement j'ajoute que pendant la percussion jamais aucun malade n'a donné le moindre signe qu'il souffrît, et qu'au contraire ce temps de l'opération est considéré par eux comme un moment de repos, j'en au-

---

(1) Il faut remarquer que l'expérience dont je parle a été faite avec mon *lit rectangle* et mon *point fixe*. Quand on emploie un chevalet tenu par un aide, le tremblement est prodigieux.

rai assez dit, je pense, pour prouver que le *percu-*
teur ne remue pas pendant que la percussion s'opère.
Du reste, j'ai fait acquérir à MM. les membres de la
commission nommée par l'Institut la preuve de ce
repos absolu. Ils ont constaté ce fait en mettant la
main en contact avec la partie de l'instrument où
s'opère la destruction de la pierre. On s'aperçoit
aussitôt que cette partie (où devrait se passer le
mouvement, s'il s'en produisait) est tout à fait immobile, et ne fait éprouver à la main aucune sensation désagréable. Or, si la main, en contact direct
avec l'instrument, n'éprouve pas de sensation pénible, comment la vessie en éprouverait-elle, puisque, remplie d'eau, ses parois ne touchent jamais
la partie du *percuteur* où s'opère la destruction du
calcul?

4° Pendant que la percussion s'exécute, les fragments de pierre peuvent-ils être lancés contre les
parois de la vessie et blesser cet organe?

Comme je viens de le dire, la vessie étant remplie
d'eau pendant que la percussion s'opère, ce serait
une raison de croire que cette objection est chimérique, parce qu'il est physique qu'un corps lancé à
travers ce liquide jouit bien peu de la propriété de
contondre le corps placé de l'autre côté du liquide.
Comme il est bien peu de personnes qui n'aient essayé de frapper un corps placé sous l'eau et ne se
soient aperçues que les efforts les plus grands ont
peu d'effet, je n'insisterai pas pour prouver que,

lors même que les fragments de pierre seraient lancés par l'effet de la percussion, ces corps ne pourraient nullement être dangereux pour la vessie. Je me borne donc simplement à dire que des fragments de pierre ne *sont pas lancés par l'instrument* pendant que la percussion s'opère, et que conséquemment cette objection de la lésion possible de la vessie tombe naturellement, par le fait seul qu'on ne peut voir un effet sans cause. Du reste, j'ai spécialement dirigé mon attention vers ce point, et j'ai prouvé à MM. les commissaires qu'en percutant sur des pierres très-sèches et très-dures, et conséquemment très-susceptibles de produire l'effet supposé, les fragments de ces pierres tombaient presque perpendiculairement et n'avaient presque d'autre impulsion que celle qui leur était donnée par les simples lois de la pesanteur; j'ai prouvé que ces fragments n'étaient légèrement projetés que lorsque je percutais de premier abord très-fortement par des coups redoublés, et que je ne préparais pas les parties de la pierre à se dissoudre par des coups de marteau ménagés et répétés (1). Or, quand j'opère, je ne percute jamais de

---

(1) Ce sont les instruments à écrasement par la pression qui lancent les fragments au loin. Mettez une pierre dans un instrument courbe à pression : pour peu qu'elle soit sèche, dure et volumineuse, les fragments sauteront avec une force surprenante. Cela est tout simple : puisque la pierre ne se rompt que lorsqu'il y a as-

la première manière, et je percute toujours de la seconde. L'objection en question n'est donc pas sérieuse.

5° Est-il vrai que le percuteur courbe à marteau ne puisse pas saisir la pierre, ou ne la prenne que difficilement ?

Je ne sais vraiment pas comment répondre à cette objection, si ce n'est en suivant l'exemple de ce philosophe qui, pour prouver le mouvement, marchait. Depuis que l'on s'occupe de lithotripsie, il est resté dans l'esprit de certaines personnes qu'un instrument qui n'a que deux branches ne pouvait pas saisir les pierres convenablement pour les pulvériser, et cependant depuis longtemps j'ai prouvé par le fait, en faisant usage du *brise-coque*, qu'un instrument à deux branches prenait mieux les pierres plates et ovalaires, que des instruments dans la composition desquels il entrait un nombre plus considérable de branches. Si on considère que les calculs plats et ovalaires, forme qu'affectent ordinairement les pierres vésicales, présentent deux plans, on supposera facilement qu'un instrument qui appuie sur chacun de ces plans une surface aplatie sera le mieux disposé pour saisir et retenir

---

sez de force amassée dans l'instrument, il faut bien qu'il y ait une sorte de déflagration. Par la percussion, il n'en est pas de même : les parties du calcul s'ébranlent, se désunissent peu à peu, et tombent par suite d'une espèce de démolissement.

ces sortes de pierres. Mon percuteur, auquel on a aussi adressé le reproche de ne pas les saisir, est justement une nouvelle preuve que les instruments bi-branches sont ceux qui saisissent les pierres le plus rapidement, les retiennent le plus solidement, qui exigent pour arriver à ce but le moins de recherches et de manœuvres, et sont conséquemment les moins fatigantes pour l'organe. Le plus simple examen prouve en effet que le percuteur saisit avec la rapidité de la main ; qu'il retient la pierre avec force, et ne la laisse pas échapper quand on se met en devoir de la briser. J'ai aussi prouvé, par des expériences faites sur le cadavre, qu'il fonctionnait aussi bien dans une vessie que dehors, et enfin jamais aucun des nombreux chirurgiens qui ont assisté à mes opérations ne m'a vu introduire l'instrument sans prendre instantanément la pierre, objet de mes attaques. Outre cela, l'expérience prouve déjà que non-seulement le percuteur courbe prend facilement les pierres, mais qu'il les prend dans des cas où le *perce-pierre* n'a pas réussi à s'en rendre maître ; j'ai déjà publié quatre cas qui prouvent l'existence de ce fait. L'objection à laquelle je réponds n'est donc pas fondée.

6° Est-il vrai que le *percuteur courbe* ne soit pas nécessaire à cause de sa courbure, parce que les instruments droits suffisent toujours ?

Lors même que les instruments droits pourraient être toujours facilement introduits, ce ne serait pas

une raison pour dire que le *percuteur courbe* ne serait pas nécessaire, car l'introduction d'un instrument dans la vessie n'est pas la seule chose à exécuter dans l'acte de pratiquer la lithotripsie ; il faut
encore que la pierre soit prise facilement, que la
pulvérisation en soit faite avec rapidité, le tout sans
fatiguer l'organe. C'est spécialement pour cela que
le *percuteur courbe* a été imaginé, et c'est à ce résultat qu'il fait arriver un chirurgien habitué à son
usage. Sa courbure d'ailleurs n'est qu'une propriété
secondaire, mais qui devient bien importante lorsque les instruments droits ne peuvent pas effectivement être introduits, ou qu'ils ne peuvent l'être
qu'avec difficulté et conséquemment avec douleur.
Contester qu'il y ait des cas semblables, ce serait
avouer que l'on n'a pas d'expérience, car ces cas
sont bien loin d'être rares. J'en ai déjà vu huit ou
dix, parmi lesquels il en est que je n'ai pu guérir,
attendu que je n'avais pas alors d'instrument
courbe. Au nombre des malades qui font le sujet
des observations qui précèdent, il en est un qui ne
pouvait absolument pas recevoir de sonde droite ;
sans le *percuteur courbe*, je n'eusse pas pu le guérir.
La courbure de cet instrument, réunie à son action
sur la pierre, est donc une acquisition précieuse
pour la science.

7° Le *percuteur courbe* ne peut-il être employé que
dans le cas de petites pierres friables ?

Cette objection ne peut être faite que par les personnes ou qui jugent de prime abord sans avoir essayé, et qui ne conçoivent pas que l'on puisse pulvériser dans la vessie une pierre à coups de marteau, si elle n'est pas molle et petite, ou par celles qui ont expérimenté avec des instruments vicieux. Lorsque j'ai expérimenté devant les commissaires avec les instruments que j'ai présentés à l'Académie, j'ai prouvé que l'on pouvait pulvériser, avec la plus grande facilité, des pierres énormes, d'une densité extrême, densité qui était accrue par une dessiccation prolongée. Ces pierres m'avaient été données avec obligeance par M. le docteur Souberbielle, qui les avait extraites par la taille un grand nombre d'années auparavant. Du reste, on sait que dans les cas de calculs volumineux sphériques, qui sont les seules pierres qui peuvent opposer une grande résistance à l'action du *percuteur,* je commence par les excaver au moyen de mon *appareil évideur à forceps.* Réduites à l'état de coques épaisses, elles sont facilement détruites par le *percuteur.*

8° Le *percuteur courbe* ne fait-il que des fragments et pas de poudre, et l'évacuation du détritus de la pierre est-elle conséquemment moins facile ?

Cette objection est spécieuse, car on est plus disposé à supposer qu'un instrument à *usure progressive* fera plus de poudre qu'un instrument à percussion ; mais elle est, de même que les autres, anéantie par l'expérience. Outre qu'il n'est pas démontré que le but de la lithotripsie soit de réduire les pierres en une poudre impalpable, qui a le désavantage de s'attacher aux parois de la vessie, j'ai prouvé, par des expériences comparatives sur le cadavre, que l'action du *percuteur* produisait incomparablement plus de poudre grossière, qui est la meilleure poudre à produire, que l'action d'un instrument à usure progressive. On trouvera cette circonstance toute naturelle quand on réfléchira que, percutant un fragment jusqu'à ce que les deux branches de l'instrument soient tout à fait rapprochées, il s'ensuit que non-seulement le fragment est écrasé, mais qu'une partie de sa substance sort de chaque côté des branches sous forme de bouillie, qui, desséchée, prend un aspect pulvérulent. Quant aux fragments, ils sont en général moins nombreux, plus petits et plus réguliers que ceux qui résultent de l'action de tout autre instrument. Cela dépend de ce que la percussion a pour résultat de disjoindre toutes les couches d'une pierre, et de faire tomber dans la vessie ces couches qui, bientôt reprises par l'instrument, tendent à se fracturer en portions cubiques. Cette disposition des fragments à prendre la forme cubique tient à la manière dont les sels qui forment les calculs cristallisent : avec un instrument à *usure progressive*, un *perce-pierre*, par exemple, on sent qu'il n'en est pas de même, et que les fragments qui résultent de l'action de la fraise, qui fait des trous à arêtes vives, ne peuvent qu'être irréguliers et tranchants.

9° Pendant son usage, le chirurgien peut-il blesser la vessie?

Je ne puis répondre à cette question qu'en me retranchant derrière les faits, et en disant que jamais je n'ai blessé la vessie d'un malade dans près de deux cents à deux cent cinquante applications de cet instrument. Cependant je puis ajouter que plus un instrument est simple et moins il présente de chances pour blesser l'organe dans lequel il agit, car plus il est facile au chirurgien d'analyser ses sensations. Il est d'ailleurs suffisant d'examiner un *percuteur bien construit*, et surtout de suivre ses mouvements pendant la manœuvre, pour s'assurer que, de tous les instruments qui servent à la lithotripsie, c'est celui qui présente le plus de garantie sous ce rapport. Du reste, je renvoie à ce sujet aux certificats qu'on trouvera dans le troisième mémoire.

10° De ce que le percuteur demande l'usage d'un lit particulier et d'un point fixe, s'ensuit-il que ce soit un défaut?

Il est évident que si l'on pouvait guérir par les autres moyens lithotriptiques connus les malades qui peuvent être traités avec succès par le *percuteur*, aidé du *lit rectangle* et du *point fixe*, il serait avantageux de ne pas avoir besoin de ces deux auxiliaires; mais comme non-seulement cela n'est pas, mais que les cas qui peuvent être traités avec succès par l'un ou l'autre des instruments lithotripteurs connus le sont avec infiniment plus d'avantages quand on ne néglige pas de se servir du *lit rectangle*, qui fournit l'avantage de permettre au chirurgien et au malade d'être placés commodément, il s'ensuit que le reproche en question ne peut pas être admis. Je sais que des chirurgiens trouvent possible de ne pas employer ces auxiliaires dans quelques cas faciles et simples, mais j'aime mieux employer tous les moyens qui peuvent faire réussir mes opérations.

On ne connaît d'ailleurs que trois instruments dont l'usage peut ne pas nécessiter le *lit* et le *point fixe* : ce sont le *perce-pierre*, mon *brise-coque*, et l'instrument de M. Jacobson. Or, ces instruments ne peuvent que pulvériser des petites pierres, et le *percuteur* est spécialement destiné à rompre et à pulvériser les pierres volumineuses : il n'est donc pas étonnant que je prenne plus de précautions en raison de la difficulté du cas.

Tels sont les faits et les raisonnements que je trouve à opposer aux observations qui ont été faites à mon nouveau système de lithotripsie. J'aurais pu donner aux uns et aux autres plus d'étendue, mais je crois en avoir assez dit pour prouver que ces objections n'ont rien de fondé. La lithotripsie par percussion, et l'instrument qui en rendra l'application possible aux malades, resteront donc, aux yeux des membres de l'Académie, entourés de tous les avantages que j'avais indiqués dans mon premier mémoire, et j'espère qu'ils admettront que, si je suis parvenu à déployer dans un instrument toute la promptitude et la dextérité de la main pour prendre les pierres dans la vessie humaine, et à développer sans danger dans cet organe la force la plus brute, la plus immédiate et la plus instantanée, je suis arrivé à un résultat qui certes était inattendu, et que j'ai résolu le problème dont l'Institut demande la solution depuis un assez grand nombre d'années. Ils admettront aussi que, si j'ai pu produire ce double effet en me renfermant dans la plus extrême simplicité, j'aurai ajouté à l'avantage matériel de faire des opérations promptes et sans danger, l'avantage peut-être aussi grand de mettre à la portée de tous un moyen chirurgical qui semblait devoir rester l'apanage de quelques adeptes.

Certes, ce dernier résultat n'est pas le moins important de ceux auxquels mes travaux m'ont fait arriver, et c'est aussi celui sur lequel je compte le plus pour me faire obtenir les suffrages de l'Académie.

TROISIÈME MÉMOIRE

SUR LA DESTRUCTION DES PIERRES VÉSICALES PAR LE SYSTÈME
DE LA PERCUSSION.

Juillet 1833.

MESSIEURS,

Je croyais, dans mes précédents mémoires, avoir suffisamment prouvé l'utilité de mon nouveau système de lithotripsie, lorsque de nouveaux faits, plus nombreux que ceux que j'ai déjà eu l'honneur de vous présenter, m'ont déterminé à appeler encore une fois votre attention sur ce système.

J'ai puisé dans les nouveaux faits que contiendra ce troisième et dernier mémoire la conviction que non-seulement la *percussion* et le *percuteur courbe* soumettent à la puissance du chirurgien un nombre considérable de cas de pierre auxquels aucun autre moyen lithotriptique connu ne serait applicable, mais encore qu'il est bien probable que la partie de la lithotripsie qui consiste à pulvériser la pierre est arrivée, au moyen de ce système et de l'instrument qui le représente, à un point de perfection qu'il est bien difficile, et peut-être vous-mêmes, messieurs, direz-vous impossible de surpasser. C'est du moins ce que je vais essayer de démontrer par le raisonnement, que j'appuierai sur des faits chirurgicaux bien constatés.

Je pourrais commencer par placer ici, comme élément de conviction, les nouvelles opérations faites depuis mon dernier voyage à Paris, et m'appuyer sur la rapidité avec laquelle les guérisons ont été obtenues, malgré la difficulté présentée par quelques-uns de ces cas ; mais comme je ne crois pas que de citer un grand nombre de faits soit une preuve nécessaire de l'excellence d'une méthode, je laisse pour la fin de ce mémoire les nouvelles observations que je puis vous présenter ; je les réserve pour assurer dans votre esprit l'idée favorable que je vais essayer d'y faire naître en faveur du *système de la percussion*.

Depuis que l'on s'occupe de juger les instruments de lithotripsie, on n'a jamais eu une idée parfaite de la bonté respective de chacun d'eux, parce qu'on a voulu juger leurs propriétés en masse, et qu'on n'a pas assez analysé ces propriétés pour les juger séparément. Certes, si l'on eût suivi cette voie d'analyse pour faire concevoir aux chirurgiens ce qu'ils étaient en droit d'attendre de chacun des moyens qu'on leur présentait, ils auraient certainement de la lithotripsie une idée plus nette et plus claire. C'est donc en analysant et en constatant séparément les propriétés du *percuteur* que je vais faire mieux connaître les avantages qu'il présente.

Le bon sens veut d'abord qu'un instrument de lithotripsie, pour être bon, présente sept propriétés.

1° Sa forme et son volume doivent se prêter à

ce qu'il soit introduit dans la vessie avec facilité ;

2° Il doit se prêter à ce que, une fois introduit dans la vessie, la pierre ou les fragments *puissent être saisis immédiatement ;*

3° Que toujours la pierre ou le fragment saisi soit pulvérisé instantanément, et que jamais *l'action de l'instrument ne soit illusoire ;*

4° Que le chirurgien puisse toujours juger, par la sortie d'une quantité plus ou moins considérable de poudre et de fragments, que cette pierre ou ces fragments ont été pulvérisés ;

5° Que toujours l'instrument se ferme exactement lorsque le chirurgien veut le retirer, et qu'aucune partie du détritus ne le rende plus volumineux quand il sort, *ou ne fasse en dehors des branches une saillie capable de blesser le canal ;*

6° Que, pendant l'action de l'instrument sur la pierre, le malade ne ressente aucune douleur ;

7° Enfin, il faut que l'instrument soit disposé de manière que jamais le chirurgien ne blesse la vessie pendant les manœuvres pour prendre la pierre ou les fragments.

Certes, si chacune de ces propriétés était parfaitement développée dans le *percuteur,* il ne pourrait être qu'un instrument bien près de la perfection. Or, c'est ce que je vais essayer de prouver en produisant les attestations des chirurgiens qui m'ont vu pratiquer des *opérations publiques,* et auxquels j'ai demandé de constater séparément chacune des propriétés du *percuteur* (1).

J'ai opéré et guéri *publiquement* deux malades à l'hôpital de Nottingham ;

J'ai opéré et guéri *publiquement* deux malades à l'hôpital de Derby ;

J'ai opéré et guéri *publiquement* deux malades à l'hôpital de Greenwich ;

J'ai opéré et guéri *publiquement* deux malades à l'hôpital de Saint-Bartholomée, à Londres ;

Enfin, parmi les malades particuliers que j'ai opérés et guéris, il en est dix que M. Brodie, dont il n'est pas besoin de faire sentir la haute position, surtout comme chirurgien, a bien voulu me confier.

Or, voilà les attestations que les chirurgiens de ces hôpitaux et M. Brodie m'ont permis de publier :

« Nous, médecins et chirurgiens, qui avons assisté aux opérations de lithotripsie pratiquées par M. le docteur Heurteloup publiquement, au moyen de

---

(1) **1846.** On a trouvé mauvais, particulièrement M. Civiale, que j'eusse demandé des certificats des différentes propriétés du percuteur, sans songer que, venant de Londres pour concourir pour le prix de l'Institut, je devais apporter toutes les preuves à l'appui de la bonté de mon instrument. Je considère la constatation des différentes propriétés du percuteur par MM. les chirurgiens anglais, qui sont si positifs, comme l'*illustration* la plus grande que puisse recevoir ma combinaison. M. Civiale me permettra donc de considérer les jolies choses qu'il dit sur *mes certificats* comme un aveu qu'il ne pourrait en obtenir de pareils.

l'instrument qu'il a appelé *percuteur courbe à marteau,* nous affirmons :

« 1° Que nous avons *toujours* vu introduire cet instrument dans la vessie des malades *instantanément et sans aucune hésitation* (1).

« Les médecins et chirurgiens de l'hôpital de Derby,

Signé : Thomas Bent, m. d.; William Barker, m. d.; Richard Godwin, m. r. c. s.; John Wright, m. r. c. s.; Douglas Fox, m. r. c. s.

« Les médecins et chirurgiens de l'hôpital de Nottingham,.

Signé : R. Hutchinson, m. d.; Mitchell Davidson, m. d.; John Attenburrow, m. r. c. s.; William Wright, m. r. c. s.; Henry Oldknow, m. r. c. s.

« Les médecins et chirurgiens de l'hôpital des Marins, à Greenwich,

Signé : W. Beatty, m. d.; W. Gladstone, m. d.;
R. Dobson, chirurgien;
J. Doneville,
J. Gilchrist,
W. Watt,   } chirurgiens assistants;
J. Syme,
A. Paterson,
Drayton, pharmacien.

---

(1) 1846. En lithotripsie, cette introduction *instantanée* et *sans hésitation* est de la plus haute importance, surtout lorsqu'il s'agit

« Les médecins et chirurgiens de l'hôpital de Saint-Bartholomée, à Londres,

Signé : P.-M. Latham, m. d.; C. Hûe, m. d.; J.-P. Vincent, m. r. c. s.; Henry Earle, m. r. c. s.

« Le chirurgien de l'hôpital Saint-Georges,

Signé : B.-C. Brodie.

« 2° Que *toujours,* l'instrument étant introduit, la pierre ou les fragments ont été saisis *instantanément et sans aucune hésitation* (1).

« Les médecins et chirurgiens de l'hôpital de Derby,

Signé : Thomas Bent, m. d.; William Barker, m. d.; Richard Godwin, m. r. c. s.; John Wright, m. r. c. s.; Douglas Fox, m. r. c. s.

« Les médecins et chirurgiens de l'hôpital de Nottingham,

Signé : R. Hutchinson, m. d.; Mitchell Davidson, m. d.; John Attenburrow, m. r. c. s.; William Wright, m. r. c. s.; Henry Oldknow, m. r. c. s.

---

de se servir des *percuteurs courbes à cuillers;* constater cette propriété de l'instrument recto-curviligne est donc de la plus haute importance.

(1) 1846. Puisque l'on saisissait les pierres *instantanément* et *sans aucune hésitation* avec le *percuteur courbe,* pourquoi a-t-on changé sa forme et l'a-t-on gâté ?

« Les médecins et chirurgiens de l'hôpital des Marins, à Greenwich,

Signé : W. Beatty, m. d. ; W. Gladstone, m. d. ;
R. Dobson, chirurgien ;
J. Doneville,
J. Gilchrist,
W. Watt,
J. Syme,
A. Paterson,
Drayton, pharmacien.

} chirurgiens assistants ;

« Les médecins et chirurgiens de l'hôpital de Saint-Bartholomée, à Londres,

Signé : P.-M. Latham, m. d. ; C. Hüe, m. d. ; J.-P. Vincent, m. r. c. s. ; Henry Earle, m. r. c. s. (1).

« Le chirurgien de l'hôpital Saint-Georges,

Signé : B.-C. Brodie.

« 3° Que *toujours* la pierre ou le fragment saisi a

____

(1) Une seule fois, dans cet hôpital, la pierre glissa en dehors des branches de l'instrument pendant la percussion. Bien que cette pierre fût cependant attaquée, puisqu'une quantité assez considérable de fragments fut évacuée, je dois publier la remarque que MM. les chirurgiens de l'hôpital Saint-Bartholomée firent de cette circonstance. La pierre en question était très-volumineuse et présentait une surface lisse comme de la porcelaine, surtout vers son milieu. Il a fallu que je fisse faire, pour rompre cette pierre, un instrument différemment armé que les autres. Cette observation des chirurgiens de l'hôpital Saint-Bartholomée prouve avec quelle circonspection ils m'ont délivré leur certificat.

été pulvérisé immédiatement par le marteau, et que jamais nous ne nous sommes aperçus que son action fût illusoire, c'est-à-dire que la pierre ou le fragment fût plus ou moins pulvérisé (1).

« Les médecins et chirurgiens de l'hôpital de Derby,

Signé : Thomas Bent, m. d.; William Barker, m. d.; Richard Godwin, m. r. c. s.; John Wright, m. r. c. s.; Douglas Fox, m. r. c. s.

« Les médecins et chirurgiens de l'hôpital de Nottingham,

Signé : R. Hutchinson, m. d.; Mitchell Davidson, m. d.; John Attenburrow, m. r. c. s.; William Wright, m. r. c. s.; Henry Oldknow, m. r. c. s.

« Les médecins et chirurgiens de l'hôpital des Marins, à Greenwich,

Signé : W. Beatty, m. d.; W. Gladstone, m. d.;
    R. Dobson, chirurgien;
    J. Doneville,
    J. Gilchrist,
    W. Watt,   chirurgiens assistants;
    J. Syme,
    A. Paterson,
    Drayton, pharmacien.

---

(1) 1846. Pourquoi, si le *percuteur courbe* avait toujours une action constante, a-t-on changé sa forme ?

« Les médecins et chirurgiens de l'hôpital de Saint-Bartholomée, à Londres,

Signé : P.-M. Latham, m. d.; C. Hüe, m. d.; J.-P. Vincent, m. r. c. s.; Henry Earle, m. r. c. s.

« Le chirurgien de l'hôpital Saint-Georges,

Signé : B.-C. Brodie.

« 4° Que *toujours* les applications que nous avons vu faire de cet instrument ont été suivies de l'expulsion d'une quantité plus ou moins considérable de poudre et de fragments, ce qui constatait l'action constante de cet instrument (1).

« Les médecins et chirurgiens de l'hôpital de Derby,

Signé : Thomas Bent, m. d.; William Barker, m. d.; Richard Godwin, m. r. c. s.; John Wright, m. r. c. s.; Douglas Fox, m. r. c. s.

« Les médecins et chirurgiens de l'hôpital de Nottingham,

Signé : R. Hutchinson, m. d.; Mitchell Davidson, m. d.; John Attenburrow, m. r. c. s.; William Wright, m. r. c. s.; Henry Oldknow, m. r. c. s.

---

(1) 1846. Pourquoi a-t-on rendu cette action constante si souvent illusoire, comme je l'ai démontré dans mes *Considérations sur un pas rétrograde de la lithotripsie ?*

« Les médecins et chirurgiens de l'hôpital des Marins, à Greenwich,

Signé : W. Beatty, m. d.; W. Gladstone, m. d.;
R. Dobson, chirurgien;
J. Doneville,
J. Gilchrist,
W. Watt,   chirurgiens assistants;
J. Syme,
A. Paterson,
Drayton, pharmacien.

« Les médecins et chirurgiens de l'hôpital de Saint-Bartholomée, à Londres.

Signé : P.-M. Latham, m. d.; C. Hüe, m. d.; J.-P. Vincent, m. r. c. s.; Henry Earle, m. r. c. s.

« Le chirurgien de l'hôpital Saint-Georges,

Signé : B.-C. Brodie.

« 5° Que *toujours* nous avons vu cet instrument sortir avec autant de facilité qu'il était entré, ce qui prouvait qu'il conservait absolument le même calibre en sortant qu'en entrant, et que conséquemment il se fermait exactement (1).

---

(1) 1846. Si le *percuteur courbe* conservait absolument le même calibre en sortant et en entrant, c'est qu'il se débarrassait complétement du *magma* de pierre qui l'empêchait de se fermer. Pourquoi alors a-t-on changé sa forme et l'a-t-on gâté? M. Civiale, qui prétend que cet instrument ne se ferme pas quand de la pierre est interposée entre ses branches, ne prouve-t-il pas plutôt qu'il se sert d'un mau-

« Les médecins et chirurgiens de l'hôpital de Derby,

Signé : Thomas Bent, m. d.; William Barker, m. d.; Richard Godwin, m. r. c. s.; John Wright, m. r. c. s.; Douglas Fox, m. r. c. s.

« Les médecins et chirurgiens de l'hôpital de Nottingham,

Signé : R. Hutchinson, m. d.; Mitchell Davidson, m. d.; John Attenburrow, m. r. c. s.; William Wright, m. r. c. s.; Henry Oldknow, m. r. c. s.

« Les médecins et chirurgiens de l'hôpital des Marins, à Greenvich,

Signé : W. Beatty, m. d.; W. Gladstone, m. d.;
R. Dobson, chirurgien;
J. Doneville,
J. Gilchrist,
W. Watt,   } chirurgiens assistants;
J. Syme,
A. Paterson,
Draiton, pharmacien.

« Les médecins et chirurgiens de l'hôpital de Saint-Bartholomée, à Londres,

Signé : P.-M. Latham, m. d.; C. Hue, m. d.; J.-P. Vincent, m. r. c. s.; Henry Earle, m. r. c. s.

---

vais instrument, qu'il ne prouve que mon instrument est mauvais. Avant de juger un instrument, il faut l'employer comme son auteur l'a composé, et s'en servir comme il l'indique.

« Le chirurgien de l'hôpital Saint-Georges,

Signé : B.-C. Brodie.

« 6° Que *jamais,* pendant que la percussion s'o-
pérait, nous n'avons aperçu que le malade souffrît,
ce qui d'ailleurs ne peut avoir lieu, puisque l'instrument n'éprouve aucun mouvement pendant les percussions les plus fortes (1).

« Les médecins et chirurgiens de l'hôpital de
Derby,

Signé : Thomas Bent, m. d.; William Barker, m. d.; Richard
Godwin, m. r. c. s.; John Wright, m. r. c. s.; Douglas
Fox, m. r. c. s.

« Les médecins et chirurgiens de l'hôpital de
Nottingham,

Signé : R. Hutchinson, m. d.; Mithell Davidson, m. d.; John
Attenburrow, m. r. c. s.; William Wright, m. r. c. s.;
Henry Oldknow, m. r. c. s.

---

(1) 1846. Devant une attestation aussi positive, que deviennent
les assertions de ceux qui prétendent que le malade souffre pendant la percussion ? Qu'on lise les rapports qui se trouvent
trois pages plus loin, et que j'ai placés sous forme de notes, on y
verra avec quelle netteté s'expriment à ce sujet M. Brodie et les
chirurgiens de l'hôpital des Marins à Greenwich, qui ont voulu ré-
diger eux-mêmes leur attestation. M. Civiale, qui s'évertue à vouloir
trouver un danger dans un motif de sécurité, et qui n'a pas le droit
d'exprimer une opinion, parce qu'il n'a ni vu ni expérimenté,
devrait garder le silence devant ceux qui ont vu, et comprendre

« Les médecins et chirurgiens de l'hôpital des Marins, à Greenwich,

Signé : W. Beatty, m. d. ; W. Gladstone, m. d. ;
R. Dobson, chirurgien ;
J. Doneville,
J. Gilchrist,
W. Watt,   chirurgiens assistants ;
J. Syme,
A. Paterson,
Drayton, pharmacien.

« Les médecins et chirurgiens de l'hôpital de Saint-Bartholomée, à Londres,

Signé : P.-M. Latham, m. d. ; C. Hūe, m. d. ; J.-P. Vincent, m. r. c. s. ; Henry Earle, m. r. c. s.

« Le chirurgien de l'hôpital Saint-Georges,

Signé : B.-C. Brodie.

« 7° Que *jamais* nous n'avons vu l'instrument contenir à sa sortie aucune partie de la membrane intérieure de la vessie, et que nous n'avons vu l'eau quelquefois teinte de sang que dans les cas de mollesse extrème de la membrane muqueuse (1).

---

que l'opinion de personnes sans autre intérêt dans la question que celui de faire connaître la vérité doit avoir un poids que lui surtout ne saurait contre-balancer.

(1) 1846. Si le *percuteur courbe* armé de ses dents, qui le rendent si effectif sur la pierre, est si peu agressif pour l'organe, pourquoi a-t-on cherché à le priver de ces dents dans lesquelles résident sa prin-

« Les médecins et chirurgiens de l'hôpital de Derby,

Signé : Thomas Bent, m. d. ; William Barker, m. d. ; Richard Godwin, m. r. c. s. ; John Wright, m. r. c. s. ; Douglas Fox, m. r. c. s.

« Les médecins et chirurgiens de l'hôpital de Nottingham,

Signé : R. Hutchinson, m. d. ; Mitchell Davidson, m. d. ; John Attenburrow, m. r. c. s ; William Wright, m. r. c. s. ; Henry Oldknow, m. r. c. s.

« Les médecins et chirurgiens de l'hôpital des Marins, à Greenwich,

Signé : W. Beatty, m. d. ; W. Gladstone, m. d. ;
R. Dobson, chirurgien ;
J. Doneville,
J. Gilchrist,
W. Watt, } chirurgiens assistants ;
J. Syme,
A. Paterson,
Drayton, pharmacien.

---

cipale force, son principal avantage ? encore une fois, pourquoi l'a-t-on gâté ? On dit que ces dents sont dangereuses dans des mains inexpérimentées ; je réponds à cela que des mains inexpérimentées ne doivent pas faire d'opérations. On ne met pas un couteau qui coupe dans les mains des enfants, quoique cet instrument soit d'une grande utilité à ceux qui savent s'en servir.

« Les médecins et chirurgiens de l'hôpital de Saint-Bartholomée, à Londres,

Signé : P.-M. Latham, m. d.; C. Hüe, m. d.; J.-P. Vincent, m. r. c. s.; Henry Earle, m. r. c. s.

«Le chirurgien de l'hôpital Saint-Georges,

Signé : B.-C. Brodie (1).

---

(1) Lorsque j'ai présenté le certificat à M. Brodie, ce célèbre chirurgien, dans lequel j'ai toujours trouvé l'assistance la plus libérale pour me faire obtenir des succès, a eu la bonté de me dire que non-seulement il en signerait tous les paragraphes, mais que, pour que l'on vît bien qu'il avait réfléchi à chacun des articles en les signant, il voulait écrire le certificat de sa main : c'est ce qu'il a fait. Mais comme, sans altérer le sens, il a changé les expressions que je lui proposais d'employer, je publie la traduction littérale du certificat de M. Brodie, avec la note qu'il a bien voulu y ajouter, et dans laquelle il exprime son opinion personnelle sur le *percuteur*. L'original de ce certificat est déposé, avec tous les autres, au secrétariat de l'Institut.

Je publie également le certificat de MM. les chirurgiens de l'hôpital de Greenwich, qui ont aussi jugé à propos de faire quelques changements à ma rédaction, probablement, comme on va le voir, pour rendre leur attestation encore plus favorable au *percuteur*. Ce dernier certificat est aussi écrit en entier par sir Richard Dobson.

Certificat de M. Brodie.

Moi soussigné, ayant recommandé plusieurs malades aux soins de M. Heurteloup, et l'ayant vu faire plusieurs opérations avec l'instrument qu'il a appelé *percuteur courbe à marteau*, certifie :

1º Qu'il a toujours introduit l'instrument dans la vessie avec la plus grande facilité ;

Maintenant, messieurs, si vous me permettez d'argumenter d'après des attestations aussi authen-

---

2° Que, l'instrument étant introduit, il a toujours saisi la pierre ou les fragments sans la plus petite difficulté ou délai ;

3° Que toujours les pierres ainsi saisies étaient immédiatement et complétement écrasées par les coups de marteau ;

4° Que les fragments ont toujours été expulsés de la vessie immédiatement après l'opération ;

5° Que l'instrument a été retiré de la vessie avec autant de facilité qu'il a été introduit ;

6° Que les malades n'ont pas paru éprouver de la douleur pendant le brisement de la pierre par les coups de marteau ;

7° Que jamais je n'ai vu des portions de la membrane muqueuse de la vessie retirées avec l'instrument ;

8° Que l'opération n'a en général produit aucune hémorrhagie, et que, lorsqu'il y en a eu, cela n'a été que très-peu de chose.

En un mot, je ne puis regarder l'opération, telle que M. Heurteloup la pratique avec son nouvel instrument, que comme rendant l'opération beaucoup plus parfaite qu'elle ne l'était avant (*as a very great improvement on the operation as it was practised formerly*).

Signé : B.-C. BRODIE,
Chirurgien du roi et de l'hôpital Saint-Georges.

Certificat des médecins et chirurgiens de l'hôpital royal
de Greenwich.

Nous soussignés, officiers médicaux de l'hôpital royal de Greenwich, ayant vu M. Heurteloup pratiquer publiquement l'opération de la lithotripsie, à cet hôpital, avec l'instrument qu'il a nommé *percuteur courbe à marteau*, certifions :

1° Que M. Heurteloup a toujours introduit l'instrument dans la vessie immédiatement et avec autant de facilité qu'une sonde ;

2° Que, l'instrument étant introduit, la pierre a été immédiatement prise et brisée par les coups du marteau ;

tiques et aussi positives, et qui seront d'un grand poids aux yeux de ceux qui connaissent combien les Anglais attachent d'importance à de telles attestations, je dirai :

Si le *percuteur* s'introduit dans la vessie avec la plus grande facilité, il est bon sous ce rapport ; s'il saisit la pierre immédiatement, il est bon sous ce rapport ; s'il pulvérise instantanément, il est bon sous ce rapport ; si toujours les fragments sont

---

3° Qu'une quantité plus ou moins grande de fragments a toujours été rendue après que l'instrument a été retiré ;

4° Que l'instrument a toujours été retiré avec autant de facilité qu'il a été introduit ;

5° Que le malade n'a jamais donné de signes de douleur pendant l'action du marteau : aussi ne doit-il pas en éprouver, car l'instrument se trouve placé au milieu de la vessie, qui est distendue avec de l'eau, et est immobile pendant la percussion ;

6° Que la vessie ne reçoit aucune atteinte de l'instrument (*that the bladder is perfectly uninjured by the instrument*).

Nous donnons ce certificat, convaincus de la sûreté et de l'efficacité de l'instrument, et en admiration des talents et de la dextérité de M. Heurteloup.

Donné à l'hôpital royal de Greenwich, ce 28 juin 1833.

Signé : W. Beatty, m. d. ; W. Gladstone, m. d. ;
R. Dobson, chirurgien ;
J. Doneville,
J. Gilchrist,
W. Watt,   chirurgiens assistants ;
J. Syme,
A. Paterson,
P. Drayton, pharmacien.

évacués par le malade après son application, il est bon sous ce rapport; s'il se ferme toujours exactement, il est bon sous ce rapport; si pendant son application le malade ne ressent aucune douleur, il est bon sous ce rapport; et enfin, si l'instrument ne blesse jamais la vessie, il est encore bon sous ce rapport.

Or, si toutes les propriétés qu'il doit avoir sont développées à ce degré de perfection, cet instrument et le système qu'il représente doivent appeler à un haut degré l'attention de l'Institut.

Maintenant que j'ai prouvé, en faisant connaître de nombreux exemples de guérison, que l'instrument n'est pas seulement *théoriquement* bon, et que je viens de prouver qu'il supporte avec le plus grand avantage l'examen analytique de toutes ses propriétés, je passe à un point plus délicat, c'est-à-dire que j'entreprends de démontrer que la lithotripsie, sous le rapport de pulvériser les pierres, n'ira pas plus loin.

Comme je l'ai dit dans mon premier mémoire, il existe trois systèmes applicables à la pulvérisation mécanique des pierres : la *percussion*, qui est le plus rapide ; l'*écrasement*, qui vient après, et l'*usure progressive*, dont le nom seul indique la lenteur, et qui, dans l'état actuel de la science, se trouve exclue par ce seul fait, et ne peut entrer comme élément dans un instrument dont la propriété principale doit être de pulvériser rapidement.

Il n'y a donc que le système d'écrasement qui pourrait entrer en lutte de rapidité et de puissance avec le système de percussion. Or, il est évident que dans la percussion, qui est une force *vive* qui ébranle la pierre, il est un principe de puissance qui n'existe pas dans l'écrasement, qui est une force *morte*, qui laisse à la pierre toute sa résistance, jusqu'à ce que, cette résistance surmontée, le calcul cède. Dans la percussion, on sent facilement qu'il n'est pas besoin d'ajouter dans l'instrument une force à une force pour le rendre effectif; dans l'écrasement, c'est le contraire. Il faut donc qu'un instrument à écrasement soit plus chargé de métal qu'un instrument à percussion, pour être en état de supporter la tension où le mettent les tours successifs de l'écrou. Que fait-on quand on écrase une pierre avec un instrument établi sur un principe d'écrasement? A chaque tour d'écrou, on ajoute une force à une force, *et cette addition se fait dans l'instrument* jusqu'à ce que la pierre ou l'instrument se brise. Dans la percussion, au contraire, on ajoute bien une force à une autre force, mais l'addition ne se fait pas dans l'instrument, *elle se fait dans la pierre*. Le premier coup de marteau l'ébranle, le second coup l'ébranle encore, le troisième encore plus, et entre chaque coup l'instrument *se repose*. Dans l'écrasement, il est toujours *en action;* il faut pour ainsi dire le *saturer d'efforts* pour le rendre effectif. Il faut donc peu de force employée pour briser une pierre par la percussion, et beaucoup pour la briser par l'écrasement. La percussion est donc le meilleur système à employer, puisqu'il développe plus de puissance, et l'instrument qui permet de mettre en usage ce système est celui qu'il faut préférer.

Maintenant, le *percuteur courbe* est-il le meilleur instrument pour mettre ce système en usage ? Je vais essayer de prouver que oui.

Si l'on se rend compte de ce qu'est la percussion et si l'on veut la définir, on dira, je crois, que de percuter une pierre consiste à mettre cette pierre sur un plan immobile et à rapprocher d'elle, avec vivacité, un plan mobile. En un mot, c'est, comme je l'ai déjà écrit dans mon premier mémoire, mettre une pierre sur une table et la percuter avec un marteau.

Or, plus les plans seront larges et longs, plus la purcussion sera effective.

Comme le *percuteur* est construit sur le principe de développer ces deux plans dans la vessie, il s'agit de savoir si ces plans peuvent être élargis ou allongés.

Ils ne peuvent pas être élargis, puisque leur largeur est déterminée par le diamètre du canal, et ils ne peuvent pas être allongés, parce que trop longs ils présenteraient le double inconvénient de perdre de leur force et de ne pouvoir être inclinés ni à droite ni à gauche, ce qui empêcherait les manœuvres nécessaires pour saisir les pierres.

Il suit de là que, les plans que présente le *percuteur* ne pouvant être ni allongés ni élargis, l'instrument présente sous ce rapport la propriété de pulvériser autant qu'elle peut être développée (1).

Or, si la percussion est le système de pulvérisation le plus rapide, si ce système est d'autant plus effectif que les plans de l'instrument sont plus larges, et si le *percuteur courbe* présente des plans aussi étendus qu'il est possible d'en développer dans la vessie, on ne pourra donc pas appliquer à la pulvérisation des pierres un moyen plus énergique et plus efficace sous le rapport de l'action de pulvériser. Sous le rapport de l'action de prendre la pierre dans la vessie, j'ai prouvé qu'elle était instantanée, et elle doit l'être, puisque le mécanisme du *percuteur* est aussi simple, aussi rapide, et aussi soumis à la volonté du chirurgien que sa main (2).

---

(1) 1846. Voyez ce que je dis, au sujet de ces plans, dans mes *Considérations sur un pas rétrograde de la lithotripsie.* Pourquoi a-t-on privé mon *percuteur courbe* de ces larges plans que j'avais si bien disposés pour que, bien qu'ils soient aussi longs et aussi larges que possible, ils puissent cependant se *débarrasser complétement* du détritus interposé entre eux ? Pourquoi a-t-on gâté mon *percuteur courbe ?*

(2) 1846. A la simplicité de la construction du *percuteur courbe*, qui rendait son mécanisme *pour prendre* si prompt et si facile, on a substitué une foule de pièces parasites, vis, volants, écrous brisés, pi-

Maintenant, messieurs, permettez-moi, avant de vous présenter mes nouvelles observations, de vous donner quelques éclaircissements sur les circonstances qui ont précédé l'invention de mon nouveau système de lithotripsie et du *percuteur courbe*. En même temps que ces éclaircissements mettront dans toute son évidence le droit entier que j'ai de me dire l'inventeur du système et de l'instrument, ils me donneront l'occasion de remettre sous vos yeux, dans un court exposé, la série des travaux qui m'ont occupé depuis dix ans.

En 1824, la lithotripsie ne consistait que dans l'emploi d'un instrument doué de la simple faculté de saisir des pierres d'un volume médiocre, et de faire dans ces pierres un simple trou à chaque fois que le chirurgien pouvait les prendre dans la vessie.

Cet instrument, bien que suffisant pour guérir avec assez de rapidité des malades qui n'avaient que de petites pierres sphériques, ne pouvait servir avec succès pour les malades qui avaient des pierres plus volumineuses, qui nécessitaient trop de trous et conséquemment trop de manœuvres pour les saisir chaque fois.

Pour remédier à l'inconvénient d'être obligé de

gnons, etc. etc., qui en ont fait un instrument lourd, lent, maladroit. Pourquoi a-t-on encore gâté mon *percuteur courbe* sous ce rapport ? Je recommande la lecture des pages 236, 237 et 238.

faire dans les pierres ce grand nombre de trous, j'imaginai d'abord un instrument avec lequel la pierre, une fois prise, était évidée comme un œuf dès la première attaque, de manière que la coque finissant par tomber en morceaux dans l'organe, elle pût être détruite par l'instrument qu'on avait d'abord mis en usage, ou par tout autre convenablement disposé pour cet effet. Avec cet instrument, j'excavais les pierres et j'en obtenais la rupture avec d'autant plus de facilité qu'elles étaient plus sphériques (1). Bientôt je m'aperçus que les coques qui résultaient de l'évidement étaient difficilement détruites, soit par l'instrument qui avait servi d'abord, soit par celui que j'avais imaginé. Cela m'engagea à construire, pour atteindre cet important résultat, un second instrument auquel je donnai le nom de *brise-coque*, et qui, au moyen

---

(1) 1846. M. Civiale prétend que lorsque j'ai imaginé cet appareil pour évider les pierres sphériques, je trouvais toutes les pierres sphériques, et que depuis que j'ai imaginé le percuteur courbe pour briser les pierres ovalaires et plates, je trouve toutes les pierres ovalaires et plates. M. Civiale a évidemment beaucoup d'esprit, mais il n'est pas logique, car si j'avais trouvé toutes les pierres sphériques, je n'aurais pas cherché à courber un des instruments pour attaquer les pierres plates et *vice versa*. M. Civiale dit ces jolies choses dans un livre intitulé *Parallèle entre les divers procédés de la lithotritie*, procédés parmi lesquels il a *oublié* de comprendre ceux qui sont de ma façon et qui m'ont fait obtenir mon premier prix de l'Institut : je veux parler de mon *appareil évideur à forceps* et de mon *brise-coque*. Remporter le prix est-ce donc un motif de rebut ?

de deux branches douées d'une grande force et facilement mobilisables, prenait ces fragments plats et concaves et les écrasait avec la plus grande facilité.

Dès lors, avec ces trois instruments, l'originaire et les deux que j'avais imaginés, je pouvais détruire entièrement les petites pierres, je pouvais évider et quelquefois rompre les grosses pierres sphériques, et je pouvais rapidement pulvériser les fragments.

Mais lorsque j'avais à rompre des pierres plates et ovalaires, qui sont en si grande proportion parmi les calculs humains, ou la coque d'une pierre sphérique et très-dure que j'avais d'abord excavée, mais non rompue, ces moyens n'étaient pas suffisants.

Il fallut donc me livrer à de nouvelles recherches, dans lesquelles je fus aidé par l'expérience que j'avais acquise, et ces recherches me conduisirent à la découverte de la percussion et de l'instrument courbe.

Il y a maintenant six ans, opérant un malade *publiquement* à l'hôtel-Dieu de Paris, avec mon instrument *évideur*, je m'aperçus, après avoir saisi une pierre et au moment de la détruire avec mon *perforateur*, que j'avais oublié d'y mettre une poulie. Ne pouvant faire jouer l'archet, il me vint dans l'idée que, puisque ma pierre était solidement maintenue par le *point fixe*, je pourrais briser cette pierre en la frappant simplement avec la tige du *perfora-*

teur. C'est ce que je fis : cette percussion opérée, j'ouvris les branches de la pince pour laisser tomber dans la vessie le détritus de la pierre, et je la retirai. Le lendemain, le malade rendit une quantité de fragments beaucoup plus considérable que ne me l'avait fait espérer une manœuvre aussi simple.

Telle est, messieurs, la première idée que j'eus de la percussion.

Il y a trois ans, opérant *publiquement* un malade à l'hôpital militaire de Greenwich, et ayant inutilement employé mon instrument *évideur* pour rompre une pierre volumineuse et sphérique, je pensai que, puisque j'avais affaibli cette pierre par l'excavation, je pourrais la rompre avec un simple instrument à trois branches, en employant son foret à transmettre à la pierre le choc d'un marteau, au lieu de l'employer à faire un trou qui n'aurait servi à rien. Je fis donc faire un de ces instruments, auquel j'ajoutai une pièce accessoire que je nommai *un appui*, à cause de la propriété qu'elle a de soutenir le pavillon interne de l'instrument pendant la percussion.

Avec cet instrument ainsi disposé, je rompis la pierre, objet de mes attaques, mais je la rompis en faisant souffrir le malade ; car, cette pierre étant mal appuyée sur les crochets de la pince, chaque coup que je donnais était ressenti par l'organe. Il fallut donc avoir recours à une autre combinaison.

Voilà, messieurs, le second fait qui me conduisit à penser à la percussion. Ce fait est capital, car il marque l'apparition de ce nouveau système dans la science.

Enfin, il y a deux ans et demi, opérant avec le perce-pièce un révérend qui avait plusieurs petites pierres, je percutai avec un marteau sur le mandrin, au lieu de faire jouer l'archet, et je m'aperçus que, outre que ce procédé est plus court et donnait moins de vibration que l'usure progressive au moyen de l'archet, il avait pour avantage de faire une poudre grossière, au lieu d'une poudre fine, qui s'attache à la vessie et n'est pas évacuée avec facilité (1).

Ce troisième fait me fit penser plus que jamais à donner à la percussion, qui me parut dès lors un système utilement applicable à la lithotripsie, un agent digne de le représenter, et c'est ce que j'entrepris.

---

(1) 1846. Je persiste toujours à préférer la poudre grossière à la poudre fine, parce que la première est plus facilement entraînée et ne devient pas lourde par l'humectation comme la première. Cette poudre très-fine tend effectivement à s'amasser dans les sinus que présentent quelques vessies, et en sort difficilement. Cependant, si on n'avait à payer un système de *pulvérisation immédiate* que par l'inconvénient de faire de la poudre très-fine, on devrait en faire l'acquisition, sauf à chercher ensuite un système analogue, mais produisant une poudre plus grossière. C'est ce qui me paraît d'une grande difficulté, car, malgré tous mes travaux pour obtenir une poudre grossière, je n'ai pu arriver qu'à produire une poudre d'une finesse extrême au moyen de mon procédé de pulvérisation immédiate et complète, dont j'ai parlé dans le commencement de ce livre.

D'abord, si les pierres sphériques volumineuses m'avaient paru en harmonie avec l'action d'un instrument destiné à les excaver, en cela que, présentant des rayons égaux, elles se prêtaient à l'action rotatoire d'un mandrin mis en action par un archet, les pierres plates et ovalaires, par la raison contraire, ne se prêtaient pas à l'action d'un tel système.

De même que les pierres sphériques m'avaient donné l'idée de profiter de leurs propriétés physiques pour les excaver, de même la forme aplatie et ovalaire des pierres me donna l'idée de leur appliquer le système de la percussion.

En effet, toute pierre plate ou ovalaire présente deux surfaces, et conséquemment le principe que je devais développer dans l'instrument pour les saisir et les retenir ne pouvait être que de lui opposer *deux plans*, plans que je ne pouvais obtenir qu'en donnant à l'instrument *deux branches*.

Mais si c'est la nécessité de saisir et de retenir les pierres plates et ovalaires qui m'a fait donner deux branches à l'instrument, c'est la nécessité de briser ces pierres par la percussion qui m'a fait donner à ces deux branches *une direction courbe*.

En effet, la percussion d'une pierre ne peut s'opérer qu'en mettant la pierre sur un plan immobile et en rapprochant d'elle avec force et vivacité un plan mobile.

Mais pour obtenir ce résultat dans la vessie, dans

laquelle on ne peut parvenir qu'avec un instrument de 4 lignes et au-dessous, et d'une longueur suffisante pour parcourir l'urèthre, il fallait nécessairement que ces plans *fussent perpendiculaires à l'axe du tube droit qui est nécessité par le canal.*

De là, nécessité absolue de donner à l'instrument une courbure.

Ainsi on voit que, par suite de mes observations antérieures, voulant développer dans mon instrument le système de la percussion, j'ai été porté nécessairement à lui donner deux branches et à les courber, par des déductions logiques et non par suite de l'imitation d'autres instruments, qui d'ailleurs n'ont jamais été faits dans le but de détruire une pierre dans la vessie par la percussion.

C'est sur ces principes, messieurs, que j'ai construit mon *percuteur courbe à marteau.* Si vous l'examinez avec attention, vous verrez qu'il présente effectivement deux plans, qui sont, au moyen de sa courbure, perpendiculaires à l'axe de la partie droite qui parcourt l'urèthre. C'est en rapprochant ces deux plans l'un de l'autre qu'une pierre ronde, aplatie ou ovalaire, peut être saisie et retenue solidement, et c'est en les rapprochant au moyen de la force vive du marteau, que ces pierres se trouvent brisées avec la plus grande facilité et en d'autant plus de fragments que les plans ont plus de largeur.

Mais, messieurs, vous devez concevoir que cet instrument, tout convenablement disposé que vous puissiez le supposer, ne serait d'aucune utilité si je n'avais pu mettre en usage deux de mes anciennes et peut-être de mes plus importantes inventions : je veux parler de mon *lit rectangle*, sur lequel je place mes malades pendant l'opération, et du moyen particulier que j'emploie pour donner à l'instrument une fixité sans laquelle toute percussion est impossible.

J'ai dit que j'avais disposé mon percuteur courbe pour qu'il me présentât un plan immobile et un plan mobile : eh bien, c'est au moyen du *point fixe* qui est sur la partie antérieure de mon lit que je donne au segment postérieur de la courbure cette immobilité absolue et nécessaire, c'est ce point fixe qui me permet d'employer contre ces pierres le système et l'instrument nouveaux qui font le sujet de ces mémoires.

Telles sont, messieurs, les dernières considérations sur lesquelles je désirais fixer votre attention relativement à mon nouveau système de lithotripsie. Je désire vous les avoir présentées avec assez de clarté pour que ce système, qui est accueilli avec un grand intérêt par les chirurgiens anglais, reçoive de vous une approbation qui ne peut que lui donner de l'impulsion en France et conséquemment engager la chirurgie à le mettre en usage.

Comme je me l'étais proposé, je finis ce mémoire par la relation des nouveaux succès que j'ai obtenus, non pour vous donner une conviction que, je l'es-

père, vous avez déjà, mais pour ajouter aux déductions théoriques que je viens de vous exposer le
complément indispensable de faits pratiques.

19ᵉ OBS. (*rédigée par le chirurgien du malade*) (1).

« M. Foster, âgé de soixante-quatre ans, d'une haute stature, demeurant à East-Shafton Morpeth, d'une bonne constitution, ayant
été pendant toute sa vie presque exempt de maladies, vint me consulter, il y a douze ans, pour une difficulté qu'il éprouvait à rendre
ses urines. Un examen soigneux me fit découvrir un rétrécissement
de l'urèthre que je cherchai à enlever par un traitement approprié.
Ce rétrécissement était très-prononcé et admettait avec peine les
plus petites bougies nº 1; il avait environ 1 pouce d'étendue et
était situé à quelques lignes en avant du ligament triangulaire.
Après avoir traité ce rétrécissement à différents intervalles pendant
dix ans, j'obtins une dilatation suffisante pour permettre l'introduction d'une bougie nº 14. A cette époque, M. Foster rendait
ses urines par un jet assez fort et régulier; mais il y a un an et demi,
il me consulta pour une sensation pénible et inaccoutumée qu'il

---

(1) Il y a vingt jours à peu près, je reçus à Londres, par un de
mes amis, l'avis imprimé que la commission nommée par l'Institut
pour examiner les travaux présentés pour le concours du prix
Montyon avait déjà émis son opinion sur ceux relatifs à la lithotripsie. Je m'occupai aussitôt de rassembler mes matériaux, et je
me mis à faire mon troisième mémoire et à traduire les observations rédigées par les chirurgiens des malades que j'avais opérés.
J'ai dû faire cela fort vite, et conséquemment assez mal. Je me
recommande donc à l'indulgence de mes lecteurs, sous le rapport
de la régularité de la rédaction ainsi que sous celui des erreurs ty-
pographiques.

éprouvait dans la vessie et le rectum, surtout lorsqu'il marchait ou montait à cheval, exercice que son état de fermier rendait souvent nécessaire. Il remarqua de plus, à cette époque, des arrêts plus ou moins complets et de l'irrégularité dans le jet de ses urines. Je l'examinai, et quoique je m'aperçusse que la portion rétrécie de l'urèthre présentait un plus petit diamètre que lorsque j'eus fini de le traiter pour son rétrécissement, la différence n'était pas cependant assez considérable pour expliquer les symptômes qui existaient. Je continuai mes recherches et procédai à examiner la vessie, à peu près convaincu que j'y rencontrerais une pierre. En effet, au moyen du cathétérisme, j'en découvris une. Aussitôt j'engageai le malade à se rendre à Londres, où il me pria de l'accompagner. M. Foster ayant une aversion insupportable pour la taille, je pris tous les renseignements possibles sur l'autre moyen de guérir et dans l'application duquel l'incision n'est pas nécessaire.

«Ayant vu dans *la Lancette* de nombreux cas de guérisons obtenues par M. Heurteloup, je me décidai à lui confier mon malade. Lorsque nous arrivâmes en ville, ce chirurgien était à Paris; nous attendîmes son retour, ce qui laissa à M. Foster le temps de se remettre d'un long voyage de 300 milles. Dès que M. Heurteloup fut de retour à Londres, il sonda M. Foster, découvrit la pierre, et au moyen d'un instrument qu'il a appelé *percuteur courbe à marteau, et qui devait nécessairement être d'un petit calibre à cause du rétrécissement* (1), il brisa cette pierre en

---

(1) 1846. M. Civiale dit, page 408, dans un livre intitulé *Parallèle entre les divers procédés de la lithotritie :* « Les *percuteurs* dont l'auteur fit d'abord usage étaient trop volumineux pour qu'on pût les employer dans tous les cas, sans s'exposer à produire des éraillements, des déchirures, ou au moins des distensions excessives de l'urèthre et tous les accidents graves qui en sont les conséquences...

une courte application faite le 27 octobre, et une application faite le 3 novembre pulvérisa tous les fragments qui restaient. Chaque application dura de trois à quatre minutes, et fut faite avec une adresse et une facilité suprenantes. Comme nous l'avions supposé d'avance, l'expulsion du détritus était rendue difficile par le rétrécissement; car les fragments, au lieu de se laisser entraîner par le flot des urines et de franchir ainsi l'urèthre, s'arrêtaient souvent derrière la portion rétrécie. Mais cette circonstance fâcheuse n'entrava nullement le succès de l'opération : M. Heurteloup, dès qu'un fragment s'engageait dans l'urèthre, le retirait avec facilité, au moyen d'instruments particuliers dont je ne me sens pas capable de donner une description assez claire et assez exacte; je puis cependant répondre du plein succès qui suivit leur application (1). Mon malade est maintenant parfaitement guéri, et retourne chez lui demain avec moi, bien loin de regretter le long voyage

---

Mais on est parvenu à construire des instruments qui ont moins de volume..., etc. etc. » Il y a aussi une note dans laquelle M. Civiale me *prête* des paroles pour faire croire que je ne pouvais pas, lorsque j'inventai le *percuteur*, en faire construire d'un petit volume. On voit que M. Civiale est à côté de la vérité. Du reste, j'engage à lire ce livre avec circonspection, car il est plein d'erreurs et donne de mon système d'opération une idée complétement erronée.

(1) Il s'agit ici de mes nouveaux instruments pour pratiquer la *lithocénose uréthrale* (λιθος, pierre, κενωσις, évacuation). J'ai d'abord eu l'idée de présenter ces instruments à l'Académie des sciences, ainsi que ceux qui me servent à pratiquer la *lithocénose vésicale*; mais, comme il ne m'a pas paru que l'on en sentît l'importance, j'attendrai encore quelque temps pour les mettre sous les yeux de l'Académie. Les observations suivantes vont faire voir combien souvent ces deux genres de *lithocénose* sont nécessaires. — 1846. L'importance de la *lithocénose* est bien diminuée depuis que j'emploie l'extraction immédiate au moyen du *percuteur à cuillers*.

qu'il a fait pour avoir recours à l'opération merveilleuse de M. Heurteloup.

« *Signé :* Robert VARDY, chirurgien.

« Whalton, près Morpeth, Northumberland. »

20ᵉ OBS. (*rédigée par le chirurgien du malade*).

« M. Gutteridge, vieillard de quatre-vingts ans, d'une haute taille et encore dans toute la force de son intelligence, avait éprouvé depuis dix-huit mois des desirs fréquents d'uriner. Au commencement de septembre 1832, il fut sondé par M. Green, qui découvrit de suite une pierre dans la vessie, ce qui nous détermina à placer le malade sous les soins de M. Heurteloup; mais, ce chirurgien se trouvant à Paris à cette époque, il ne put examiner M. Gutteridge que le 25 octobre, et malgré l'âge avancé du malade, M. Heurteloup ne considéra pas le cas comme au-dessus des ressources que présentait son mode d'opération.

« Le 3 novembre, M. Heurteloup fit son premier essai : la pierre fut saisie de suite et brisée instantanément; deux grands fragments furent brisés de même. L'application de l'instrument dura de trois à quatre minutes. Le malade ne ressentit presque aucune douleur, si ce n'est celle d'une envie forte d'uriner, qui fut causée par l'état excessivement contractile de la vessie, dans laquelle on ne put injecter que 2 ou 3 onces d'eau. Le malade s'habilla de suite et descendit dans son salon comme si rien n'avait eu lieu. Le jour suivant, M. Gutteridge fut malheureusement atteint d'un catarrhe de poitrine auquel il était sujet, accompagné d'une difficulté considérable de respirer. Cette attaque l'affaiblit assez pour que la seconde application fût remise au 12 novembre. Cinq portions de pierre furent saisies et brisées avec une adresse admirable. Le malade, affaibli et abattu par son catarrhe, se coucha pendant une heure après l'application et ensuite se leva comme avant. Il se remit peu à peu de son affection catarrhale et fut soumis à une troisième application le 19 novembre. Il la supporta parfaitement bien ; quatre fragments furent saisis et écrasés rapidement. Une quatrième application fut faite le 28 novembre ; quatre fragments furent pulvérisés : le malade se trouva dès lors plus fort et bien mieux portant.

« Le 5 décembre, la dernière application fut faite. L'intention de M. Heurteloup était de terminer l'opération en employant le *brise-coque*, mais la contraction extrême de la vessie ne laissait pas assez de place pour le développement de l'instrument (1).

« Mais, prévenant cette difficulté, M. Heurteloup s'était pourvu d'un instrument analogue au *percuteur courbe à marteau*, mais différant principalement en cela que l'intérieur des branches était excavé, de manière que les petits fragments saisis étaient aussitôt retirés avec la plus grande facilité (2).

« Le 11 décembre, le malade fut sondé et on ne trouva plus de pierre dans la vessie.

« La plus grande difficulté de cette opération était le peu d'espace que présentait la vessie, par suite de l'épaississement de ses parois, au développement et au jeu des instruments. Malgré cette circon-

---

(1) C'était un *brise-coque* à cuillers, avec lequel je voulais extraire les fragments que le malade rendait très-lentement ; mais la vessie était si contractée, qu'il n'y avait pas de place pour le déploiement des branches. Je fis donc usage d'un *percuteur à cuillers*, avec lequel je guéris le malade.

(2) 1846. On se rappelle que j'ai parlé de cette circonstance, dans l'introduction de cet ouvrage, pour donner la preuve que j'étais l'inventeur du *percuteur à cuillers*, invention que voulait s'attribuer l'honnête chirurgien auquel j'avais confié l'avenir de mes procédés en repartant pour l'Angleterre en 1833. J'ai cité aussi la note qui précède celle-ci ; elle est, comme on voit, assez claire.

stance défavorable, cependant, la pierre entière et les fragments furent saisis avec la plus grande facilité. Une autre difficulté était que la vessie du malade ne pouvait contenir que très-peu d'urine ; il vidait cet organe par un jet petit et faible, et le détritus de la pierre était évacué avec beaucoup plus de difficulté et de lenteur que lorsqu'il y a une expulsion copieuse d'urine par un jet large et fort. Cette circonstance rendit nécessaire la pulvérisation des fragments, qu'un malade plus jeune et dans un état plus favorable aurait expulsés naturellement. En effet, M. Heurteloup jugea même convenable, à la fin, de les retirer au moyen de l'instrument sus-mentionné, qui réussit à merveille.

« *Signé :* William FORBES, chirurgien.

« Camberwell, 26 décembre 1832. »

21ᶜ OBS. (*rédigée par le chirurgien du malade*).

« M. John Lake, âgé de soixante-sept ans, fermier, demeurant dans le comté de Kent, à 45 milles de Londres, a eu jusqu'à l'automne de 1824 une santé parfaite. Voici ses propres expressions :

« En novembre 1824, j'eus plusieurs attaques de douleur excessive dans la région des reins, avec des envies douloureuses et fréquentes d'uriner, sans pouvoir en rendre plus d'une cuillerée à la fois. Ces paroxysmes furent souvent suivis de nausées et de vomissements ; ils duraient quatre ou cinq heures, et se terminaient toujours par une évacuation abondante d'urine. Au commencement du printemps de 1826, je consultai un chirurgien éminent de Londres, qui me sonda, et me dit qu'il n'y avait pas de pierre dans la vessie. Au moyen de médicaments qu'il me prescrivit, je fus assez tranquille pendant deux ou trois ans. Quand je montais en voiture ou à cheval, mes urines s'écoulaient malgré moi, avec douleur, et étaient de la couleur de café. Je devins de plus en plus incommodé, et les douleurs devinrent plus vives. Au mois de juillet, j'eus l'occasion de faire un voyage sur de mauvaises routes; à mon retour chez moi, j'étais dans des souffrances horribles. J'éprouvai bientôt un désir continuel de rendre mes urines, qui étaient chargées de sang et déposaient du mucus sanguinolent. Je pouvais à peine supporter le moindre mouvement, même celui de lever mes jambes de terre en marchant, ou même de me lever de ma chaise et de m'y rasseoir; celui d'entrer dans mon lit et d'en sortir m'était encore plus pénible. Maintenant, par le talent et l'habileté de M. Heurteloup, je me trouve, grâce à Dieu, guéri de cette terrible maladie.

« *Signé :* John LAKE.

« 28 mai 1833. »

« Le 14 février 1833, je fus consulté par M. Lake, qui éprouvait des douleurs qui me firent croire qu'il avait une pierre dans la vessie. J'engageai M. Key à le sonder; ce chirurgien en trouva une qu'il jugea être plate, volumineuse, et fixée à la partie droite et postérieure de la vessie. L'urèthre et la prostate étaient sains. Je conseillai au malade de se faire examiner par M. le docteur Heurteloup, et de se soumettre à la lithotripsie, si son cas était favorable pour cette opération, que ce médecin avait pratiquée si souvent, avec tant de succès, et que j'avais vue avec tant de plaisir.

« J'accompagnai M. Lake chez M. Heurteloup, qui le sonda et confirma ce que M. Key avait annoncé. Il crut aussi que la pierre était retenue dans une partie de la vessie, et voulut savoir, avant de se décider à opérer, si elle pouvait être ôtée de l'endroit où elle paraissait enclavée, sans employer la force et sans produire trop d'irritation.

« M. Heurteloup sonda une seconde fois la vessie, qui reçut une plus grande quantité d'eau qu'au premier sondage, et la pierre fut délogée.

« La première opération fut faite, quelques jours après, devant M. Key et moi-même. La pierre et les portions rompues furent saisies avec la plus grande rapidité quatre fois. Chaque fois, il a fallu des coups de marteau très-forts pour briser le corps retenu par l'instrument ; le malade cependant n'en éprouva aucune sensation pénible. La durée de cette opération et de celles qui suivirent fut de trois à quatre minutes. Le malade rendit dans les premières vingt-quatre heures après l'opération une cuillerée de pierre comminuée.

« La seconde opération fut faite quatre jours après. La vessie fut plus irritable, et chassa l'eau entre l'instrument et le canal ; plusieurs fragments furent pris et brisés, et le malade évacua à son retour chez lui un fragment volumineux, qui était évidemment le nucléus presque intact de sa pierre.

« Deux autres opérations furent faites, dont le résultat fut le brisement rapide de plusieurs fragments. Le malade n'en éprouva que peu de sensations pénibles. Il alla chaque fois chez M. Heurteloup à pied pour être opéré, et s'en retourna de même.

« Deux jours après la troisième opération, je le visitai et il m'exprima combien il était joyeux de se trouver capable de marcher avec une parfaite facilité. Il ajouta que c'était le jour le plus heureux de sa vie, car avant ce jour, il était obligé de se traîner la tête baissée derrière tous ceux qui marchaient, mais que maintenant il les devancerait tous.

« La cinquième opération ne fut qu'un sondage, et constata la guérison du malade. Deux petits fragments furent pris, mais ils étaient si petits qu'ils auraient été rendus naturellement par le malade. Ils furent retirés tout entiers dans l'instrument.

« Deux jours après cette opération exploratrice, le malade fut sondé de nouveau avec le plus grand soin par M. Heurteloup, conjointement avec M. Key et moi-même, et l'absence de tout fragment de pierre confirma ce que nous faisait présumer l'absence de tout symptôme ou sensation pénible. Le malade, se trouvant en état de vaquer à ses affaires, se hâta de retourner chez lui et de jouir de la société de ses amis.

« Il quitta Londres le 2 avril, en bonne santé et le cœur gai (*in good spirits*).

« *Signé :* Frédéric COBB,
« Médecin de l'hôpital de Londres. »

22e OBS. (*rédigée par le chirurgien du malade*).

« M. Bowden, âgé de soixante-six ans, un des directeurs de la banque d'Angleterre, s'était plaint depuis quelque temps de sensations qui engagèrent M. Brodie et moi-même à supposer qu'il y avait une pierre dans la vessie. Le malade fut sondé le 13 février, et une pierre fut immédiatement découverte. Je lui parlai de la taille et de l'opération de M. le docteur Heurteloup, dont il pouvait faire choix pour s'en débarrasser, et il se décida sans hésiter à se soumettre à la lithotripsie. J'écrivis à cet effet à M. Heurteloup, et le 19 février fut fixé pour que le malade se rendît chez ce médecin avec moi. M. Heurteloup constata d'abord la présence de la pierre avec la sonde, et introduisit ensuite le *percuteur,* avec lequel il saisit et brisa immédiatement la pierre. L'opération fut faite avec beaucoup de facilité sans que le malade parût éprouver de la douleur ; elle ne dura que deux à trois minutes. M. Bowden s'en retourna chez lui dans sa voiture et rendit une quantité considérable de fragments. La pierre était composée d'acide urique. Vers la matinée du lendemain, un fragment s'est engagé dans l'urèthre de manière à le boucher presque complétement. M. Heurteloup *en fit l'extraction,* et le malade se trouva soulagé. Le malade eut une paralysie incomplète de la vessie à peu près au même moment, mais qui ne dura cependant que peu de temps et fut entièrement guérie, lorsque la pierre fut extraite. Cinq autres applications furent nécessaires pour faire sortir la pierre, qui, d'après la quantité de fragments recueillis, devait peser près d'une once. Pendant tout le traitement, le malade souffrit peu ou pas, et est maintenant en bonne santé (1).

« *Signé :* H.-P. FULLER, chirurgien. »

23ᵉ OBS. — M. Villebois, homme fort et bien constitué, et chasseur de renard très-renommé, demeurant dans le Hampshire, avait été obligé de renoncer à son exercice favori, depuis un an et demi environ, par l'irritation et la douleur qu'il éprouvait à la vessie et le long de l'urèthre; souvent il rendait des urines sanguinolentes, après un exercice un peu violent. Inquiété par ce qu'il observait, il vint à Londres et consulta M. Copeland. Ce chirurgien reconnut de suite l'existence d'une pierre dans la vessie et me confia le malade.

L'urèthre et la vessie étaient en bon état, et la pierre avait à peu près 10 lignes de diamètre. Deux courtes applications, faites devant M. Copeland et M. Pope, suffirent pour la réduire en portions assez petites pour être évacuées. Le malade retourna dans le Hampshire, et quinze jours après son arrivée, il se remit à chasser sans en éprouver le moindre inconvénient.

M. Copeland et M. Pope constatèrent la guérison de ce malade, en examinant soigneusement la vessie conjointement avec moi.

24ᵉ OBS. — Sir Charles B., membre du parlement d'Angleterre, âgé de soixante ans, éprouva, il y a quelques années, des sensations pénibles au col de la vessie. Il s'adressa à M. Brodie, qui, ayant introduit un cathéter, sentit un corps placé dans le cul-de-sac de la

---

(1) 1846. M. Bowden est mort, neuf années après son opération, sans avoir jamais ressenti aucun symptôme de pierre. J'ai procédé chez lui, comme l'on voit, par l'*extraction*.

prostate. Il examina cette glande, qu'il trouva volumineuse et tuméfiée. Dès lors ce chirurgien célèbre supposa que le malade avait une
pierre enclouée dans le cul-de-sac prostatique. Cet examen soulagea
sir Charles, qui resta deux années sans avoir recours aux moyens de
l'art, quoique cependant il éprouvât souvent un sentiment pénible au
col de la vessie, et que ses urines fussent habituellement catarrhales.
Cependant, la sensation qu'il éprouvait devenant de jour en jour plus
pénible, il s'adressa de nouveau à M. Brodie, qui, ayant pratiqué une
seconde fois le cathétérisme, reconnut la présence d'une pierre dans
la vessie, et conseilla au malade de se mettre sous mes soins.

Le cathétérisme méthodique me fit reconnaître un canal d'une
largeur moyenne, d'une sensibilité modérée, et dévié de sa direction
par suite d'une hernie inguinale. La vessie était irrégulière, fon-
gueuse, saignante, extrêmement sensible. Il y avait plusieurs pierres
de 9 à 11 lignes de diamètre; elles rendaient un son mat, mais elles
étaient mobiles dans l'organe. La prostate était énorme, tuméfiée,
sensible; on la sentait avec la sonde se prolonger extrêmement dans
l'intérieur de l'organe.

En cinq applications de deux minutes du *percuteur*, qui furent
accompagnées de circonstances qu'il serait trop long de détailler ici,
les pierres de sir Charles furent *extraites ;* le volume de la prostate
diminua, et les urines, d'alcalines et de mucoso-purulentes, devinrent
claires et acides.

M. Brodie pratiqua le cathétérisme avec le plus grand soin, et
déclara le malade en pleine guérison. En effet, depuis ce temps sir
Charles n'a éprouvé aucune incommodité.

J'ai opéré sir Charles devant M. Brodie, qui a suivi avec d'autant
plus de soin l'opération, qu'elle présentait de grandes difficultés (1).

---

(1) 1846. Sir Charles Blunt a vécu sept années après avoir été opéré,
mais, comme l'état de sa vessie le fait pressentir, des phosphates

25ᵉ obs. (*rédigée par le chirurgien du malade*).
Opération publique.

« John Hancock, âgé de cinquante-six ans, manufacturier de bas, d'une santé généralement bonne, quoiqu'il ait éprouvé depuis plusieurs années, par accès, de la douleur au dos, par suite de la formation et du trajet de calculs du rein (ces calculs étaient souvent assez volumineux pour s'engager dans l'urèthre). Dans l'année 1828, il ressentit les symptômes de pierre ; ses douleurs devinrent de plus en plus violentes, au point de produire des deux côtés des hernies scrotales. Il resta dans cet état environ un an avant de vouloir se soumettre à la taille, qu'il consentit à subir le 29 mai 1829. La pierre était composée d'acide urique et pesait 5 gros, sa forme était celle d'un ovale aplati. A l'exception d'une congestion inflammatoire qu'il éprouva, d'abord dans un testicule et ensuite dans l'autre, il alla très-bien. Il fut renvoyé de l'hôpital en moins de cinq semaines. Depuis l'opération, cependant, il a eu une paralysie partielle de la vessie, de manière à ne pouvoir tenir dans cet organe qu'une très-petite quantité d'urine, sans quoi il y avait écoulement involontaire. Il continuait à rendre de temps en temps des calculs, et, au mois de juin 1832, il éprouva beaucoup de douleur pendant le trajet d'une gravelle volumineuse le long de l'uretère gauche. Au bout du septième jour, il en

---

mélangés se formèrent et nécessitèrent que j'en fisse l'*extraction*. Pendant un long séjour que je fis en Russie, il fut pris d'un paroxysme de douleurs dépendant de ces phosphates de nouvelle formation, et s'adressa à un éminent chirurgien de Londres, dans les mains duquel il succomba. On voit que, dans ce cas, j'ai procédé dès la première opération, pratiquée avant 1833, par l'extraction. Cette observation montre l'importance de ce système, car aussitôt qu'en raison de mon absence, sir Charles Blunt n'y fut plus soumis, il succomba.

sentit la chute dans la vessie, et éprouva un soulagement complet. Il n'expulsa pas ce gravier, et quelque temps après il ressentit de nouveau les symptômes de la pierre. En décembre, ses souffrances devinrent insupportables. Il me consulta et me pria de lui pratiquer une seconde fois la taille. Je remis ma décision et communiquai les détails du cas à M. Heurteloup, que je n'avais pas alors l'honneur de connaître. Je le lui représentai comme favorable pour la lithotripsie, et lui dis que si ses engagements pouvaient lui permettre de venir faire l'opération à Nottingham, j'étais sûr que cela ferait le plus grand plaisir aux médecins de cette ville.

« M. Heurteloup eut la bonté de venir à Nottingham, sonda le malade, désigna d'avance la nature et le volume approximatif de la pierre, et opéra, le 12 janvier, devant un grand nombre de médecins de cette ville et du voisinage. Il fit ensuite une démonstration des différents procédés employés pour pratiquer cette opération, et expliqua les pas successifs qui l'ont mené au point de perfection où il en est.

« La pierre fut deux fois saisie et brisée par le *percuteur*, et l'opération, du commencement jusqu'à la fin, ne dura pas plus de quatre à cinq minutes. Le malade fut surpris lorsqu'on lui annonça qu'elle était terminée; il descendit de la table avec bien moins de difficulté et de douleur qu'il n'en éprouva en s'y plaçant. Dès qu'il fut dans sa chambre, il rendit une quantité considérable de détritus. Il dormit mieux la nuit qui suivit qu'il n'avait fait depuis plusieurs semaines. Il n'éprouvait, à vrai dire, aucune douleur, si ce n'est une sensation pénible qui accompagnait de temps en temps le passage de fragments un peu anguleux. Le second jour, il évacua un très-grand fragment, et les urines de la nuit ne continrent presque plus de ce mucus qui avant était déposé en assez grande quantité. Le 16, quatrième jour après l'opération, les urines étaient tout à fait claires. Comme le malade se plaignait d'une sensation de chatouillement vers l'anus, je supposai qu'il y avait peut-être un fragment dans le col de la vessie, et j'introduisis une sonde pour m'en assurer ; effectivement j'en trouvai un que je repoussai dans l'organe, et le malade se trouva soulagé. Le détritus qu'il avait déjà rendu pesait 1 gros.

« Le **22**, M. Heurteloup est encore venu à Nottingham, et dans une seconde application de l'instrument réussit immédiatement à prendre et à briser les fragments qui restaient : le malade en rendit de suite les débris et a été depuis ce temps absolument exempt de douleur. Les urines sont saines et claires, il n'a rendu ni fragments ni graviers depuis la dernière opération ; mais l'écoulement involontaire des urines persiste.

« Cette observation est d'autant plus intéressante, que le malade avait d'abord subi l'opération de la taille, et puis celle de la lithotripsie. Je ne ferai aucune remarque sur les mérites comparatifs des deux opérations, mais je laisserai parler le malade lui-même. Il dit : « Quoique soulagé, après la taille, des symptômes les plus graves, « j'ai cependant souffert de la blessure, surtout au moment de l'é- « coulement des urines, et la douleur de l'opération elle-même était « plus grande que je ne pouvais la supporter. Pendant l'opération « de M. Heurteloup, la sensation que j'ai éprouvée ne peut pas être « appelée douloureuse, et excepté le trajet de quelques morceaux « de pierre, je n'ai ressenti aucun inconvénient ou sensation désa- « gréable. Depuis la seconde opération, j'ai été entièrement soulagé de toute douleur. »

« Il est évident que si M. Heurteloup avait été à Nottingham lorsque le malade se trouva incommodé par les fragments, il aurait probablement pratiqué la seconde opération, et le malade eût été guéri en quatre jours.

« *Signé :* Henry OLDKNOW.

« Nottingham, 5 mars 1833. »

26ᵉ OBS. *Opération publique.*

M. J. Forster, de Brosley, près de Nerwark, âgé de soixante-trois ans, délicat, quoique habituellement d'une santé assez bonne, après avoir rendu, à différents intervalles, des gravelles dans l'espace de quatorze ans, ressentit pour la première fois, il y a quatre ans, les symptômes de la pierre. Ses douleurs s'augmentant, il s'adressa à M. Attenburrow, chirurgien de l'hôpital de Nottingham, qui, l'ayant sondé, découvrit une pierre volumineuse.

Ce malade me fut présenté, à l'un de mes voyages dans le Nottinghamshire, et je l'examinai.

Je trouvai un canal d'une largeur modérée, assez mou, peu sensible, une vessie assez régulière, peu contractile ; les urines étaient chargées de mucus. La pierre avait 2 pouces dans son grand diamètre, était dure, rendait un son clair, était assez mobile pendant le relâchement de la vessie, mais fixe pendant la contraction.

Je fis à ce malade six applications du *percuteur,* qui le débarrassèrent entièrement de sa pierre. La première de ces applications fut faite à Nottingham, publiquement, devant plus de cent médecins et chirurgiens des environs, et, le malade étant venu à Londres, et voulant bien admettre les personnes que je voudrais inviter, je fis les autres devant les médecins et chirurgiens les plus distingués de cette ville, parmi lesquels je cite sir Henry Halford, sir Matthew Tierney, MM. les docteurs Frampton, Mecmichael, Johnstone, Williams, Alloway, Cholmeley, J.-A. Wilson, Block, Nelson, Roupell, Watson, Finlay, Borrett, Arnott, Clutterbuck, Colvert, Shearman, Henderson, Rainier, Brown, Outram, Foley, Davey, Macreight, Waterfield, et MM. Guthrie, Faraday, Intyre, Powell, Aeid, Samuel Cooper, Kiernan, Rowe, Hancoch, Bateman, etc. etc., tous membres du Collége de médecine et de chirurgie.

Je renvoyai de suite le malade à Nottingham, en recommandant à MM. les chirurgiens de l'hôpital de l'examiner attentivement, et quelque temps après je reçus le certificat suivant :

« Nous, chirurgiens de l'hôpital de Nottingham, avons examiné John Forster, atteint de pierre dans la vessie et opéré par vous suivant votre excellente méthode, et nous le croyons parfaitement guéri de cette maladie.

« *Signé :* John ATTENBURROW, m. r. c. s.;

William WRIGHT, m. r. c. s.;

Henry OLDKNOW, m. r. c. s.

« Nottingham, 26 juin 1833. »

27e OBS. (*rédigée par le chirurgien du malade*).

« M. E. Major, âgé de cinquante-six ans, d'un tempérament nerveux, a été sujet depuis plusieurs années à rendre des calculs urinaires, et à en éprouver quelquefois beaucoup d'inconvénients. Il y a environ deux ans, il ressentit à la vessie de la douleur et de l'irritation très-forte, et lorsqu'il prenait de l'exercice, surtout celui de monter à cheval, il en résultait une hématurie et enfin tous les symptômes graves de la pierre. Je sondai la vessie, j'en découvris une du volume d'une noix, et je conseillai au malade de se soumettre à la lithotripsie pour s'en débarrasser. La peur que lui inspirait l'idée d'une opération lui fit négliger cet avis, jusqu'à ce qu'enfin, sa vie étant devenue misérable par suite de l'irritation accrue de la vessie, qui l'obligea de se tenir absolument tranquille, il consulta M. le docteur Heurteloup, qui le sonda et confirma mon opinion quant à l'existence d'une pierre. Le 13 avril, je l'accompagnai chez ce médecin; il fut placé sur le lit, et après que la vessie fut enflée d'eau, le *percuteur* fut introduit et la pierre fut immédiatement saisie et brisée en morceaux. Un des plus volumineux de ces morceaux, ou bien une seconde pierre entière fut ensuite prise et brisée de même ; l'instrument fut alors retiré. L'opération dura deux minutes, et était terminée avant que le malade pût la supposer commencée, car la douleur qu'il en éprouvait n'était certainement pas plus grande que ne lui en aurait fait ressentir l'introduction d'un cathéter. Le malade rendit de la pierre pendant quelques jours, et se promena pendant tout ce temps comme si rien ne lui avait été fait.

« Deux autres opérations furent nécessaires pour pulvériser les fragments trop gros pour franchir l'urèthre, et la guérison fut complète, sans que le malade ait jamais été obligé de garder la maison, sans danger et presque sans douleur. Du moment que la pierre fut réduite en fragments, le malade se trouva très-soulagé, et put prendre son exercice accoutumé, chose qu'il n'avait pu faire lorsque la pierre était encore entière. Il y a maintenant plus de deux mois que M. Major est chez lui sous mon observation immédiate et journalière, et il est si opposé à ce que j'examine la vessie de nouveau, que je ne le presse pas de s'y soumettre, car il n'y a pas la plus petite raison de supposer qu'il y a de la pierre dans cet organe.

« *Signé :* Henry GATTY, m. r. c. s.

« Market Harboro, 25 juin 1833. »

28e obs. (*rédigée par le chirurgien du malade*).

« M. J. Sauders, âgé de soixante-neuf ans, me consulta, le 18 mars dernier, pour des symptômes qu'il avait éprouvés pendant trois ans et qui étaient devenus très-graves. Il me dit qu'il avait été taillé six années auparavant par M. A. Key, et qu'une pierre plate, d'acide urique, d'un volume considérable, avait été extraite. La douleur qu'il ressentait en rendant ses urines était très-vive, et l'irritation de la vessie était grande. Tout exercice était suivi d'une augmentation de douleur, et de l'évacuation d'urines sanguinolentes. Les paroxysmes étaient souvent accompagnés de palpitations du cœur et d'un engourdissement des jambes, surtout des mollets.

« Quelque temps avant que je visse M. Sauders, il s'était adressé à M. Key, qui, jugeant qu'il y avait une autre pierre dans la vessie, lui conseilla de consulter M. Heurteloup, afin qu'il la lui ôtât par la lithotripsie. Je fus tout à fait d'accord avec M. Key, et j'engageai le malade à aller sans délai voir M. Heurteloup, dont les nombreuses opérations m'étaient connues. Il fut sondé par ce chirurgien, qui découvrit de suite la pierre, qu'il jugea plate, et à peu près du même volume que celle qui avait été extraite six ans auparavant par M. Key, et dont M. Heurteloup avait une moitié.

« L'opération fut faite avec le *percuteur ;* la pierre fut immédiatement saisie et brisée à coups de marteau. Le malade rendit des fragments de suite après l'opération et continua à en rendre pendant quatre ou cinq jours. L'opération dura trois minutes, et le malade s'en retourna chez lui, dès qu'elle fut terminée, sans douleur ni difficulté. Trois autres opérations semblables à la première suffirent pour ôter toute cette pierre, et le malade retourna à Tottenham, où il demeure. Il est maintenant très-bien portant et ne ressent aucun symptôme de sa maladie. La troisième opération ne doit être regardée que comme simple sondage, car il n'y avait alors plus de pierre dans la vessie.

« A la seconde opération, des fragments accumulés dans l'urèthre présentèrent un obstacle à l'introduction des instruments. M. Heurteloup, voyant la nature de l'empêchement, se décida de suite à remettre l'opération. Il employa des moyens doux et convenables pour retirer les fragments de l'urèthre, et y réussit parfaitement. Il ne voulut prudemment pas mettre la moindre force à faire parvenir l'instrument dans la vessie, de peur de blesser le canal.

« Il y a cinq semaines que le malade est chez lui , et il continue à se porter parfaitement bien.

« Signé : William Moon, chirurgien.

« Tottenham, 20 mai 1833. »

29e obs. Opération publique.

Dans un de mes voyages dans le comté de Nottingham , M. Robert Winfield , bottier, âgé de soixante et un ans, consulta M. Hickenbottom, chirurgien à Nottingham, pour des sensations pénibles qu'il éprouvait dans les organes urinaires. Ce chirurgien, jugeant que ces sensations étaient les symptômes d'une pierre dans la vessie, eut la bonté de m'adresser ce malade au moment où je me disposais à revenir à Londres. Ne pouvant opérer ce malade à Nottingham , faute de temps, je me contentai de le sonder avec M. Oldknow , chirurgien de l'hôpital de Nottingham , et nous découvrîmes une pierre qui sembla lisse , roulante, mobile, et située dans le bas-fond au devant du col.

Quelques jours après, M. Robert Winfield vint à Londres. Je le présentai à M. Earle, chirurgien de l'hôpital de Saint-Bartholomée, qui eut la bonté de le faire entrer dans cet hôpital afin que je l'opérasse publiquement.

Ce malade était d'une bonne constitution, et n'avait éprouvé d'autres maladies générales qu'une pneumonie, il y a vingt ans ; mais, il y a quatre années, il fut pris d'une douleur qui, partant de la région des reins, venait finir dans les aines de chaque côté. Cette douleur, qui fut accompagnée de fièvre et força le malade de garder le lit, dura trois ou quatre jours , au bout desquels elle cessa entièrement. Un an et demi après, elle revint avec autant d'intensité ; mais cette fois le malade s'aperçut que ses urines s'arrêtaient au milieu du jet, que quelquefois il rendait du sang, que les envies d'uriner devenaient plus fréquentes, et enfin il ressentit tous les symptômes qui accompagnent la présence d'une pierre dans la vessie. Après avoir pris tous ces renseignements, je me déterminai à pratiquer la lithotripsie, qui fut faite publiquement à l'hôpital Saint-Bartholomée. Trois applications du *percuteur* furent faites.

Dans la première, la pierre, qui avait 3 pouces à peu près de circonférence, fut prise et brisée; dans la seconde, les fragments trop gros pour être évacués naturellement furent pris et pulvérisés, et enfin la troisième démontra qu'il restait bien quelques fragments, mais qu'ils étaient trop petits pour ne pas sortir naturellement. L'instrument fut donc retiré sans en faire usage. En effet, tous ces fragments sortirent naturellement dans les jours qui suivirent, et le malade se trouva parfaitement guéri. Lorsqu'il sortit de l'hôpital, les urines étaient claires, et il faisait plusieurs milles à pied sans la moindre difficulté. Les urines sortaient par un jet fort et vigoureux sans être arrêtées, et enfin le malade retourna dans son pays, après avoir été sondé par M. Earle, et, suivant ses expressions, avec vingt ans de moins.

Winfield, de retour à Nottingham, fut examiné par M. Oldknow, qui m'envoya le certificat suivant :

« Nottingham, 26 juin 1833.

« J'ai examiné Robert Winfield, que vous avez opéré à l'hôpital de Saint-Bartholomée à Londres, et que vous avez envoyé chez lui à Nottingham, et je puis certifier de sa parfaite guérison de la maladie qui l'affligeait.

« *Signé :* Henry OLDKNOW, m. r. c. s. »

30e OBS. (*rédigée par le chirurgien du malade*).

« James Warren, âgé de vingt-huit ans, avait éprouvé les symptômes de pierre depuis trois ans. Deux ans après le commencement des douleurs, il entra à l'hôpital de Birmingham pour se soumettre à la lithotripsie. Il y resta plus de deux mois, mais le chirurgien qui le traitait ne put réussir à saisir la pierre. Il quitta l'hôpital sans avoir été soulagé, et ne voulut pas se laisser tailler. Le 8 avril 1833, il s'est présenté à l'hôpital général du Derbyshire. Il entra sous mes soins afin d'être sondé par M. Heurteloup, et d'être opéré si ce chirurgien jugeait que la lithotripsie pût lui être appliquée. Le malade avait fait 14 milles à pied le jour où il s'est présenté ; cependant M. Heurteloup, voyant que la vessie n'était pas très-irritable, consentit à l'examiner après que le malade se fut reposé quelques heures.

« A trois heures, le malade fut placé sur le lit rectangle, et M. Heurteloup, après avoir injecté la vessie et découvert la pierre, retira la sonde et introduisit le *percuteur*, au moyen duquel il saisit immédiatement la pierre et la brisa en morceaux ; elle avait 1 pouce de long et la même épaisseur. Il chercha ensuite les fragments volumineux ; il en prit deux qu'il écrasa de même. Cette opération dura exactement deux minutes. Le malade n'éprouva presque pas de douleur pendant l'opération, il n'eut aucun mauvais symptôme après. Pendant quatre ou cinq jours, il rendit une quantité considérable du détritus de la pierre, et après fut parfaitement guéri. Je l'examinai avec le plus grand soin pour savoir s'il restait des fragments dans la vessie, mais sans pouvoir en sentir. Il a été depuis ce temps jusqu'à ce moment, 12 juin, exempt de tout symptôme qui pût en indiquer la présence. L'opération fut faite devant près de cent membres de la profession médicale, dont tous ont exprimé la plus haute satisfaction de l'habileté de M. Heurteloup, et du succès complet de son opération.

« *Signé :* Douglas Fox, l'un des chirurgiens de l'hôpital général du Derbyshire.

« Derby, ce 12 juin 1833. »

31ᵉ OBS.— M. S. Webb, fabricant de soda-water, âgé de cinquante et un ans, d'une bonne constitution, après avoir rendu des gravelles pendant deux ou trois années, éprouva, il y a un an, les premiers symptômes de la pierre. D'abord ces symptômes furent peu graves, et le malade y fit peu d'attention; mais bientôt ils augmentèrent tellement, que M. Webb, qui était obligé de transporter les produits de son commerce, ne put plus supporter les mouvements de sa voiture. Quand il y montait, les douleurs devenaient intolérables, et elles étaient suivies d'une hématurie qui quelquefois l'inquiétait par son abondance.

M. Webb vint me consulter, et je trouvai dans sa vessie deux pierres de 10 lignes à peu près de diamètre, que je pulvérisai en trois courtes applications du *percuteur*. Ces applications furent faites pendant que M. Webb s'occupait de son commerce; il venait, comme il le disait, se faire opérer *en passant*.

La première fois il vint à pied, car il ne pouvait supporter les mouvements de sa charrette; mais immédiatement après cette première application, ces mouvements ne lui causaient plus d'inconvénients. Il est, je le répète encore, faux de dire que les fragments produisent toujours plus de douleur que la pierre, lorsque celle-ci est entière.

32ᵉ OBS. — Depuis quelque temps le doyen de Westminster, le docteur J..., éprouvait une légère douleur en urinant, et ses urines s'arrêtaient subitement au milieu de leur jet. Il consulta M. White, chirurgien de l'hôpital de Westminster, qui le sonda et eut la sensation très-fugitive d'une pierre. Un second cathétérisme donna à M. White la certitude de l'existence de ce corps étranger. Le docteur J... désirant être débarrassé de suite, M. White lui recommanda la lithotripsie et m'appela auprès du malade.

Le cathétérisme me fit découvrir un canal assez large, sain, quoique à parois molles, une vessie spacieuse, mais assez contractile dans le bas-fond. Au-dessous du col je sentis plusieurs petites pierres mobiles, rendant un son clair, résultat du contact de la sonde et de leur collision entre elles.

En une seule application du *percuteur*, de deux à trois minutes, ces petites pierres, qui étaient de phosphate de chaux, furent pulvérisées et évacuées dans les deux jours suivants.

Une seconde application de l'instrument n'amenant rien, j'annonçai la guérison complète du malade.

En effet, deux jours après, M. le docteur J... fut sondé avec le plus grand soin par M. White, de l'hôpital de Westminster, et par M. White, chirurgien ordinaire du malade, et la guérison complète fut confirmée par eux (1).

33e OBS. *Opération publique.*

Pendant l'un de mes derniers voyages dans le Derbyshire, M. Robottam, âgé de soixante-huit ans, homme de campagne, grand, mais d'une constitution assez faible, me fut présenté par les chirurgiens de l'hôpital de Derby. Ce malade souffrait de la pierre depuis deux années, mais plus fortement depuis deux ou trois mois.

Le cathétérisme recto-curviligne et méthodique me fit reconnaître un canal assez large, médiocrement sensible, une vessie grande dans le bas-fond, mais présentant au-dessous du col un enfoncement considérable dans lequel roulaient un assez grand nombre de pierres de 6 à 8 lignes de diamètre, dures, sèches, rendant un son clair, et se frottant mutuellement.

---

(1) 1846. Le doyen de Westminster est mort dans un âge fort avancé, neuf années après avoir été opéré, sans avoir éprouvé le moindre retour de sa maladie.

En une première application de l'instrument, qui dura trois minutes à peu près, trois de ces pierres furent pulvérisées, et le malade rendit immédiatement deux des gravelles centrales entières. En une seconde application, le reste des autres pierres fut pris et pulvérisé. Trois nouvelles gravelles centrales furent évacuées entières après cette application, et le malade, n'éprouvant plus de symptômes, fut renvoyé de l'hôpital.

34ᵉ OBS. — M. Gillhespie, fermier, âgé de cinquante-quatre ans, demeurant près de Newcastle, souffrait depuis deux années de la présence d'une pierre dans la vessie, lorsque, ayant appris qu'un de ses voisins, M. Foster, fermier comme lui, avait été guéri par ma méthode et se portait fort bien depuis, il se rendit aussitôt à Londres pour que je l'opérasse.

Depuis un an ou à peu près, ce malade ne pouvait plus supporter le cheval ni la voiture, la marche même lui produisait assez souvent des hématuries assez considérables ; les douleurs étaient continuelles et fort vives, les urines déposaient un sédiment muqueux et quelquefois purulent.

Le cathétérisme me fit reconnaître un canal assez petit, une vessie contractile sensible, assez bien conformée, mais devenant très-petite dans le bas-fond durant là contraction. Au-dessous du col, se trouvaient plusieurs pierres qui me parurent de la grosseur de grosses avelines ; ces pierres étaient lisses, dures et roulantes.

En quatre applications de l'instrument, qui ne durèrent que deux minutes, attendu l'extrême sensibilité du malade, toutes ces pierres furent pulvérisées et évacuées. Le détritus pesait un peu plus d'une once.

J'ai opéré M. Gillhespie devant M. Intyre, chirurgien de Newcastle, et M. Johnson, chirurgien et parent du malade.

35e OBS. (*rédigée par le chirurgien du malade*).

« M. Page, de Deal, âgé de trente ans, s'étant adressé à moi, avant que M. Heurteloup l'eût opéré, pour lui donner des soins conjointement avec lui, c'est avec un grand plaisir que je donne mon témoignage aux mérites d'une opération faite avec tant d'adresse, et productive de résultats si éminemment bienfaisants pour l'humanité souffrante.

« M. Page m'a dit, après son arrivée à Londres, qu'il avait depuis près de six ans éprouvé les symptômes qui dénotent la présence d'une pierre dans la vessie ; que ses souffrances étaient devenues plus fortes pendant les quatre dernières années, et que, surtout pendant la dernière, elles avaient été très-vives. Le voyage lui a causé beaucoup de douleur, au point qu'il s'est trouvé forcé de se tenir debout pendant une très-grande partie du temps. M. Heurteloup le sonda le 13 novembre 1832 ; il sentit une pierre volumineuse. La première opération fut faite en ma présence, quelques jours après. La pierre fut saisie avec beaucoup de facilité, et brisée en fragments ; le malade en rendit ensuite à travers une sonde. Lorsque je le vis chez lui, le jour suivant, il me dit que depuis fort longtemps il ne s'était pas si bien trouvé. Il avait évacué plusieurs fragments volumineux et de la poudre. L'opération ne causa aucun inconvénient ; au contraire, le malade se trouva calmé. J'attribuerais cela à ce que la rupture de la pierre lui avait ôté de son poids. Pendant plusieurs jours, il rendit des fragments avec beaucoup de facilité ; l'opération fut répétée avec un même résultat le 21 novembre. Le malade allait chaque fois à pied chez M. Heurteloup pour se faire opérer, et retournait de même chez lui après l'opération.

« Après la sixième application de l'instrument, qui toutes eurent le même succès que les deux premières, toute la pierre fut détruite et évacuée. Je sondai le malade avec soin avant qu'il quittât Londres, et je m'assurai de sa parfaite guérison.

« La quantité de détritus qui a été ramassée pèse près d'une once et demie, et le malade m'a dit que beaucoup en avait été perdu. Étant convaincu que l'opération, telle que M. Heurteloup la pratique, doit si évidemment diminuer la somme des infirmités humaines, je sens que je commettrais un acte d'injustice, si je ne le priais (si toutefois mon humble opinion peut avoir quelque poids) de se servir de cette lettre de la manière qu'il jugera convenable, ou d'en extraire des portions qui lui paraîtraient justes.

« Signé : James POWELL, m. r. c. s.

« 18 janvier 1833. »

« G^r. Coram St-Russell square. »

36ᵉ OBS. — M. John Lord, de Manchester, âgé de soixante ans, constable, homme d'une stature colossale, éprouvait depuis quelques mois des douleurs en urinant, lorsqu'il s'adressa à M. Ransome, chirurgien à Manchester, qui le sonda, reconnut la présence d'une pierre dans la vessie, et me l'envoya à Londres.

Le cathétérisme méthodique me fit reconnaître un canal d'une largeur modérée, assez sensible, fongueux, et saignant au contact de la sonde ; la prostate volumineuse, la vessie très-puissante, contractile, contenant une pierre qui me parut ovalaire, de près de 2 pouces dans son grand diamètre, de 10 à 12 lignes dans son petit ; son volume empêchait qu'elle ne fût mobile. John Lord avait évidemment la pierre bien longtemps avant d'en sentir les premiers symptômes.

En cinq applications de trois minutes du *percuteur,* je pulvérisai cette pierre, dont je ne pus recueillir qu'une partie en détritus, car le malade en perdait pendant ses promenades journalières ; cependant, la quantité recueillie pesait 1 once et 2 gros. La pierre était composée d'acide urique.

J'opérai John Lord devant MM. les docteurs Prout, Rainier, Scott, Ramadge, Spurgin, Mac-Right, Davison, Pinckard et MM. Rome, Umyn, Fisher, Adam, Tarral, Hammond, Waterfield, Elwyn, etc. etc.

A son retour à Manchester, John Lord fut examiné par M. Ransome, qui me l'avait envoyé ; bientôt après, ce chirurgien m'adressa la lettre suivante :

« Ami estimé (1),

« C'est avec beaucoup de plaisir que je t'informe que ton malade John Lord est revenu parfaitement bien portant, et vivement reconnaissant pour tes bienveillantes attentions et pour ton assistance comme médecin, qui a été suivie d'un succès si complet. Je l'ai sondé, jeudi dernier, sans pouvoir sentir de la pierre, etc. etc.

« Accepte le respect et l'estime de ton sincère ami.

« *Signé :* J. RANSOME. »

37ᵉ OBS. *Opération publique.*

Thomas Woodbridge, sellier, âgé de cinquante ans, d'une constitution sanguine et irritable, après avoir éprouvé depuis plus d'un an les symptômes de la pierre à un haut degré, s'adressa à M. Earle, chirurgien de l'hôpital de Saint-Bartholomée, qui le plaça dans sa salle et voulut bien me prier de pratiquer publiquement la lithotripsie sur ce malade.

Le cathétérisme me fit reconnaître, ainsi qu'aux chirurgiens de l'hôpital, un urèthre assez large (3 lignes et demie), mais très-étroit à son ouverture, la prostate large et se prolongeant dans l'intérieur de la vessie. Cet organe était sensible, très-contractile, rejetant

---

(1) M. Ransome est quaker.

avec force l'eau injectée; dans le bas-fond, étaient plusieurs pierres d'un volume assez considérable, mobiles les unes sur les autres, et laissant entendre distinctement le bruit de leur collision. Les urines étaient catarrhales et fréquemment expulsées avec douleur.

En quatre applications du *percuteur*, faites publiquement et devant un grand nombre de chirurgiens et élèves, ces pierres furent entièrement pulvérisées et évacuées ; le détritus obtenu pesait plus d'une once. Aussitôt la première application de l'instrument, qui eut pour résultat de faire un plus grand nombre de fragments, les urines, qui étaient ammoniacales et chargées d'un mucus sanguinolent et purulent, devinrent claires et acides. Les fragments n'irritent donc pas toujours la vessie, puisque, dans ce cas et une infinité d'autres, leur présence dans l'organe fut accompagnée de la disparition des symptômes inflammatoires qui existaient pendant que la pierre ou les pierres étaient entières.

38e OBS. (*rédigée par le chirurgien du malade*).

« M. Robert Finlay, âgé de soixante et douze ans, demeurant près de Glasgow, a été atteint de la pierre depuis six années. Il est venu, il y a onze ans, consulter sir Astley Cooper, qui trouva une pierre. Elle était trop volumineuse pour être extraite entière par l'urèthre, et le malade, craignant excessivement de se soumettre à la taille, s'en retourna dans son pays. Le docteur Prout lui recommanda un traitement qui calma beaucoup les douleurs vives qu'il éprouvait alors. Les symptômes sont cependant redevenus très-graves pendant les deux ou trois dernières années; dernièrement surtout, ces souffrances ont été telles, qu'il fut impossible au malade de marcher sans beaucoup de difficulté et de douleur. Il était donc nécessaire d'avoir immédiatement recours à quelque moyen de soulagement. M. Finlay vint donc, au commencement du mois de mai, se mettre sous les soins de M. Heurteloup. Sa vessie était, à cette époque, dans un état d'irritabilité excessive ; les urines étaient alcalines et déposant une quantité très-grande de mucus , et le malade ne pouvait pas rendre une goutte d'urine sans l'emploi d'un cathéter. Quand la gravité des symptômes fut un peu calmée par un traitement convenable, M. Heurteloup entreprit l'opération de la lithotripsie.

« La première application de l'instrument fut faite le 22 mai ; cinq autres furent faites à différents intervalles, et le malade est maintenant tout à fait exempt de douleur, peut marcher deux milles sans la moindre difficulté, et, après s'être un peu reposé, pourrait même marcher davantage si cela était nécessaire.

« Je dois ajouter que, malgré toutes les difficultés de ce cas, les applications de l'instrument n'ont duré que de deux à trois minutes chacune (1).

« *Signé :* David FINLAY, m. d.

« Londres, 30 juin 1833. »

---

(1) 1846. M. Finlay est mort à soixante et seize ans. Son corps fut examiné par le docteur Hamilton, de Glasgow, et M. le docteur Buchanam , médecin de M. Robert Finlay, le malade, écrivit la lettre suivante à M. David Finlay, son neveu.

« Glasgow , 7 mai 1836.

« M. Hamilton m'a dit qu'en examinant M. Finlay après sa mort, sa vessie a été trouvée saine, et qu'à l'exception de l'agrandissement de la glande prostate (ce qui est ordinairement le cas chez les personnes âgées), il n'y avait rien qui ne dût être. L'opération du baron a été accompagnée d'un succès complet, car il n'y avait pas la moindre trace de pierre laissée. Le cœur n'était pas sain , et la cause immédiate de la mort, comme je vous l'ai dit, était la rupture du vaisseau sanguin qui sort du cœur. Le péricarde était complétement rempli avec du sang coagulé.

« Je suis , mon cher monsieur, etc.

« BUCHANAM. »

39ᵉ OBS. *Opération pratiquée devant MM. les membres de la commission nommée par l'Institut.*

John Gladdin, âgé de soixante et deux ans, jardinier, s'aperçut que, pendant qu'il travaillait à la terre, les envies d'uriner devenaient beaucoup plus fréquentes. Un an après, ces premières sensations dégénérèrent bientôt en douleurs vives qui bientôt forcèrent le malade d'abandonner ses travaux. Il s'adressa à M. le docteur Grange, de Burton-sur-Trent dans le Staffordshire, qui le sonda et trouva une pierre. Ce chirurgien, sachant que j'avais fait plusieurs opérations avec succès à l'hôpital de Derby, envoya le malade à M. Wright, chirurgien de cet hôpital.

M. Wright garda Gladdin à Derby jusqu'à ma visite à cette ville, où il se proposait de le faire opérer ; mais comme je désirais pouvoir emmener un malade à Paris pour faire voir à mes compatriotes ma nouvelle méthode d'opérer (la lithotripsie par percussion), je demandai à MM. les chirurgiens de l'hôpital de Derby la permission d'emmener Gladdin, s'il y consentait. Cette permission m'ayant été donnée avec empressement, je fis venir le malade à Londres, et de cette ville je partis avec lui pour Paris.

A mon arrivée, je donnai avis à l'Institut de France que mon intention était d'opérer le malade devant MM. les commissaires qui avaient été nommés pour examiner les travaux présentés au concours du prix Montyon. Quelques jours après, ces commissaires étant rassemblés, je procédai de suite à l'examen de Gladdin, et immédiatement après à l'opération.

L'examen *méthodique* me fit reconnaître un canal très-étroit, peu sensible, une vessie assez dilatable, une profonde dépression au-dessous du col par suite de la maigreur du sujet ; au fond de cette dépression, existaient plusieurs pierres dont on sentait la collision en

appuyant sur elles. Ces pierres avaient de 25 à 30 lignes de circonférence; elles étaient lisses, arrondies et fort dures.

L'opération fut faite avec un *percuteur* de petit volume
(2 lignes ½), attendu l'étroitesse du canal , et, malgré le petit volume de l'instrument, je pus prendre plusieurs de ces pierres dans
la première application et les pulvériser avec le marteau, dont les
coups durent être très-forts, car les pierres, quoique petites, étaient
fort dures.

Une seconde application, que je fis quelques jours après, et pendant
laquelle je pulvérisai encore deux ou trois pierres et quelques fragments des premières, débarrassa entièrement le malade, car, sondé
à plusieurs reprises par M. le baron Dupuytren, il fut déclaré entièrement guéri par ce chirurgien.

Réflexions cliniques.

Lorsque Gladdin fut venu à Paris, j'eus beaucoup d'inquiétude
sur le résultat de l'opération, car, pendant le voyage, ce malade se
plaignait d'étouffement qui fut accompagné pendant quelque temps
d'affections catarrhales. Le stéthoscope et la percussion faisaient reconnaître une matité dans la partie inférieure du poumon gauche, et
un râle muqueux qui persista pendant tout le temps qu'il resta sous
mes soins. Cependant, après la seconde application de l'instrument
qui lui procura sa guérison, tous ces symptômes cessèrent, et particulièrement une fièvre lente qui le prenait quelquefois le soir.

Du reste, l'opération ne présenta pas de difficulté; les pierres
étaient placées exactement derrière le col, dans un enfoncement très-
prononcé qui s'y trouvait, et qui se trouve généralement chez tous
les sujets maigres. Mais cet enfoncement n'est pas nuisible au succès
de l'opération; au contraire, il y sert en cela qu'il est disposé convenablement pour que les fragments se rassemblent et soient plus
facilement saisis par l'instrument. Il n'en est pas de même lorsque

cet enfoncement n'est pas régulier et présente la forme d'un sac, ou lorsqu'il est déterminé par la saillie que présente la prostate volumineuse.

Gladdin, avant de partir pour l'Angleterre, fut présenté à l'Institut en séance publique, et l'opération pratiquée sur lui détermina la commission à proposer de me décerner le grand prix de chirurgie de 1833 pour l'invention du *percuteur courbe*.

PREUVES

DE L'INSUFFISANCE DU PERCE-PIERRE

(LITHOTRITEUR).

Petit avant-propos.

5 décembre 1846.

Lorsque je suis venu de Londres à Paris, en 1833, pour apporter le système de la percussion, et présenter à l'Académie des sciences l'instrument que j'ai appelé *percuteur courbe à marteau*, je me suis trouvé dans la position de celui qui, voulant élever un nouvel édifice sur une place occupée par un autre, devait démontrer que l'édifice qui devait être remplacé menaçait ruine, et ne pouvait remplir l'objet pour lequel il avait été construit.

C'est dans ce but que j'ai jugé convenable de placer ici les preuves de l'insuffisance des procédés employés avant moi, et particulièrement du procédé appelé *lithotritie*, que l'on applique au moyen de l'instrument auquel on a donné beaucoup de noms, mais que je crois désigner d'une manière plus claire et plus indicative en l'appelant un *perce-pierre*, afin que le mot français soit en accord avec le mot grec (λιθος, pierre, τερεω, je perce)(1).

---

(1) J'avais aussi prouvé l'insuffisance de l'instrument de M. Jacobson. Je ne donne pas ici mes arguments, par la raison qu'aucune réclamation n'a été faite par l'éminent et ingénieux chirurgien danois.

M. Civiale, qui a employé le premier cet instrument, à la composition duquel il a coopéré en empêchant, au moyen de petites boîtes de cuir, que l'eau injectée dans la vessie ne puisse s'écouler entre les pièces qui le composent, et qui a eu aussi l'idée capitale, comme l'on sait, de mettre dans une canne l'arc de l'archet que M. Gruithuisen avait proposé pour employer cet instrument, a pris fait et cause pour ce *perce-pierre*, et a prétendu que les preuves que j'ai données de son insuffisance et de son danger ne devaient pas être prises en considération.

Cependant, j'avais puisé à d'excellentes sources pour appuyer mon opinion aux yeux des personnes que cette question intéresse. M. Civiale avait présenté, relativement à des opérations de lithotritie qu'il avait pratiquées à l'hôpital Necker, deux mémoires à l'Académie des sciences, sur lesquels il avait été fait deux rapports. Il résultait de ces rapports, faits par MM. Double, Larrey et Boyer, qui avaient jugé convenable de se livrer à une enquête pour s'assurer de la régularité des mémoires présentés, la preuve que l'exactitude des faits avancés par M. Civiale n'était pas irréprochable, et que l'opinion défavorable que j'exprimais relativement au *perce-pierre* était fondée. En effet, de l'un de ces mémoires, le seul analysable, il résultait qu'en faisant beaucoup de concessions à M. Civiale, qui s'était porté le champion du *perce-pierre*, il avait perdu un malade sur trois en s'aidant de cet instrument. M. Civiale, comme cela était dans son rôle, a élevé des réclamations à ce sujet, dans un livre qu'il appelle *Parallèle des divers moyens de traiter les calculeux*. Ces réclamations, faites dans des termes dont, comme l'on sait, M. Civiale particulièrement devrait s'abstenir, m'ont d'autant plus étonné que j'avais pris la précaution d'imprimer les deux mémoires dans leur entier, ce qui rendait mon opinion très-facilement contrôlable. M. Civiale a mieux aimé parler, à ce sujet, des *écarts de mes passions, et me laisser m'abandonner seul aux écarts de*

la jalousie; il a mieux aimé dire qu'*à des assertions menson-*
gères et à de *perfides insinuations,* il *devait n'opposer que*
le silence. Au lieu de garder ce silence, je crois qu'il lui eût été
plus profitable de discuter les rapports en question, dans lesquels
se trouvent des phrases assez singulières pour mériter quelques
explications, et surtout d'étayer de preuves l'accusation dont il me
gratifie d'avoir *fait contre lui des attaques incessantes, ba-*
sées sur des faits tronqués, dénaturés, et même supposés.
Il eût tiré de toutes les peines qu'il se serait données à ce sujet
l'avantage très-grand de ne pas me dire des choses très-peu po-
lies, très-peu en rapport avec la retenue de parade qu'il affecte,
très-gratuites, vu l'orateur, et surtout dont l'injustice sautera
aux yeux de tout le monde, si l'on considère que je n'ai jamais
écrit un mot qui pût chagriner M. Civiale autrement qu'en l'appuyant de la preuve. C'est pour continuer à en agir ainsi que je
réimprime les deux rapports en question, qui étayent fortement ma
lettre à l'Académie des sciences, laquelle, écrite il y a vingt ans, prouvait alors que M. Civiale n'avait pas, en 1826, un talent plus prononcé pour faire des rapports exacts qu'en 1833. Peut-être 1846
montrera-t-il des progrès.

Je réimprime les deux mémoires en question, non pour prouver
ce qu'il était urgent de prouver en 1833, je veux dire l'insuffisance
du *perce-pierre,* ce qui aujourd'hui n'a plus besoin de preuves;
mais pour donner itérativement l'assurance de la justesse d'une assertion contre laquelle M. Civiale avait jugé convenable de s'élever
injustement. Maintenant que ce chirurgien est presque revenu de
ses erreurs, et que malgré une comédie qui ne trompe personne, il
a réellement abandonné l'usage du *perce-pierre* pour prendre mes
instruments courbes, il prouve que j'avais raison en 1833. Ainsi
tout ce qu'il a dit dans le livre qu'il a publié en 1838 n'était que
la conséquence de l'ignorance dans laquelle il était alors. Je m'es-

time cependant heureux d'avoir fait la conquête de M. Civiale, et bien qu'il n'ait pas mis pour se rendre toute la bonne grâce possible, bien qu'encore assez mal équipé et instruit médiocrement, il veuille faire le capitaine, je passe par-dessus ces petits inconvénients, et, malgré sa palinodie, je le reçois avec plaisir dans mon camp.

J'espère que cette petite leçon lui fera perdre l'habitude de se presser d'écrire sur un sujet qu'il n'entend pas bien, et qui maintenant surtout a fait trop de progrès à son insu pour qu'il ne le voie pas à travers un brouillard. Il comprendra d'ailleurs qu'en mettant plus de retenue dans *ses* écrits, et en parlant seulement de ce qu'il connaît, il aura toujours pour lui l'honneur d'avoir utilisé le premier un art qui a été probablement trop vite pour qu'il pût le suivre. Qu'il ne gâte donc pas, par une prétention qui évidemment n'est pas fondée, un si beau titre, et qu'il sache que même une gloire méritée se trouve mal du ridicule. Qu'il cesse donc d'avoir recours à des petits moyens, qui, s'ils ne sont pas au-dessous de lui, sont au moins au-dessous d'un homme qui a marqué dans la science par un point important; qu'il ne descende plus à attribuer à un antagoniste un instrument défectueux, pour le combattre avec plus d'avantage (1); qu'il ne se pose plus en législateur sur un sujet qu'il prouve n'avoir pas compris (2); qu'il ne publie plus sous son nom des livres in-

---

(1) L'instrument courbe *à pignon fenêtré et à cisailles*, dont M. Civiale me gratifie pour avoir l'occasion de me dire que mon instrument se brise.

(2) Rien n'indique, dans ce qu'a publié M. Civiale, que ce chirurgien ait compris que dans mon percuteur il y avait deux pensées tout à fait différentes l'une de l'autre : l'une qui était de briser simplement les pierres en laissant à la nature le soin d'expulser les fragments, et l'autre qui était d'extraire immédiatement ces pierres brisées au moyen d'un *percuteur à cuillers*. De là, une foule de coq-

terminables, pleins de statistiques inexactes et qui n'apprennent rien de neuf (1); qu'il ne prenne plus à autrui le fruit de ses recher-

---

à-l'âne sur lesquels M. Civiale revient sans cesse, et dont le plus plaisant consiste à reprocher à mon percuteur de revenir chargé de détritus.

(1) Je fais allusion ici à la presque copie d'un ouvrage de M. Mercier que M. Civiale a jugé à propos de publier sous son nom*. Dans cet ouvrage, il s'agit de fine anatomie des organes urinaires, que M. Civiale reproduit avec la maladresse que doit avoir nécessairement celui qui ne sait pas. Cependant M. Civiale a ajouté quelques petites choses de son crú, et parmi ces choses il en est une particulièrement qui est plaisamment indicatrice. M. Civiale remarque, dans son livre, une particularité qui est, suivant lui, tout à fait inconnue, et il trouve que cette particularité est *importante et a échappé aux praticiens :* c'est que le ligament suspenseur de la verge est fortement tiraillé par la pression des sondes. Pour remédier aux accidents qui résultent de sa *découverte,* M. Civiale donne un précepte curieux : « Je parviens, dit-il, à diminuer ces douleurs, en exerçant sur le corps du pubis une forte pression, qui paralyse les muscles antérieurs de l'abdomen. » Ainsi, suivant M. Civiale, on paralyse les muscles antérieurs de l'abdomen en poussant sur le corps du pubis, et en paralysant ces muscles on relâche le ligament suspenseur ! !

Quand on considère quelles nouvelles dispositions anatomiques pourraient expliquer ce singulier précepte, on ne peut s'empêcher de conclure que M. Civiale a besoin de s'assurer des rapports des muscles et du ligament susdits, et qu'avant de s'aventurer dans la fine anatomie, il devrait apprendre la grosse.

Du reste, telle physiologie, telle anatomie. Il n'appartient qu'à

---

* Le livre de M. Mercier est intitulé *Recherches sur les maladies des organes urinaires considérés spécialement chez les hommes âgés.* Le livre publié par M. Civiale est intitulé *Traité des maladies génito-urinaires.*

ches, en laissant voir qu'il se pare de ce qui n'est pas à lui ; qu'il ne s'attelle plus à l'arrière de la science, que déjà il est si difficile

---

celui qui fait passer des haricots de l'estomac dans la vessie par le torrent de la circulation, d'attacher le ligament suspenseur de la verge au grand oblique de l'abdomen.

Du reste, M. Mercier termine la lettre qu'il a écrite à M. Civiale à ce sujet, lettre qui se trouve dans *l'Examinateur médical* des 19 et 26 septembre 1841, par ces mots :

« En résumé, monsieur, je ne vois rien dans votre ouvrage qui vous donne le droit de parler d'une manière aussi inconvenante de ceux de vos confrères : comme œuvre de science, il est nul, puisqu'il ne présente pas la moindre trace d'originalité ; comme travail de compilation, il ne vaut pas beaucoup mieux, parce qu'on n'y rencontre partout qu'embarras et détours, et nulle part l'allure libre et franche d'un auteur qui n'a rien à masquer. On a dit, on a même imprimé que ce n'est pas vous qui faites vos ouvrages ; mais, cela fût-il vrai, ce ne serait pas une excuse, car du moins vous pouviez les lire. »

Et en note, M. Mercier ajoute :

« A l'instant même où je mets sous presse, M. Civiale vient encore de s'approprier, dans le *Bulletin de thérapeutique* (septembre 1841, p. 166 et 167), l'idée mère de mon mémoire sur les perforations spontanées de la vessie (*Gazette médicale*, 1836, p. 257, 273 et 847). Qui pourrait rester muet en présence d'une rapacité aussi effrénée ? La presse montre trop de faiblesse pour de pareils hommes, qui sèment parmi nous la déconsidération et le scandale, en irritant par leur audace les esprits laborieux et en encourageant les parasites par leurs succès. »

Je donne, autant qu'il est en moi, de la publicité aux réclamations de M. Mercier, nullement dans le désir de nuire ou de désobliger M. Civiale, ni d'être agréable à M. Mercier, que je n'ai pas l'honneur de connaître particulièrement ; mais pour m'opposer autant qu'il est en moi à cet esprit effréné de rapine qui déplace les droits à la considération publique, déplacement que je conside tirer en avant (1); qu'il ne se pose plus en collecteur des bénéfices scientifiques qui appartiennent à un autre; qu'il ne dise

---

dère comme aussi nuisible et comme aussi immoral que celui que la loi réprime sous une appellation qu'il vaut mieux ne pas tracer ici.

(1) Jeter de l'obscurité et du doute sur tous les points acquis à la science; contester des faits patents; condamner des moyens sans les comprendre ni les expérimenter; annoncer des résultats en désaccord avec les moyens; présenter aux académies des rendus de comptes qui nécessitent des enquêtes; se trouver en opposition avec le résultat produit de ces enquêtes; présenter des observations sous un faux jour; établir des statistiques spécieuses; dissimuler des insuccès; expliquer les accidents dans son intérêt plutôt que dans celui de la vérité: c'est ce que j'appelle s'atteler à l'arrière de la science, car tout cela ne tend qu'à l'empêcher de marcher d'une manière franche et d'arriver au but important qu'elle se propose.

J'ai déjà donné à entendre que M. Civiale n'avait pas compris parfaitement le but que je m'étais proposé en imaginant mon instrument courbe et le système de la percussion; on ne doit donc pas être étonné de le voir s'opposer aux progrès de la science, en continuant à mal parler des moyens accessoires et progressifs de mettre ces instruments en usage, mon *lit à opération* et le *point fixe*. M. Civiale ne condamne pas ces deux importants auxiliaires, parce qu'il les a expérimentés et qu'ils n'ont pas réussi dans ses mains: non, car jamais il n'a donné la preuve devant personne qu'il ait voulu s'éclairer à ce sujet; il ne sait donc rien par lui-même. Son principal argument est tiré de ce qu'il est arrivé une fois, à M. Leroy d'Étiolles, qu'un malade a voulu remuer quand l'instrument était dans le point fixe. Une circonstance qui s'est présentée *une fois* est certainement une circonstance très-rare, et je suis étonné que M. Civiale ne se fatigue pas de la présenter continuellement depuis plusieurs années. M. Civiale, en ne citant que *cette seule circonstance*, qui dérive d'ailleurs d'un chirurgien peu au fait de

plus *mon opération*, car l'auteur des procédés mis en usage ne l'a pas établi son vicaire, ni M. Gruithuisen non plus; qu'il ne parle plus à tout propos de la maladresse de ses confrères, ce qui est de mauvais goût et contraire à la vérité (1); qu'il ne prenne plus les

---

l'usage de mes appareils, ne s'aperçoit donc pas qu'il parle précisément en faveur des procédés qu'il veut décrier ? Il est d'autant plus favorable à ces procédés, malgré son mauvais vouloir, qu'il me donne l'occasion de dire que dans mes nombreuses opérations, faites devant un grand nombre de témoins, il serait impossible de citer un seul cas analogue à celui qu'il tire de la pratique de M. Leroy. Or, si depuis vingt-deux ans que je me sers du *lit à opération* et du *point fixe*, jamais un malade ne s'est dérangé, M. Civiale arrivera peut-être à conclure que mes opérés ne sentent pas le besoin de remuer. Or, s'il sont si tranquilles, quelle peut en être la raison, si ce n'est qu'ils ne sentent pas de douleur *? Si je disais à M. Civiale combien j'ai souvent vu la douleur accompagner l'usage des *instruments de poche*, il comprendrait que j'aurais pu répondre depuis longtemps à ses observations contre mes instruments accessoires, et que si je ne l'ai pas fait, c'est que je ne me souciais pas de montrer un chirurgien et peut-être lui-même sous un mauvais jour.

Pour en finir à ce sujet, je prends acte de tout ce qui se trouve, dans les livres publiés par M. Civiale, contre l'usage de mon *lit* et de mon *point fixe*, afin de le surprendre encore tôt ou tard dans un état flagrant de palinodie, état qui heureusement ne paraît pas lui être pénible.

(1) Ce n'est pas moi dont M. Civiale entend contrôler l'adresse,

---

* Je rappelle que, dans le troisième mémoire sur le système de la percussion, page 229, les chirurgiens anglais attestent que *jamais, pendant que la percussion s'opérait, il n'ont aperçu que le malade souffrît, ce qui d'ailleurs, disent-ils, ne peut avoir lieu, puisque l'instrument n'éprouve aucun mouvement pendant les percussions les plus fortes.*

comptes rendus des séances de l'Académie des sciences pour une feuille d'annonces et de réclames (1); qu'il ne publie plus enfin de

---

car il me fait l'honneur de m'appeler l'*habile opérateur.* Il est vrai que ces aimables paroles sont destinées à en faire passer de moins agréables, celles que j'ai citées plus haut, et à leur donner plus de poids; mais enfin je suis bien flatté que M. Civiale ait pu trouver dans le bruit public un motif de louange à mon adresse. Cependant j'aurais mieux aimé que ce chirurgien me donnât sa louange par suite d'une conviction puisée dans ce qu'il aurait vu; cela m'eût fourni l'occasion de lui demander comment je puis être si *habile opérateur,* si j'emploie, comme il le dit, de si *mauvais moyens.* J'accepte certainement avec reconnaissance l'expression de l'idée favorable que M. Civiale veut bien donner de moi; mais, à tout prendre, j'aimerais mieux qu'il s'abstînt, car je n'aime pas plus un éloge non motivé qu'un reproche non appuyé de preuves. L'un, comme dans l'espèce présente, peut servir de passe-port à des mots perfides; l'autre ouvre un champ trop facile à la calomnie.

(1) Il faut prendre connaissance des succès fabuleux annoncés par M. Civiale à l'Académie des sciences, séance du 23 novembre 1846. Les comptes rendus contiennent, à ce sujet, une note dont on n'explique pas bien l'insertion dans ce recueil important, qui, en général, n'est destiné qu'à propager la connaissance des découvertes nouvelles, et nullement à répandre l'affiche de succès imaginaires. Du reste, comme ces succès annoncés par M. Civiale sont d'ailleurs prouvés impossibles par les rapports de MM. Double, Boyer et Larrey, qui vont suivre, je ne vois pas une grande nécessité de démontrer que la note de M. Civiale est controuvée, ce qui me serait facile. Ainsi donc l'Académie des sciences est exploitée par deux messieurs: l'un qui lui présente de faux instruments, afin de se servir de ces communications comme prétextes d'affiches dans la presse; l'autre qui se sert du recueil des comptes rendus des séances de l'Académie des sciences comme d'une feuille d'annonces de ses *succès extraordinaires,* sans dire comment ils ont été obtenus. Je

ces livres dont on connaît et dont on cite les auteurs, qui ne réclament pas ; ou s'il tient, malgré Minerve , à se recommander à la postérité

---

prends la liberté de faire remarquer à MM. les secrétaires de l'Académie des sciences que lorsqu'ils permettent à M. Civiale de mettre dans les comptes rendus qu'il a obtenu des succès *par sa méthode*, quand tout le monde sait que, si ce chirurgien a obtenu une partie des succès qu'il proclame, c'est *par la mienne*, ils permettent à M. Civiale de se servir des comptes rendus pour répandre une idée fausse qui m'est préjudiciable.

Voici , du reste, l'annonce * introduite par M. Civiale dans les comptes rendus des séances de l'Académie des sciences , afin de la faire reproduire dans les journaux et la faire repousser de marcotte , suivant *le faire* de ces messieurs. Je joins aussi la lettre que j'ai adressée à MM. les rédacteurs des journaux dans lesquels cette annonce a été reproduite.

ACADÉMIE DES SCIENCES.

Séance du 23 novembre 1846. — Présidence de M. **Mathieu**.

Des résultats de la lithotritie méthodiquement appliquée aux seuls cas qui la comportent, par M. Civiale. — Ce mémoire est accompagné de la lettre suivante :

« De 1836 à 1845, j'ai fait deux cent soixante-six applications de ma

---

* Toute proclamation sans enquête et sans contrôle de faits sans preuves, et que n'appuyent aucune nouvelle théorie, aucun nouveau procédé, aucun nouveau moyen, aucun nouvel instrument, n'est qu'une annonce , quelque respectables que soient le lieu , le recueil, la société où cette proclamation se fait. L'annonce qui contient des éléments d'erreur est d'autant plus nuisible qu'elle est faite en plus haut lieu, car elle acquiert une force de déception proportionnelle , force de déception qui se multiplie en raison des reproductions de cette annonce en lieux inférieurs. Comme on le voit, une annonce dans les comptes rendus des séances de l'Académie des sciences peut propager des erreurs très-préjudiciables; car, baptisées en saint lieu , elles sont acceptées comme des vérités. Le spéculateur sait cela.

comme éminent écrivain, qu'il n'y ajoute rien de son crû pour que le contraste ne l'accuse pas.

---

méthode, et j'ai obtenu deux cent cinquante-neuf guérisons, dont quelques-unes incomplètes. Ce résultat est d'autant plus remarquable, que le plus grand nombre des malades appartient à la vieillesse; il n'y a que cinq enfants. Parmi les malades opérés, on compte neuf médecins ou chirurgiens. Soixante-dix-neuf calculeux ont, en outre, réclamé mes soins; mais je ne les ai pas trouvés dans des conditions favorables à la lithotritie: vingt-huit ont subi la taille, qui en a sauvé dix-sept; les autres ont conservé leur pierre, et la plupart ont succombé ensuite par les progrès ou les complications de la maladie.

«En rapprochant les faits nouveaux de ceux dont j'ai déjà présenté le tableau à l'Académie, on trouve cinq cent quatre-vingt-deux calculeux lithotritiés par moi seulement. On aura remarqué que la mortalité est plus forte dans les nouvelles listes que dans les anciens tableaux; à ne voir que les chiffres, un tel résultat implique contradiction avec ce qu'on devait attendre des perfectionnements apportés soit à l'appareil instrumental, soit au procédé opératoire. La différence tient à ce qu'au début de ma pratique, je n'opérais que dans les cas très-favorables; il s'agissait du sort d'une nouvelle méthode, sur le compte de laquelle on n'aurait pas manqué de mettre des événements qui auraient dépendu uniquement du mauvais choix des sujets. Des succès seuls pouvaient imposer silence à une opposition chaque jour plus menaçante, et pour les obtenir il fallait n'opérer que dans des cas où ils fussent à peu près certains. Aujourd'hui, la nouvelle méthode est jugée. L'humanité commande au chirurgien de recourir à l'opération qui offre le plus de chances de sauver le malade, et, quoique le résultat soit incertain, la lithotritie permet encore plus que la taille de compter sur le succès. En opérant dans des cas douteux, on ne peut manquer de donner lieu à une mortalité plus forte.

«Mais ce que la lithotritie semble avoir perdu en sûreté, elle l'a gagné en extension. Autrefois, on n'opérait que la moitié des calcu-

Avec ces précautions, qui le mettront pour l'avenir à l'abri de reproches mérités, je suis persuadé que M. Civiale sera pris de

---

leux qui se présentaient ; aujourd'hui, les trois quarts environ sont traités par elle. L'art, plus sûr de lui-même, peut maintenant attaquer des cas que la prudence commandait autrefois d'abandonner. »

Voici la lettre que j'ai envoyée à la presse médicale, en réponse à l'affiche précédente du très-véridique M. Civiale.

Monsieur le rédacteur,

Sans m'arrêter à rechercher les causes du pouvoir que M. Civiale possède de faire insérer dans les comptes rendus des séances de l'Académie des sciences, qui ordinairement sont consacrés à la consignation des découvertes nouvelles, l'annonce de ses immenses succès, permettez-moi de faire, au sujet de l'article que vous avez reproduit, les réflexions et les observations suivantes :

1º Comment se fait-il que le rapport fait à l'Académie des sciences, le 10 avril 1833, par MM. Boyer, Larrey et Double, sur les opérations pratiquées à l'hôpital Necker par M. Civiale, se résume en 10 malades morts sur 37 traités par la lithotripsie, et 5 malades morts sur 8 taillés, et que M. Civiale puisse annoncer maintenant qu'il n'a perdu que 7 malades sur 266 lithotritiés, et 11 malades sur 28 taillés ? Cela, certes, sera fort extraordinaire pour ceux qui ne savent pas que les premiers chiffres résultent des comptes rendus de M. Civiale, rectifiés par une enquête jugée utile par les commissions nommées par l'Institut en 1831 et 1833, et que les seconds sont donnés purement et simplement par M. Civiale.

2º En admettant cependant que M. Civiale ait fait des progrès depuis les rapports de MM. Boyer, Larrey et Double, et ait obtenu de meilleurs résultats que de perdre 1 malade sur 3, comme l'indiquent les chiffres de ces rapports, comment se fait-il que ces résultats meilleurs sont annoncés être obtenus par la méthode de M. Civiale, quand tout le monde sait que M. Civiale emploie mes

nouveau au sérieux, et qu'il paraîtra ce qu'il est effectivement, c'est-à-dire un homme qui a eu un moment utile, et qui par cela

---

instruments courbes ? Un plagiat par omission devrait-il se trouver dans les comptes rendus des séances de l'Académie des sciences ?

3" Je ne puis pénétrer dans le *sanctuaire* de la pratique de M. Civiale, et je le pourrais, que je ne le ferais pas : ainsi je ne puis pas contrôler ses résultats et me livrer à une enquête, comme ont pu le faire les rapporteurs cités, mais je puis conduire à accueillir avec réserve ce que dit M. Civiale dans cette note. Ce chirurgien, après avoir prétendu que sa mortalité était plus grande maintenant qu'autrefois, établit tout le raisonnement spécieux qu'il fait dans cette note sur cette phrase : *la différence tient qu'au début de ma pratique, je n'opérais que dans les cas très favorables.* Or, il n'y a qu'à ouvrir le premier livre de M. Civiale, publié en 1826, et intitulé *De la Lithotritie ou broiement de la pierre dans la vessie,* pour voir que cette assertion est absolument contraire à la vérité. M. Civiale, dans le commencement de sa pratique, a opéré non-seulement dans des cas défavorables, mais dans des cas complétement en dehors des ressources de l'opération telle qu'il la pratiquait alors, et il devait en être ainsi, puisqu'il commençait. Cette phrase, qui exprime un fait inexact, est donc placée, dans l'annonce de M. Civiale, dans une intention que je laisse deviner.

4° Si la lithotripsie était arrivée à l'état de perfection qu'indique la note de M. Civiale, aucun travail, aucune découverte ne serait plus nécessaire pour perfectionner cet art. Vous ne devez donc pas être étonné que moi, qui sais plus que personne qu'il est loin d'être arrivé à son apogée, je m'oppose à ce qu'il soit donné à croire le contraire, car cette erreur mènerait tout droit à frapper de nullité des travaux importants ; et puis en protestant contre l'énoncé de résultats étourdissants, mais sans preuves, n'est-ce pas ménager l'amour-propre de la pratique générale, qui, employant mes instruments courbes depuis plus longtemps que M. Civiale, est cependant bien loin, bien loin d'accomplir les prodiges qui viennent d'être annoncés ?

même a droit à la reconnaissance publique, malgré tous les nuages qui ont obscurci ce beau moment (1).

Quoiqu'il me soit pénible de revenir sur d'anciennes discussions, je ne saurais m'empêcher de dire un dernier mot sur un point important dans l'histoire de la lithotripsie. Lorsque, il y a vingt-deux ans, j'examinais les droits de M. Civiale à l'invention de la partie de l'instrument *perce-pierre* qu'on appelait alors *pièce à trois branches*, et que M. Civiale nomme maintenant un *trilade*, je prétendis que je doutais fort qu'une pièce sur laquelle M. Civiale appuyait ses droits fût d'une régularité irréprochable, et je m'exprimai ainsi (2) :

« Et puis, sur quoi s'appuie M. Civiale pour prouver son initia-

---

En résumé, monsieur, les réflexions précédentes étant faites, je désire que M. Civiale croie que j'ai dans ses paroles une foi évidemment méritée, et je le félicite sur les immenses et mirobolants résultats qu'il a obtenus ; je le félicite d'autant plus que moi, l'auteur de la méthode qu'il a employée, et qui crois la connaître, je suis bien loin de pouvoir en présenter de pareils. C'est pour cela que j'ai travaillé et que je travaille encore à la perfectionner.

J'ai l'honneur, etc.

Baron Heurteloup.

(1) Que M. Civiale veuille bien croire que je n'insiste autant sur ses misères, et surtout sur ce que les livres qu'il a publiés sous son nom ont d'irrégulier, que par un motif légitime. S'évertuant dans ces livres à condamner mes travaux sans les combattre, et à retarder la maturité de leurs fruits, il est tout simple que je fasse apprécier la valeur des jugements de celui qui me juge si légèrement, et que je le dépouille de l'autorité usurpée qu'il pourrait s'être acquise par une publicité trompeuse.

(2) Voyez ma lettre dans les *Archives générales de médecine*, numéro de mars 1826.

tive en 1817? Sur une feuille de papier sans forme, festonnée par l'usure, sale et détériorée, toute raturée, mal écrite, et en marge une esquisse au crayon représentant imparfaitement un instrument à poche qu'il destinait alors à saisir la pierre, et à côté de cet instrument le dessin d'un autre assez semblable à celui lithographié dans son travail, mais dessiné *plus fratchement*. Est-ce réellement cette pièce informe que M. Civiale a présentée à l'Académie en 1817, ou au ministre de l'intérieur? Cela est peut-être, puisqu'il l'avance; mais qu'il fasse donc disparaître, pour me convaincre entièrement, les doutes que me donne sur l'identité de cette pièce tout ce qui m'éloigne d'y croire. Moi qui veux, puisque M. Civiale le juge convenable, développer mon opinion avec franchise et fermeté, je trouve cette pièce louche, et je le dis. »

A cela, M. Civiale n'a opposé que des faux-fuyants, et au lieu de répondre *ad rem* en publiant la pièce en question, il a mieux aimé se répandre en doléances sur la liberté que j'avais prise de définir ce que j'avais *vu* et ce *qu'il m'avait montré*. Comme ces doléances, reproduites depuis vingt-deux ans, se résument dans la tentative de faire croire que ma description n'était pas exacte, ce serait bien si M. Civiale publiait non-seulement cette pièce, mais son *fac-simile*, avec les preuves de son identité. Comme elle n'a que deux pages, M. Civiale ne sera sans doute pas arrêté par la dépense que cela lui causera, d'autant plus qu'il se montre très-généreux pour faire des publications d'un intérêt beaucoup moindre pour lui. En effet, il gagnera à cela l'avantage de prouver que j'étais dans l'erreur, et il me procurera celui de lui faire, s'il y a lieu, les excuses que je lui devrai.

Si M. Civiale veut bien remarquer que, depuis vingt-deux ans, je ne suis pas revenu sur cet incident, il m'accordera sans doute que mon insistance ne prend pas sa source dans un sentiment d'agression, mais plutôt dans un sentiment de justice qui ne veut pas que, dans l'avenir, M. Civiale reste sous le coup d'une imputation grave, s'il ne le mérite pas, ou que je reste, moi, exposé au reproche d'avoir fait une définition malveillante, si effectivement elle est en tout conforme à la vérité.

Telles sont les observations que je me laisse faire sur les livres publiés sous le nom de M. Civiale depuis mon absence. Répondre en gros, et en seize pages seulement, à des livres de commande longs et volumineux, écrits dans l'espace de treize années et loin de celui que l'on attaque, je crois que c'est peu. On me le pardonnera donc.

Il y a six années maintenant (1), j'ai publié une brochure (*Lettre à l'Académie des sciences,* 1827) (2), dans laquelle, examinant les observations que contenait l'ouvrage de M. le docteur Civiale, qui fait exclusivement usage du *perce-pierre*, et les soumettant à l'analyse et à l'épreuve des chiffres, je prouvai que le procédé de *lithotripsie* appelé *lithotritie* était loin d'être avantageux. Je ne fus écouté que par les personnes qui avaient le désir de connaître la vérité. Depuis lors, je m'occupai de mes travaux, laissant au temps le soin d'éclairer ceux auxquels un enthousiasme peu réfléchi ne permettait pas d'examiner plus attentivement un procédé dont l'emploi devait avoir les plus funestes conséquences. Ce temps est venu, et l'on saurait généralement à quoi s'en tenir à ce sujet, si les rapports qui ont été faits à l'Institut sur les rendus de compte de M. le docteur Civiale eussent été publiés. J'eusse cependant beaucoup désiré qu'ils le fussent lorsqu'ils parurent, car cette publication eût renversé une grande partie des obstacles que je trouve à faire sentir l'utilité de mes travaux, obstacles qui proviennent spécialement de l'idée favorable que l'on a du procédé appelé *lithotritie*. Or, on va voir, par la lecture des deux rapports qui vont suivre, ce que l'on doit penser de ce procédé. Si l'on comprend ma position

---

(1) Il faut se rappeler que ce qui suit a été écrit en 1833.
(2) Chez Béchet, place de l'École-de-Médecine.

comme auteur, et si l'on fait attention que tout ce que j'ai pu faire de bien *est tenu en échec,* en France, par l'opinion favorable que l'on a d'une manière d'opérer qui en réalité est désastreuse; si l'on fait attention que cette erreur est propagée avec le plus grand soin et qu'elle est même accueillie, tout évidente qu'elle est, par les hommes les plus recommandables qu'un prestige inexplicable aveugle, on trouvera peut-être juste que je cherche à faire connaître la vérité en publiant les rapports qui vont suivre. Ces rapports donnent avec surabondance une idée défavorable du procédé appelé *lithotritie,* et ils prouvent conséquemment ce que j'ai besoin de prouver, c'est-à-dire l'insuffisance du *perce-pierre (lithotriteur)* et conséquemment l'utilité d'un système de *lithotripsie* mieux combiné.

Le secrétaire perpétuel de l'Académie, pour les sciences naturelles, certifie que ce qui suit est extrait du procès-verbal de la séance du lundi 25 avril 1831.

———

EXTRAIT de la séance du lundi 25 avril 1831, à laquelle ont assisté :

MM. Arago, Poinsot, Bouvard, Latreille, Chevreul, Desfontaines, Chaptal, Becquerel, Lelièvre, Gay-Lussac, Serullas, Thénard, Magendie, de Blainville, Duméril, Brongniart, Larrey, Navier, Huzard, de Lalande, Cassini, Boyer, Lacroix, de Jussieu, H. Cassini, de La Billardière, Le Gendre, Matthieu, Mirbel, Yvart, Ampère, Puissant, de Freycinet, Cordier, B. Delessert, Savart, Portal, Beautems-Beaupré, Girard, Tessier, baron Cuvier, Héron de Villefosse, Damoiseau, Serres, Poisson, Flourens, G. Cuvier, Gillet de Laumont, Dulong, Deyeux, Dupuytren, Prony, Sylvestre, Dupin, Savigny.

M. Larrey, au nom d'une commission, fait le rapport suivant sur le compte rendu que M. Civiale avait présenté *concernant les calculeux traités à l'hôpital Necker.*

Nous sommes chargés, M. le baron Boyer et moi, de faire connaître à l'Académie le mérite du compte rendu que le docteur Civiale lui a communiqué, dans sa séance du 24 janvier 1831, sur le nombre des calculeux qu'il a traités à l'hôpital Necker, depuis le mois d'août 1829 jusqu'au mois de juillet 1830.

Malgré la confiance qu'inspire le caractère de M. Civiale, nous avons cru, dans son intérêt, et pour donner à notre rapport, avant de le communiquer, toute l'exactitude qu'on a droit d'attendre de la commission, nous avons cru, dis-je, devoir prendre auprès de l'administration de cet établissement les documents nécessaires pour vérifier les faits rapportés dans ce compte rendu, et savoir au juste le nombre des sujets opérés par la taille ou la lithotritie qui ont succombé à l'une ou à l'autre de ces opérations. C'est ce dont M. Civiale ne parle pas, bien que ce fût là l'objet le plus important de son mémoire.

Après un court préambule sur les motifs qui avaient porté l'administration des hôpitaux de Paris à établir dans celui de Necker une salle consacrée exclusivement au traitement des calculeux, M. Civiale annonce que, dans l'espace de cinq mois de saison propice, 16 malades étaient entrés dans cette salle ; que 7 d'entre eux ont été opérés par le broiement, 4 par la taille, et que les 5 autres, s'étant trouvés dans des conditions défavorables, furent renvoyés sans opération. Les trois premiers sujets soumis au broiement ont présenté, suivant l'auteur, des particularités remarquables.

Elles ont eu pour objet, chez le premier, nommé

Batley, la grosseur de la pierre, qui remplissait toute la cavité de la vessie (1), et bien que ce chirurgien ait déclaré, dans ses ouvrages, que cette circonstance contre-indique la lithotritie, il nous a dit que néanmoins il avait été assez heureux pour l'avoir appliquée avec succès chez ce malade. A la vérité, la friabilité de la pierre et la constitution molle du sujet, jeune encore, dit l'auteur, ont facilité les manœuvres difficiles et multipliées de cette opération.

Chez le deuxième, nommé Gobert, ces particularités avaient pour objet une affection catarrhale de la vessie et un rétrécissement anormal de l'urèthre, qu'il a fallu d'abord détruire.

Chez le troisième, vieillard presque octogénaire (M. Carré), c'était la situation particulière d'un gros calcul dans le bas-fond de la vessie, derrière la prostate tuméfiée, duquel l'existence avait été méconnue par plusieurs praticiens qui avaient sondé ce malade avant M. Civiale. Cette circonstance fait dire à l'auteur qu'on ne peut établir de certitude sur la présence des calculs dans la vessie qu'à l'aide des instruments de la lithotritie.

---

(1) Une pierre qui remplit toute la cavité de la vessie ne peut être prise et conséquemment broyée, car, pour prendre, il faut qu'il y ait de la place pour déployer l'instrument. Quant à la destruction d'une grosse pierre avec le perce-pierre, chacun sait que cela demanderait trop de temps, si cela se pouvait. M. Civiale se trompe.

Ces trois sujets, après un certain nombre de séances de broiement pour chacun d'eux, sont sortis de l'hôpital parfaitement guéris.

Un quatrième, sexagénaire (M. Lafaye, de Toulouse), a présenté aussi quelques difficultés par son extrême irritabilité; néanmoins le broiement s'est heureusement terminé.

Chez le cinquième, d'une vieillesse plus avancée, et bien que le sujet fût en quelque sorte épuisé par les effets de la maladie, le broiement se fit avec une grande promptitude et une grande facilité. Cette circonstance favorable est attribuée par M. Civiale à la friabilité du calcul, qui s'écrasait presque de lui-même.

Chez les deux derniers, l'un très-jeune, et l'autre d'un âge avancé, il ne s'est offert rien de remarquable sous le rapport de la lithotritie : M. Civiale avait craint seulement qu'une tumeur très-volumineuse, située dans le flanc gauche de l'un d'eux et s'étendant jusqu'à la fosse iliaque (qu'il attribuait au gonflement de la rate), ne s'opposât au succès de son opération ; néanmoins, elle eut le même résultat que chez les précédents.

Comme particularités, M. Civiale annonce encore avoir rencontré un cas de vessie à cellules avec plusieurs pierres, qu'on trouvait tantôt dans la vessie et tantôt dans les cellules. Ce fait, réuni à d'autres, dit l'auteur, doit faire le sujet d'une communication spéciale (nous en parlerons plus bas).

Avant de terminer son mémoire, M. Civiale donne un aperçu de l'état actuel de la lithotritie en Europe, et des résultats qui ont été obtenus.

Ici, ce chirurgien ne craint pas d'avancer que dans les essais nombreux auxquels on s'est livré, soit en France, soit à l'étranger, et surtout dans les opérations qui ont été faites, on a suivi presque exclusivement les principes qu'il avait établis ; car, sur 173 calculeux guéris par la lithotritie, 162 l'ont été par sa méthode, et il dit en avoir opéré lui-même 152 (1). M. Civiale ne nous fait pas connaître quel a été le résultat de cette opération sur ce grand nombre d'individus ; il annonce seulement qu'en Angleterre, malgré quelques discussions qui eurent lieu d'abord, et qui avaient égaré l'opinion, comme en France, ces faits firent taire des critiques déjà victorieusement combattus (2).

---

(1) M. Civiale se trompe ; j'en ai opéré près de cent par mes procédés.

(2) Ce rapport est inexact : l'opinion, en Angleterre, est que le procédé que M. Civiale met en usage est insuffisant et dangereux. Cela est si vrai, qu'un monsieur qui est à Londres, qui se dit élève de M. Civiale, et qui effectivement l'a aidé dans ses opérations, non-seulement a abandonné l'instrument perce-pierre, mais a essayé de mettre en usage mon système et mon instrument. Il vient même d'envoyer à l'Académie des sciences un *percuteur* avec des changements qu'il appelle des modifications heureuses, mais sans

En Allemagne, où l'opinion est moins favorable que partout ailleurs, M. Civiale croit devoir attribuer cette défaveur à l'approbation non méritée qu'on a donnée à de prétendus perfectionnements imaginés par d'autres chirurgiens, ce qui a arrêté, selon lui, la propagation de la lithotritie dans cette contrée.

On voit par cette analyse, à l'exactitude de laquelle on peut accorder toute confiance, que M. Civiale s'est exclusivement borné à l'exposé des *cinq cas* pour lesquels il a employé la lithotritie avec un succès plus ou moins marqué ; mais il passe sous silence les sujets qui ont subi l'opération de la taille, qu'il paraît vouloir déprécier en exagérant ses dangers, en sorte que nous aurions ignoré le sort de ces sujets, si nous n'eussions vu le mouvement de cet hôpital, que M. l'administrateur a bien voulu nous confier.

---

avoir pris la précaution d'envoyer des exemples de guérison constatés. J'en suis fâché, car ces observations eussent été autant de preuves en faveur de mon nouveau système. M. Civiale a un tort d'autant plus grand de parler de l'Angleterre, que l'on trouve dans mes observations un assez grand nombre de malades guéris par moi, et sur lesquels *son élève* avait essayé, sans succès, la *lithotritie* avec le *lithotriteur* ou *perce-pierre*. Du reste, on ne peut pas obtenir en Angleterre et en Allemagne plus de succès que M. Civiale lui-même : or, si les chirurgiens de ces pays ont perdu, comme M. Civiale, *un* malade sur *trois*, je les loue certainement de s'être montrés dignes de la confiance de leurs malades en les soumettant à la taille, qui présente des chances plus avantageuses.

Ce tableau comprend tous les individus affectés de calculs qui ont été admis dans les salles du service particulier de M. Civiale, depuis sa création jusqu'au 9 novembre 1830. Le nombre s'en est élevé à 26, non compris quelques individus qui couchaient en ville et qui se rendaient journellement à l'hôpital pour s'y faire lithotritier. 24 sujets, au lieu de 16, ont subi l'opération de la taille ou de la lithotritie; 2 autres, chez lesquels on n'avait pas trouvé de calculs dans la vessie, furent renvoyés de l'hôpital peu de temps après leur entrée.

Dans le nombre des 24 opérés, dont 6 par la taille, *onze* sont morts à des distances plus ou moins rapprochées de l'opération.

Le premier de ces morts, nommé Jean, après avoir subi l'opération du broiement, fut frappé de tous les signes d'un catarrhe aigu dans la vessie, aux effets duquel il succomba le 6 février 1830. On trouva, à l'autopsie de son cadavre, plusieurs petits calculs ou fragments de calcul enfermés dans les loges particulières, et d'autres cachés dans les replis membraneux de la vessie, qu'on n'avait pu sans doute retirer de ce réservoir.

Nous ignorons la cause de la mort du deuxième, nommé Tilmans, survenue le 27 novembre 1829 (1).

---

(1) L'un des élèves de l'hôpital Necker m'a assuré que ce sujet avait subi l'opération de la lithotritie.

(Note de M. Larrey.)

Le troisième (Simon), mort le 3 avril 1830, portait une pierre énorme qu'on attaqua vainement par la lithotritie ; elle fut extraite par la taille sus-pubienne.

Le quatrième (Godallier), mort le 4 avril, opéré, comme le précédent, après plusieurs tentatives infructueuses de lithotritie, succomba à une inflammation traumatique déterminée par une lésion au péritoine.

Le cinquième (Lecomte), décédé le 10 juin, tomba dans des accidents nerveux si graves, après la première tentative du broiement, qu'il mourut le troisième jour de cette opération. Il n'y eut point de nécropsie, mais on pense que la vessie était malade primitivement.

On ne fait point connaître la cause immédiate de la mort du sixième, nommé Alleaume, survenue le 12 juillet, et opéré par la taille.

On fait la même remarque pour le septième, nommé Defundès, mort le 9 novembre ; celui-ci avait également ment subi l'opération de la lithotritie.

Le huitième et le neuvième (Laporte et Cuvier), décédés dans le mois de décembre, n'avaient point de calculs ; on ignore la véritable cause de leur mort.

Celle du dixième, nommé Binet, survenue le 9 janvier dernier, a été attribuée à une indigestion qu'il s'était donnée presque immédiatement après avoir subi l'opération de la taille. Le procédé qu'on mit en usage n'est point indiqué, et il paraît qu'il n'y a pas eu d'autopsie.

Le onzième (Lambert), décédé le 2 juillet, fut atteint de la variole après avoir été taillé; on ne dit pas non plus quelle méthode on employa.

En faisant le parallèle du mouvement de l'administration de l'hôpital Necker avec le compte rendu de M. Civiale (sans nous arrêter au nombre total, parce que le mouvement comporte quelques mois de plus, et sans parler des contradictions qui se trouvent dans les deux pièces), nous voyons avec quelque regret pour les progrès de la science que ce chirurgien s'est attaché exclusivement à faire ressortir les succès de la lithotritie; c'est dans cette intention sans doute qu'il n'a rapporté que les faits les plus marquants et les plus favorables, auxquels il n'a pu comparer les opérations de taille qu'il a pratiquée dans le même hôpital, puisque les sujets qui ont subi cette dernière paraissent avoir tous péri. Et cependant, peut-être pourrait-on se convaincre, par le tableau dont nous avons parlé, que la perte de *lithotritiés* s'est trouvée dans cet hôpital tout au moins aussi considérable qu'a pu l'être la taille dans les autres hôpitaux de Paris. Ne pourrait-on pas même ajouter que plusieurs de ceux qui sont morts par suite de cette opération auraient été sauvés, si elle n'avait pas été précédée des effets plus ou moins douloureux du broiement? Néanmoins, en ajoutant les cinq cas de lithotritie qu'il rapporte au grand nombre de ceux cités dans ses ouvrages, l'auteur croit pouvoir affirmer que cette méthode est la plus parfaite. Mais nous répondrons à cette assertion que si la lithotritie n'est pas aussi généralement répandue qu'elle devrait l'être, pour l'avantage de l'humanité, cela tient au peu d'empressement que les médecins étrangers et même français ont mis à adopter cette opération, d'une exécution plus difficile que la lithotomie ; car toute méthode doit être facile pour être d'un usage commun.

Dans une telle occurrence, qu'il nous soit permis de dire que les grands chirurgiens du siècle, qui ont pratiqué la taille d'après les méthodes perfectionnées soit en France, soit en Angleterre, comptaient ou comptent également leurs succès par centaines ; mais ils avaient *la bonne foi* de faire connaître aussi leurs revers ou leurs insuccès, et les deux résultats étaient relatifs à l'habileté plus ou moins grande des opérateurs. Ainsi, dans ce sens, ne pourrait-on pas dire que la taille a bien moins réussi dans les mains de M. Civiale que la lithotritie, pour la manœuvre de laquelle il a une habileté parfaite et une très-grande habitude, tandis que des chirurgiens anatomistes, exercés à l'opération de la taille, ont obtenu de tels succès, que plusieurs d'entre ceux que je pourrais citer, appartenant à la France et à l'Angleterre, ont à peine perdu un opéré sur dix, et de ce nombre, la moitié sans doute n'aurait pu être lithotritiée ?

Ainsi, le parallèle à faire entre ces deux opérations est un problème qui, selon votre rapporteur, est loin d'être résolu.

En attendant que les Académies aient traité cette question importante, votre commission exprime le regret de ne pouvoir partager les idées de M. Civiale sur l'étendue des cas dans lesquels la lithotritie est infaillible; elle croit que cette méthode doit être encore soumise à l'observation rigoureuse des praticiens.

Toutefois, nous estimons que les faits cités dans le mémoire de ce chirurgien, tels qu'ils sont rapportés, concourent à justifier les récompenses flatteuses qu'il a reçues de l'Académie.

Signé à la minute :

BOYER, et LARREY, rapporteur.

L'Académie adopte les conclusions de ce rapport.

Certifié conforme :

Le secrétaire perpétuel pour les sciences naturelles,
DULONG.

Le secrétaire perpétuel de l'Académie, pour les sciences naturelles, certifie que ce qui suit est extrait du procès-verbal de la séance du lundi 10 avril 1833.

———

EXTRAIT de la séance du lundi 10 juin 1833, à laquelle furent présents :

MM. Magendie, Lelièvre, Flourens, Gay-Lussac, Desfontaines, Double, de La Billardière, Gillet de Laumont, Delalande, Boyer, Lacroix, Navier, de Jussieu père, de Jussieu fils, Isidore Geoffroy-Saint-Hilaire, Damoiseau, Poinsot, Molard, Desgenettes, de Freycinet, Bouvard, Geoffroy-Saint-Hilaire, Puissant, de Blainville, Dutrochet, Matthieu, Arago, Chevreul, Dulong, Héricart de Thury, Libri, Prony, Savary, Dumas, Poisson, Cordier, Sylvestre, Serres, Larrey, Thénard, Dupuytren, Séguier, Beudant, Savigny.

M. Double, au nom d'une commission, fait le rapport suivant sur un mémoire de M. Civiale, intitulé *Deuxième compte rendu concernant les calculeux traités à l'hôpital Necker.*

RAPPORT.

L'Académie, après avoir entendu la lecture du mémoire de M. Civiale concernant les calculeux, a chargé MM. Boyer, Larrey et Double de lui en rendre compte.

Le manuscrit de M. Civiale se divise en deux parties distinctes.

Il y a, d'une part, un grand tableau synoptique des malades admis au traitement spécial des calculeux, dans l'hôpital Necker, pendant les années 1831 et 1832.

Il y a, d'autre part, vingt pages environ de texte consacré à l'exposition des particularités les plus remarquables offertes par ces malades, sous le double point de vue de l'art et de la science.

Encore que l'épidémie du choléra, dont nous avons si cruellement subi les ravages en 1832, ait interverti, tout le temps que la maladie a régné, les destinations les plus spéciales des hôpitaux de la capitale ;

Bien que, par cette cause, le service des calculeux ait été complétement interrompu pendant plusieurs mois, on trouve néanmoins, pendant ces deux dernières années, *quatre vingt-treize* malades admis dans les salles des calculeux de l'hôpital Necker.

Dans ce nombre, *vingt-sept* malades traités par la lithotritie sont sortis complétement guéris.

Seize ayant subi diverses tentatives de lithotritie : l'opération chez ceux-ci a été en définitive impossible, inutile, ou même fatale.

De ces *seize*, *dix* sont morts, et *six* restent encore calculeux.

Huit autres malades ont dû être soumis aux procédés divers de la taille ordinaire ou de la lithotomie. De ces *huit* malades, *cinq* ont succombé et *trois* ont guéri.

Finalement on compte quarante malades atteints de différentes lésions des organes génito-urinaires, simulant toutes, plus ou moins, l'affection calculeuse, sans qu'aucun de ces individus eût réellement la pierre. Ces derniers malades, nous ne les comprenons ici que pour mémoire.

Sur le nombre total des calculeux, on trouve deux femmes seulement, toutes deux opérées par la lithotritie et toutes deux guéries en peu de jours. Ce n'est pas sans dessein que nous consignons ici cette remarque ; elle sert déjà d'appui et de confirmation à ces deux propositions généralement admises dans la science :

L'accumulation et l'accroissement des calculs vésicaux se rencontrent beaucoup plus rarement chez les femmes que chez les hommes.

Chez les femmes, les procédés opératoires, quand ils deviennent nécessaires, sont d'une exécution plus facile et d'un succès plus fréquent.

Les notions anatomiques rendent suffisamment raison de ces différences.

Faisons remarquer encore que, parmi les malades opérés et guéris par la lithotritie, on trouve un enfant de neuf ans et un autre de onze ans.

On avait souvent avancé jusqu'ici que la méthode de broiement ne convient pas à l'enfance. M. Civiale, dans le travail que nous sommes chargés d'analyser, assure qu'à l'aide de certaines modifications qu'il a fait subir (1) et aux instruments et aux procédés opératoires, pour les malades appartenant à cette période de la vie, sa méthode peut être fructueusement appliquée, malgré le peu de développement des organes génitaux à cet âge, et malgré ce qui manque d'énergie à la vessie pour se débarrasser des détritus du calcul opérés par le broiement.

Toutefois, et M. Civiale se hâte d'en convenir, il est vrai de dire que l'on doit souvent, à l'égard des enfants, surtout quand la pierre est très-volumineuse, renoncer à l'opération de la lithotritie.

En face de cette difficulté, M. Civiale n'est pas resté observateur indifférent. Dans cette conjoncture toute particulière, il a recours à une pratique toute nouvelle et à une opération qui résulte de la combinaison des deux méthodes, la taille et la lithotritie, et qui paraît réunir les avantages de l'une et de l'autre méthode, sans en avoir les inconvénients. Indiquons rapidement l'esprit et les bases de cette opération : nous attendrons un plus grand nombre de faits et la sanction d'une plus longue expérience pour la juger définitivement.

Sans doute, dans l'enfance, l'extrème petitesse du pubis laisse peu de facilité pour l'introduction des

______

(1) Quelles modifications ? M. Civiale se trompe.

instruments lithotriteurs ; mais, par contre, le col de la vessie est extrêmement dilatable à cet âge, on peut aisément et sans danger y introduire un instrument de plus de 3 lignes de diamètre.

En conséquence de ces données anatomiques, M. Civiale pratique une incision au périnée, dans le but d'ouvrir, en forme de boutonnière, les téguments, les tissus sous-jacents et la partie membraneuse de l'urèthre ; il obtient par là une voie directe et large, et qui permet de porter dans la vessie un instrument ordinaire, à l'aide duquel il morcelle et broie en peu d'instants une pierre même fort volumineuse (1).

N'oublions pas d'ajouter, d'ailleurs, que chez les individus en bas âge la lithotomie ordinaire est d'une exécution prompte et facile et d'une issue communément prospère.

Mais continuons notre examen analytique.

Sur les *vingt-sept* malades opérés par la lithotritie et opérés avec succès, on voit que *quatre* seulement avaient atteint ou dépassé l'âge de soixante ans ; au contraire, parmi les *seize* malades pour lesquels la

---

(1) Comment M. Civiale n'a-t-il pas craint de trouver des incrédules quand il avance de telles assertions ? Comment ce chirurgien introduit-il un *perce-pierre* dans la vessie par une ouverture faite au périnée d'un enfant ? Il développe cet instrument à branches crochues dans une vessie vide, et il broie avec une fraise qui fait un simple trou une pierre volumineuse, le tout sans dangers ! M. Civiale se trompe.

lithotritie a été intempestive, inutile, ou mortelle, *huit* étaient plus que sexagénaires; de ces huit, *six* sont morts, et deux en conservant la vie ont aussi conservé leurs calculs.

Relativement à la composition chimique des calculs, les pierres formées par l'oxalate de chaux ne sont point toujours dures à ce point que l'on doive les considérer comme nécessairement réfractaires à la lithotritie, ainsi que quelques personnes l'avaient avancé. M. Civiale a rencontré un assez grand nombre de pierres de cette nature, qui ont été très-friables et dont le broiement s'est opéré d'une manière prompte et facile.

Les altérations plus ou moins graves du tissu de la vessie, que l'on infère en général, avec raison, de la longue durée et de la violence des douleurs, ne sont pas toujours réelles; déjà l'expérience commune l'avait enseigné, et les faits que nous sommes chargés d'analyser en fournissent plusieurs exemples. De telles conditions surtout ne constituent point des contre-indications inévitables de la lithotritie: de là, cette conclusion que, même si l'affection calculeuse est ancienne, et nonobstant des douleurs opiniâtres et vives, la méthode par le broiement est encore souvent applicable.

Les avantages absolus de la lithotritie ne sont guère contestés aujourd'hui : qu'est-il besoin de déduire les preuves à l'appui, si l'on voit les savants les plus célèbres et les hommes de l'art les plus éminents recourir à ce procédé, lorsqu'ils ont le malheur d'être atteints de la pierre ? Et quand même la lithotritie n'aurait d'autre mérite que d'épargner au patient l'effroi, les angoisses et les douleurs d'une opération cruelle, ne serait-ce pas encore un immense bienfait ? Mais par la lithotritie on échappe encore à plusieurs des accidents graves qui suivent si souvent l'opération sanglante ; les hémorrhagies, les péritonites, les infiltrations urineuses, l'inflammation diffuse du tissu cellulaire, pelvien et sous-péritonéal, qui constituent autant d'accidents fâcheux après la taille, n'arrivent point à la suite de la lithotritie (1).

La lithotritie n'est cependant pas praticable dans tous les cas ; il est des circonstances pour lesquelles on doit nécessairement avoir recours à la lithotomie : M. Civiale le reconnaît sans peine et n'hésite pas à le proclamer.

Les contre-indications de la lithotritie et la raison de la préférence à donner à la taille peuvent découler de trois sources capitales : elles sont fournies par les qualités physiques du calcul, par l'état des organes génito-urinaires, ou par l'individualité du calculeux lui-même (2) ;

---

(1) Il existe plusieurs exemples d'accidents pareils survenus après les opérations faites avec le perce-pierre. M. Souberbielle, qui a taillé beaucoup de malades après les essais de M. Civiale, en cite plusieurs.

(2) Il est encore une contre-indication que M. le rapporteur

Une pierre dont les dimensions insolites restent hors de toute proportion avec le développement possible de la pince destinée à saisir le calcul dans la vessie (évidemment tous les calculs commencent par être petits, et quand les malades s'en aperçoivent à cette époque , les avantages de la lithotritie sont incontestables);

Des calculs dont l'immense dureté resisterait trop longtemps et trop fortement à l'action de l'instrument broyeur ;

La vessie retenant des pierres adhérentes, enchâssées dans son propre tissu ou chatonnées dans des poches particulières ;

Les membranes des organes génito - urinaires épaissies, irritées et profondément altérées dans leur texture ;

L'âge du malade, et aussi une constitution physique d'une irritabilité extrême, ou viciée par les germes anciens d'une irritation spécifique , grave , et dont le transport aigu sur les organes génito-urinaires peut compliquer fâcheusement les essais lithotriteurs : ce sont là, entre autres , autant de séries de circonstances qui forcent d'accorder la préférence à la taille ordinaire.

---

oublie : c'est lorsque l'opérateur ne fait usage que d'un instrument insuffisant. M. Civiale, ne connaissant que le perce-pierre, n'a pas le droit de poser des limites au pouvoir de la *lithotripsie.*

Dans notre opinion, la question clairement posée se résume en ces termes :

Quelles sont les conditions pathologiques dans lesquelles la lithotritie offre le plus de chances de succès ?

Quelles sont, au contraire, les circonstances où force sera de recourir à l'opération sanglante?

Il ne s'agit donc plus aujourd'hui d'examiner si la lithotritie peut ou ne peut pas être utile : dix années d'expérience et d'observations concluantes ont répondu affirmativement (1).

Ce serait encore avoir mal abordé le problème que de chercher à le résoudre uniquement par le calcul comparatif des succès attachés soit à la lithotritie, soit à la lithotomie ; le point de la difficulté est tout autre.

Enfin, on aurait incomplétement satisfait aux véritables besoins de la science, si les efforts se bornaient sans cesse à multiplier, à modifier et à corriger les instruments destinés à écraser les pierres dans la vessie, ou à extraire de cet organe les fragments broyés des calculs. Tel qu'il est à présent, l'arsenal lithotritique suffit à l'intelligence et à l'adresse réunies de l'opérateur (2) : que le zèle se

---

(1) Il me semble que cela n'est pas tout à fait exact, si l'on en juge d'après les rapports à l'Institut et surtout d'après le rapport de M. Double lui-même.

(2) Cela n'est certainement pas, puisque le perce-pierre, auquel

porte moins vers la mécanique instrumentale, et qu'il se dirige, au contraire, davantage sur la partie clinique de la lithotritie (1). Ce qu'il faut surtout, c'est, à l'aide de faits complets, authentiques, et par des opérations nombreuses, variées, arriver à formuler d'une manière nette et précise les indications relatives à la lithotritie et à la taille (2).

Déjà l'Académie en avait exprimé le vœu, par l'organe de M. Dupuytren, dans un rapport sur ce sujet.

Provoquer les travaux, fixer les efforts sur les points où se pressent le plus les besoins de la science et de ses difficultés, ne sont pas les moindres attributions des associations savantes : aussi pensons-

---

M. le rapporteur fait allusion, ne peut prendre sur une table un grand nombre de pierres vésicales, et ne peut détruire celles qu'il prend qu'avec lenteur et mouvements pénibles. Or, s'il ne peut exécuter cela en dehors de la vessie, comment l'exécuterait-il en dedans ?

(1) Au contraire, il faut faire d'abord des instruments effectifs, et étudier après la manière de les employer avec le plus grand avantage possible.

(2) Formuler ainsi ne me semble pas possible : c'est dans des observations bien rédigées que le chirurgien pourra trouver les éléments convenables pour s'éclairer à ce sujet. C'est pour cela que j'ai toujours ajouté des réflexions cliniques aux nombreuses observations que j'ai publiées soit dans mon ouvrage anglais, qui en contient cinquante à peu près, soit dans les journaux anglais et français, qui en contiennent à peu près autant.

nous que l'Académie devrait annoncer positivement que dorénavant, en matière de lithotritie, elle encouragera surtout les recueils d'opérations pratiquées sur le vivant (1), les recherches qui tendront vers le but que nous venons de signaler.

Les faits que M. Civiale a consignés dans son deuxième compte rendu, et qui font l'objet de notre rapport, fournissent sans doute de nouveaux matériaux à la solution de cet intéressant problème ; mais il est besoin d'un beaucoup plus grand nombre d'observations pour le résoudre complétement.

Formons donc des vœux pour que la lithotritie rentre de suite dans le domaine commun de la chirurgie pratique ; désirons que cette méthode ne soit plus l'apanage exclusif de quelques mains seules exercées à la pratiquer : c'est l'unique moyen d'arriver sûrement aux résultats féconds que sollicitent également la science et l'humanité (2).

Terminerons-nous ce rapport sans dire un mot du litige suscité au sujet de la priorité d'invention de la lithotritie ?

Dans les sciences d'application, les grandes décou-

---

(1) En ce cas, je prie instamment MM. les membres de la commission de prendre connaissance de mes observations ; elles se trouvent dans mon traité et dans les journaux de médecine.

(2) Pour cela, il faut désigner l'auteur du procédé le plus simple et le plus effectif.

vertes sont rarement une improvisation du hasard ;
presque toujours, au contraire, ces découvertes ré-
pondent à des besoins longtemps ressentis, fréquemment exprimés, lentement satisfaits. Le temps,
ce puissant élément de toutes choses, et les progrès
de l'expérience, conduisent par degrés insensibles
au but que l'esprit humain a longuement signalé
et qu'il n'a que péniblement atteint ; ainsi de la
lithotritie.

La structure et la dilatabilité de l'urèthre constatées de temps immémorial, la connaissance et
l'emploi des sondes droites remontent assez loin
pour qu'il soit difficile d'en assigner l'origine véritable ; l'usage des pinces à formes variées, pour
aller chercher les calculs dans la vessie, ainsi qu'on
avait commencé de le pratiquer à cette époque si
remarquable dans l'histoire de l'esprit humain ; la
connaissance, l'idée exprimée, et la tentative exécutée plusieurs fois et dans les temps reculés, de
perforer, de limer, de broyer la pierre dans la vessie,
afin d'en faciliter l'extraction : tous ces progrès
graduellement obtenus conduisaient d'une manière
assez naturelle à la lithotritie. Faut-il s'étonner à
présent que la pensée de ce procédé soit venue si-
multanément à plusieurs hommes de l'art ? est-il
surprenant aussi que l'un d'eux ait marché plus vite
vers le but et qu'il l'ait plus vite atteint ? L'esprit
humain ne procède guère autrement, et M. Civiale,

qui a régularisé, achevé cette découverte, auquel il reste surtout l'avantage de l'avoir mise en toute valeur et en pleine pratique (1), nous paraît devoir en être déclaré le véritable auteur.

---

(1) 1846. Il n'y a aucun doute que M. Civiale ait mis, le premier, la lithotripsie en pratique : c'est un beau fait qui mérite les louanges qui lui sont données; mais il ne l'a pas mis en *pleine pratique*, comme le disent MM. les rapporteurs. Celui qui met une opération en pleine pratique est celui qui la met à la portée de tous les chirurgiens, et celui-là, ce n'est pas M. Civiale. Du reste, quand on aura lu le mémoire de M. Gruithuisen, qui suit, on verra qu'il n'a pas fallu beaucoup d'efforts à ce chirurgien pour régulariser le procédé de détruire les pierres par des perforations répétées. Ainsi, la grosse sonde droite, la poulie, le trépan *qu'on fait jouer, au moyen d'un archet à la manière des horlogers*, tout cela est de l'invention de M. Gruithuisen. Mais M. Gruithuisen voulait prendre les pierres dans une anse de fil métallique, et ce n'était pas suffisant. Il fallut donc trouver un autre moyen, qui fut, comme tout le monde le sait, la pince à trois branches d'Alphonse Feri, qu'un chirurgien autre que M. Civiale proposa pour remplir ce but. Ainsi le perce-pierre ou lithotriteur fut inventé par trois auteurs.

1° M. Gruithuisen inventa la *sonde* ou *canule droite*, le *mandrin* qui passe à travers cette canule et qui porte le trépan ; il inventa ce *trépan* pour faire de grands trous à la pierre, il mit ce trépan en jeu par une *poulie,* et enfin il eut, le premier, l'idée de maintenir et de fixer la pierre à l'extrémité de sa sonde droite, pour qu'elle soit soumise à l'action du trépan, et il proposa, pour ce faire, une anse de fil métallique.

2° Alphonse Feri inventa une pince, portant plusieurs branches, destinée à extraire des balles, et qu'un chirurgien, M. Leroy d'Étiolles, qui d'ailleurs ne sut pas en faire usage le premier ni même le

Après dix années consécutives de recherches, d'expériences et d'observations, l'Académie est heureuse de pouvoir répéter et de confirmer derechef ce qu'elle avançait en mars 1824, par la bouche de ses illustres rapporteurs Chaussier et Percy.

La commission dont je suis aujourd'hui l'organe a l'honneur de proposer, comme conclusions de son rapport :

Premièrement, de déclarer qu'en matière de lithotritie, l'Académie désire recevoir surtout des recueils d'opérations, de nouveaux faits, ayant pour but de fixer les indications relatives de la lithotritie et de la taille ;

Deuxièmement, de déposer aux archives, pour y être consulté au besoin, le manuscrit de M. Civiale, et d'adresser des remercîments à l'auteur, dont les

---

second, proposa pour remplir l'office du fil de laiton avec lequel M. Gruithuisen voulait saisir la pierre.

3° Enfin, M. Civiale imagina de faire jouer ces différentes pièces dans des petites boîtes de cuir, pour empêcher l'eau de s'écouler par les intervalles qu'elles laissaient entre elles. Il imagina aussi, comme je l'ai dit, de mettre l'arc de l'archet de M. Gruithuisen dans une canne... ce qui était fort commode... quand on se servait d'un archet *.

* M. Civiale se témoigne une grande satisfaction pour avoir apporté ce perfectionnement à la lithotritie ; mais ce n'est pas sans une certaine appréhension qu'il a appliqué cette importante idée : « Quoique les cannes à épée, dit-il, soient prohibées, la police fera une exception pour ce cas. »

travaux sur la lithotritie méritent de plus en plus l'approbation de l'Académie (1).

Signé à la minute :

Boyer, baron Larrey, et Double, rapporteur.

L'Académie adopte les conclusions de ce rapport.

Certifié conforme :

Le secrétaire perpétuel pour les sciences naturelles,
DULONG.

Tels sont les rapports qui ont été faits sur les *comptes rendus* de M. le docteur Civiale. Ces rapports, celui de M. le baron Larrey surtout, sont effrayants, et donnent certainement une bien fâcheuse idée du procédé de *lithotripsie* appelé *lithotritie*. J'aurais bien voulu rassembler tous les faits contenus dans ces rapports pour essayer d'en établir la statistique, mais on voit que cela est impossible, car M. Larrey, dont la sévère probité ne paraît pas s'accommoder des *comptes rendus* inexacts, me met dans l'impossibilité de pouvoir statuer sur des faits bien clairs et bien arrêtés.

Je suis donc réduit à ne soumettre à l'analyse que les faits relatés dans le rapport de M. Double, qui paraît moins sévère que M. le baron Larrey, et qui a admis avec une grande bonté les faits avancés par M. le docteur Civiale dans son deuxième *compte rendu*.

-----

(1) Comme on le voit, l'Académie n'est pas difficile.

Comme, malgré l'opinion empreinte de haute improbation qu'exprime M. le baron Larrey, je veux avoir dans les relations de M. le docteur Civiale une foi aussi grande qu'elle est évidemment méritée, j'admets, de même que M. Double, l'exactitude des détails présentés par ce chirurgien; je calcule conséquemment avec les chiffres présentés dans le rapport, et je les reproduis ici pour plus grande exactitude.

Il est entré à l'hôpital Necker. . . .	93	malades.
40 de ces malades n'avaient pas la pierre	40	
Il reste donc.	53	malades qui avaient la pierre.
Sur ces 53 malades, M. Civiale dit que.	27	ont été guéris par la lithotritie.
Il reste donc.	26	malades, ou la moitié, non guéris par la lithotritie.
Sur ces 26 malades	6	ont été lithotritiés et ont gardé leur pierre.
Il reste donc.	20	malades.
Sur ces 20 malades	10	ou le quart, sont morts par la lithotritie.
Reste.	10	
Sur ces 10.	5	sont morts par la taille.
Reste.	5	
Sur ces 5	3	sont guéris par la taille.
Reste	2	dont on ne rend pas compte, et qui seraient comptés s'ils étaient guéris. Or, sont-ils morts ou simplement non guéris ?

RÉSUMÉ.

Ainsi, si le rapport de M. Double est exact, et il est exact, puisque non-seulement il est signé par ce médecin, qui était rapporteur, mais il est encore signé par deux de nos plus respectables maîtres en chirurgie, M. le baron Boyer et M. le baron Larrey, il s'ensuit qu'en définitive :

Sur quarante-trois malades choisis par M. Civiale pour la *litho-tritie* et traités par la *lithotritie,*

> 27 sont guéris, ou pas tout à fait les 3/4 des malades traités ;
> 10 sont morts, ou un peu plus de 1/4 des malades traités,
> et   6 ou un peu plus de 1/8 des malades traités, ont gardé leur pierre.
>
> Total . . . 43

Et sur huit malades traités par la taille avec ou sans préliminaires de *lithotritie,*

> 5 sont morts,
> et   3 sont guéris.
>
> Total . . . 8

Avec ces éléments de calcul, on fait saillir de suite, par une règle simple, l'avantage d'être opéré à l'hôpital Necker.

Sur cinquante et un malades traités dans cet hôpital (1), il y en a d'abord six non guéris que je néglige, et je trouve :

Morts par la lithotritie 10	Guéris par la lithotritie 27
Morts par la taille. 5	Guéris par la taille. 3
Total 15	Total 30

Il s'ensuit que sur *trois* malades traités par M. Civiale, il en meurt *un,* ce qui, certes, ne peut être comparé aux résultats obtenus par la lithotomie. Donc, le procédé de *lithotripsie* appelé *lithotritie* n'est pas une acquisition en faveur de l'humanité. Ce n'est pas moi

---

(1) On se rappelle que sur les cinquante-trois malades, il y en a deux dont on ne rend pas compte ; cela réduit le nombre des malades traités à cinquante et un.

qui le dis, c'est le chirurgien qui met plus spécialement ce procédé en usage, et encore, en accordant ce résultat, je fais grâce à cette pratique des six malades qui ont été *lithotritiés* infructueusement et qui conséquemment ont couru le même danger que les dix qui sont morts, des deux malades dont il n'est pas rendu compte, et *j'admets sans examen*, comme le fait M. le rapporteur, la cure complète des *vingt-sept* malades guéris.

Maintenant, terminons ce qui est relatif au *perce-pierre*.

Quand on connaît enfin les résultats du procédé de *lithotripsie* appelé *lithotritie,* on s'étonne qu'un tel procédé ait pu soutenir jusqu'à présent le nouveau moyen de guérir les calculeux sans incision. Il a fallu certainement que le prestige fût bien grand, pour qu'une telle manière d'opérer la pulvérisation des calculs trouvât des admirateurs exclusifs. Cette espèce d'enthousiasme aveugle qui accueillit ce procédé fut nécessairement le produit de l'étonnement que causait une chose aussi nouvelle que de pulvériser une pierre dans la vessie; mais quelles que furent les raisons qui le firent naître, il fut avantageux en cela qu'il soutint une opération utile, mais qui était née avec tous les germes d'une destruction prochaine. Comme toutes les autres parties des sciences, la manière de pratiquer cette opération dut être d'abord imparfaite; elle ne dut prendre un degré suffisant de certitude qu'après un temps assez long. Ce temps dut être employé à étudier les difficultés qui surgissaient d'un organe capricieux, dilatable, contractile, aussi varié dans ses formes que les traits du visage, qui surgissaient aussi de pierres de différentes grandeurs, de différentes formes, de différentes densités, et des différentes positions qu'elles prenaient dans l'organe qui les recélait, temps employé enfin à *calquer* les moyens de surmonter ces difficultés sur les difficultés elles-mêmes.

Est-il permis maintenant d'espérer que cet enthousiasme qui accueillit la *lithotripsie* dans sa débile enfance voudra bien l'accueillir lorsque, bienfaisante, elle se présente à ceux qui l'admirèrent lorsqu'elle n'était encore qu'une nouveauté plus curieuse à voir que profitable aux malades?

Est-il permis d'espérer qu'il sera apporté dans l'examen des procédés plus de philosophie, plus de patience, et dans la distribution des éléments d'étude, plus d'égalité et de justice (1)?

---

(1) Pourquoi l'administration des hôpitaux a-t-elle donné pour pratiquer la *lithotritie* une place sans concours, et a-t-elle jeté ainsi aux pieds d'un chirurgien *stationnaire,* par une injuste distinction, tous les cas chirurgicaux qui dans la main d'un travailleur eussent germé et porté des fruits? Pourquoi cette administration a-t-elle tué ainsi l'émulation, et donné à l'un ce que le concours eût peut-être rendu la propriété de l'autre? pourquoi cette spoliation? Pourquoi cette administration a-t-elle négligé de s'éclairer, par une discussion publique entre des candidats, sur un sujet qui lui était inconnu? Pourquoi a-t-elle négligé de faire ce qui était juste et

Est-il permis d'espérer que l'on ne m'imputera plus à tort un écrit (ma lettre à l'Académie des sciences) plein de vérité, qui fut un cri de conscience, une sauvegarde contre une injuste agression, et dont chaque jour prouve la justice et la raison? Croira-t-on enfin que cet écrit fut une chose nécessaire, puisqu'il prouvait déjà, il y a six ans, qu'il fallait faire mieux que ce qui était fait, et que tout ce qui était dit sur les faits relatifs à la *lithotripsie* était inexact et conduisait à l'erreur?

Est-il permis enfin d'espérer que l'on conclura que si M. Civiale, qui a maintenant une longue habitude de l'instrument qu'il emploie, perd à présent un malade sur trois, il ne guérissait pas, comme

---

raisonnable, et est-elle sortie de ses règlements, en dehors desquels elle persiste à rester?

J'adresse cette interrogation pressante à l'administration des hôpitaux par esprit de justice, car je n'ai ni l'intention ni le pouvoir de profiter d'un concours qu'elle ouvrirait à ce sujet.

Juillet 1846. — Depuis 1833, les choses sont restées dans le même état. Je laisse la note précédente, que j'écrivais à cette époque, pour constater la persistance dans une injustice nuisible. Si j'avais à donner maintenant une opinion à ce sujet, je m'en dispenserais par la raison que les malades vont indifféremment à tous les hôpitaux, car le chirurgien dont il est question n'a pas suivi la science et n'en sait pas davantage que les autres. Il y a encore trois ans, il se servait du perce-pierre (lithotriteur), quand toute la chirurgie avait adopté l'instrument courbe; enfin, débordé, il a bien fallu qu'il imitât la pratique générale, qui, comme je l'ai prouvé, n'est pas elle-même au niveau des connaissances sur ce sujet.

il le disait faussement, quarante malades de suite, lorsque, novice encore, ses revers devaient être en raison directe de son peu d'habitude et d'expérience?

MÉMOIRE

DE

M. GRUITHUISEN,

inventeur de la méthode lithotriptique et du premier procédé rationnel
pour appliquer cette méthode (1).

---

*Doit-on renoncer à l'espoir que l'on avait autrefois
de pouvoir un jour détruire les pierres dans la
vessie par des moyens soit mécaniques, soit chimiques?*

(Traduit de l'allemand, et extrait de la *Gazette médico-chirurgicale
de Saltzbourg*, mars 1813.)

«Depuis cinq ans (2), j'hésite à émettre mes idées
sur les moyens artificiels propres à dissoudre et à
broyer (3) la pierre dans la vessie, en attendant
vainement une occasion favorable, où je puisse en
faire l'application sur le vivant avant de les com-

---

(1) **1846.** M. Gruithuisen est un docteur bavarois. Ayant depuis
longtemps laissé la pratique médicale, il s'occupe spécialement à
présent d'astronomie.

(2) **1846.** Cela fait remonter les idées de M. Gruithuisen sur la
lithotripsie à mars 1809.

(3) **1846.** A dissoudre et à *broyer...* On voit donc que M. Gruithuisen n'a pas voulu seulement dissoudre les pierres, comme on s'est
plu à le dire.

muniquer au public. (*Outre que la pierre est très-rare aux environs de Munich, mes travaux scientifiques m'empêchent de me livrer à la pratique depuis plusieurs années, et l'on sait d'ailleurs combien il est difficile d'obtenir d'un malade qu'il serve d'essai pour une opération qui n'a pas encore été tentée.*) J'ai bien pesé, et en partie mis à profit, les conseils qui m'ont été donnés et les objections qui m'ont été faites par d'habiles chirurgiens et médecins que j'ai consultés sur l'objet qui m'occupe en ce moment. Mais je n'en ai pas moins persévéré dans le projet de publier mes idées sur ce sujet, soutenu que j'étais par l'espoir de réussir à faire rayer un jour, peut-être tout à fait, du cadre des opérations chirurgicales, celle de la taille, si grave et si dangereuse ; d'autant que j'étais sûr que dans le cas d'insuccès, il n'en arriverait aucun mal, et que dans celui de réussite, il en résulterait au contraire un grand bien pour l'humanité. Je vais donc exposer au public chirurgical, aussi clairement que je pourrai, ce que je regarde, dans cette affaire, comme théoriquement possible, et ce qui peut être obtenu avec une certitude mathématique, persuadé qu'il suffit souvent d'indiquer à cette classe d'hommes recommandables (1) un objet utile pour qu'ils

---

(1) **1846.** Comment, messieurs les hommes recommandables, M. Gruithuisen vous indique un *objet utile* pour *que vous le poursuiviez avec ardeur*, il développe devant vous de magnifiques

le poursuivent avec ardeur, et cherchent de leur mieux à le faire tourner au profit de leurs semblables. Cependant je ne présenterai ici que des essais ou qui ont déjà été tentés çà et là isolément, ou qui peuvent du moins être mis à exécution en toute sûreté. La méthode que je propose a l'avantage de n'être nullement douloureuse et de n'exposer à aucune lésion, et lors même qu'elle échouerait, on pourrait toujours avoir recours à l'opération de la lithotomie, comme si jamais rien n'avait été entrepris. »

Gruithuisen dit ici que lorsqu'on veut dissoudre une pierre, il faut d'abord connaître le dissolvant

---

idées, il vous met *sous les yeux* une méthode nouvelle, il vous explique avec détails les moyens qu'il emploierait pour appliquer cette méthode, il vous décrit ses procédés, il applique sur le vivant ce que ce procédé a de plus nouveau et de plus transcendant*, il vous confie tous ses secrets, il se confie à vous, et vous dites qu'il n'a rien fait!! et vous dites cela devant un mémoire imprimé!

* On avait cherché, avant M. Gruithuisen, à détruire les pierres dans la vessie humaine par des moyens mécaniques ; cela n'était pas nouveau. Ce qui est nouveau, dans son travail, est d'opérer cette destruction avec ou à travers un instrument droit et *d'un gros calibre*. Bien que les instruments dont on se sert maintenant soient courbes à leur extrémité, il n'en est pas moins vrai que la base principale de leur construction est une ligne droite, sans laquelle ne pourrait être construit aucun des instruments utiles existan s, et sans laquelle ils seraient frappés de nullité par l'impossibilité de les manœuvrer. Comme ma sonde recto curviligne de 1824, qui est leur type, ils sont *recto-curvilignes*.

convenable ; que des dissolvants pris à l'intérieur ont été employés avec succès, mais que cela traîne en longueur, au lieu que l'injection continuelle dans la vessie doit amener une prompte et parfaite guérison, même en employant seulement, suivant les circonstances, ou de l'eau de puits, ou de l'eau de pluie à une douce température. Après avoir dit que la perfusion aqueuse se fait en introduisant dans la vessie, d'une manière vive et suivie, une grande quantité d'eau que l'on dirige sur la pierre au moyen d'une canule droite, il continue ainsi :

« Mais pour pouvoir établir un courant d'eau continu dans un espace clos, comme est la vessie, il faut deux choses : 1° une issue pour que l'eau puisse s'écouler à mesure qu'elle entre, et 2° un appareil pour injecter l'eau avec une force égale et continue.

« Le premier but peut être rempli au moyen d'un tube d'argent, droit, long de 1 pied et 2 pouces sur 3 lignes de diamètre (mesure de Paris), avec lequel on établit la communication entre la cavité de la vessie et l'air extérieur. Dans ce tube principal, on en introduit un autre, également droit et d'argent, long de 1 pied et demi, ayant 1 ligne de lumière et tout au plus 1 ligne et demie d'épaisseur totale. (Si on voulait faire usage de quelque dissolvant énergique, quoique fort étendu d'eau, il faudrait prendre, au lieu d'un tube d'argent ou même d'or, un tube en platine, corne ou ivoire.) Ce second tube est destiné à diriger l'injection sur la pierre dans la vessie; ce dernier tube peut être plus gros, lorsque le tube principal est d'un calibre plus fort que celui indiqué.

« L'espace compris entre le petit tube et les parois du grand sera suffisant pour donner passage à l'eau revenant de la vessie, aux molécules de pierre ramollies et délayées, et même aux graviers et particules de calcul détachés sous forme solide.

« Si les fragments étaient par trop volumineux, on les briserait devant l'orifice interne du grand tube et on en ferait l'extraction, le tout au moyen du brise-pierre (voy. fig. 6), après avoir retiré préalablement le petit tube, afin d'avoir le champ plus libre pour cette opération.

« Pour avoir un courant d'eau continu, il faut que le liquide soit injecté dans la vessie, au moyen d'un long tuyau qui s'élève au moins deux étages au-dessus de l'endroit où le malade doit être soumis aux injections. Les tuyaux de bois sont les plus convenables à cet effet; mais si l'opération se fait en hiver, il faut avoir soin de les faire passer par des milieux chauffés. Les meilleurs tuyaux seraient ceux qui, sur 1 demi-pouce de lumière, auraient 4 pouces d'épaisseur totale.

« On les emboîte les uns dans les autres, mais sans employer le fer comme pour les tuyaux de fontaines, à cause des différents dissolvants dont on peut faire usage.

« L'ingénieux Hales avait déjà imaginé une semblable méthode; mais sa sonde à double courant, au lieu de verser l'eau immédiatement sur la pierre, devait avoir l'inconvénient de ne porter le plus souvent que sur les parois de la vessie, par la raison que l'orifice des sondes courbes, qu'il employait, ne peut pas être dirigé en tous sens comme celui d'une sonde droite. »

Ici, des conseils pour que l'eau arrive chaude dans la vessie, pour qu'elle soit filtrée et qu'aucun corps étranger ne puisse entrer dans l'organe, pour dresser l'appareil propre à faire la perfusion, et revenant à sa canule droite, Gruithuisen continue.

« Les deux tubes doivent être très-mobiles dans toutes les directions, afin de pouvoir suivre la pierre avec le courant d'eau dans toute la vessie.

« Cette espèce d'affusion continue est ici l'opération principale. Néanmoins l'infusion, consistant dans l'introduction d'un liquide qu'on laisse quelque temps dans la vessie, ne doit pas être rejetée indistinctement dans tous les cas; car, quoiqu'elle ne doive pas être employée sans besoin, elle peut être utile quelquefois, quand le malade la supporte. On verra plus loin que l'on peut aussi faire usage, avec avantage, de médicaments internes et d'autres agents naturels, et même de moyens mécaniques. Mais avant d'entrer dans des détails sur les moyens chimiques, qui constituent la partie principale du traitement de la pierre, il convient d'exposer les principes qui servent de base à notre méthode, et surtout d'en démontrer l'exactitude, parce qu'ils sont en opposition avec les idées actuellement régnantes parmi les chirurgiens et les médecins.

« Toute notre méthode est fondée sur la possibilité de sonder les sujets mâles avec un cathéter droit. Or, on est tellement imbu de l'ancienne règle qui veut qu'un cathéter imite exactement la courbure de l'urèthre, que beaucoup de praticiens ne peuvent pas concevoir qu'il soit possible d'introduire une sonde droite dans la vessie d'un homme, et déclarent que c'est une chose absolument impraticable. A cela, je répondrai qu'il faut bien que la chose soit praticable, puisqu'elle a été pratiquée. J'ai introduit moi-même, sans aucune difficulté, dans la vessie de deux hommes vivants, des tubes de verre, arrondis à leur extrémité antérieure, ayant de 3 à 4 lignes de diamètre (1); j'ai fait la même chose sur un cadavre, et je prétends même qu'il est beaucoup plus aisé de sonder la vessie d'un homme avec un

---

(1) Dans un voyage que je fis à Munich, il y a quelques années, j'eus l'honneur de voir M. Gruithuisen, qui voulut bien me donner le tube de verre qu'il employa pour faire la première de ces expériences.

cathéter droit qu'avec un courbe (1). J'avais acquis cette conviction par plusieurs expériences faites en particulier; j'en parlai, mais je trouvai des oreilles sourdes. Alors, pour confondre les plus incrédules, je résolus de prouver mon assertion par une expérience publique. Je pratiquai, en effet, le cathétérisme avec une sonde droite, sur un homme âgé de trente ans, en séance publique, et en présence de cinq experts, savoir : de MM. les conseillers de médecine Mussinan et Grossi, de M. le professeur Koch, et de MM. les docteurs Textor et Loé. J'obtins, en ce cas, sans aucune tentative préparatoire, une dilatation de 3 lignes et demie. Dès lors, tous les doutes furent dissipés.

«Il est vrai, l'urèthre étant membraneux précisément à l'endroit où il a le plus de courbure, savoir au bord inférieur de l'arcade pubienne, il se plisse sous l'effort de la sonde, et ces plis s'opposent à l'introduction de l'instrument. Mais il est facile d'obvier à cet inconvénient : en effet, si on a soin de faire tomber dans l'urèthre un peu de blanc d'œufs frais, et qu'on enduise la sonde de ce même liquide, le cathétérisme se fait avec une facilité étonnante et sans la moindre douleur.

«Nous ne devons pas non plus oublier ici l'exten-

---

(1) M. Gruithuisen, dès l'année 1813, était dans le vrai, et en donnant la préférence aux cathéters droits, il ouvrait un vaste champ au traitement des maladies des voies urinaires.

sibilité considérable du tissu en quelque sorte *po-lypeux* des parties de la génération. Chez certains sujets, le sphincter du col de la vessie, lors de l'émission des urines, s'ouvre spontanément à un tel degré, que le jet des urines présente quelquefois un diamètre de 4 lignes. Il semblerait même, d'après les nombreux exemples de pierres tombées dans le canal de l'urèthre et arrêtées dans son bulbe, que l'orifice de la vessie se dilate ordinairement beaucoup plus que la partie antérieure de l'urèthre chez les sujets mâles. Le tissu de la partie de ce canal qui est embrassée par la prostate et de celle qui se trouve au-dessus de cette glande est tout à fait de nature polypeuse, et sans doute susceptible de se dilater et se contracter comme la cavité buccale d'un polype à bras. Il faut bien qu'il en soit ainsi, car comment les Égyptiens parviendraient-ils, sans cela, soit par le moyen des sondes, soit par celui de l'insufflation, à dilater le canal de l'urèthre assez fortement pour pouvoir pousser les calculs de l'intérieur jusqu'au tube, afin de les extraire de là par l'incision.

«Si, contre toute attente, la sonde droite ne peut pas être introduite immédiatement, à cause de la courbure indiquée de l'urèthre, on n'a qu'à distendre ce canal avec des cathéters d'abord minces, ensuite de plus en plus gros, sans chercher à les faire entrer dans la vessie, et je suis sûr que l'on finira par obtenir assez de dilatation pour introduire la grosse sonde. D'ailleurs, les lithotomistes ne se servent-ils pas déjà de sondes (qu'il est impossible de diriger à son gré, précisément à cause de leur courbure) qui sont parfaitement droites, dans l'étendue de 1 pouce et demi à 3 pouces, à leur extrémité antérieure, par laquelle on les fait pénétrer dans la vessie?

«Eh bien, comment parviendrait-on à introduire ces instruments, s'il était vrai que l'urèthre ne fût pas partout dilatable et partout capable de prendre une direction droite? On devrait aussi, au moyen de ces sondes de chirurgiens, pouvoir déterminer le volume des calculs dans la vessie; mais loin de là, on ne peut pas même, avec leur aide, trouver la pierre lorsqu'elle se trouve au fond d'une vessie remplie de liquide. Avec une sonde droite on peut, au contraire, explorer tous les points de la cavité de la vessie, et déterminer géométriquement le volume de la pierre, d'après son diamètre transversal, et sur cela régler l'incision à faire dans la taille. L'expérience m'a démontré qu'il est possible d'introduire une grosse sonde droite, même pendant l'érection du pénis, et qu'à cet état les mouvements de l'instrument sont encore tellement libres, qu'on peut le porter avec facilité sur tous les points de la cavité vésicale. Enfin, j'ai constaté qu'une sonde droite d'argent, longue de 1 pied et demi à 2 pieds, valait infiniment mieux, pour sonder un calculeux, que les cathéters courbes ordinaires, dont les mouvements dans la vessie sont si bornés (1).

«Ce que j'avance paraîtra moins exagéré, quand on saura que les Égyptiens dilatent si bien le canal de l'urèthre, au moyen des sondes, qu'ils peuvent pousser la pierre, de la vessie dans ce canal, avec le doigt passé dans l'anus du malade. Je ne croirais pas moi-même à la réussite de ce procédé, employé par les Égyptiens, s'il n'était attesté par un homme digne de foi, savoir, par Prosper Alpin, qui a été témoin oculaire de cette opération. Du reste, je n'ai pas besoin d'une dilatation aussi considérable ; un demi-pouce me suffit, et je me contente même de 3 lignes à 3 lignes et demie. Voici comment je procède. Le malade étant debout, j'introduis la sonde ou le cathéter dans une direction telle, que la partie de l'instrument que je tiens en main fasse avec l'horizon un angle de 50 degrés. A mesure que j'enfonce la sonde, je diminue cet angle jusqu'à ce qu'étant parvenu au bulbe de l'urèthre elle affecte une position tout à fait horizontale. Donnant alors brusquement à mon instrument une nouvelle inclinaison de 50 degrés au-dessous de l'horizon, j'arrive à la prostate.

---

(1) Quelle lucidité, quelle simplicité, quelle vérité ! dans cette description relative à l'usage de la sonde droite, faite dans un temps où **M.** Gruithuisen ne trouvait que des *oreilles sourdes* quand il voulait faire croire possible le cathétérisme rectiligne.

« Ici, il faut plus de précaution. J'imprime d'abord à la sonde de légers mouvements circulaires et autres, dans la vue de distendre l'urèthre, jusqu'à ce que le malade, accusant le sentiment du besoin d'uriner, m'indique que la sonde est arrivée à la partie de l'urèthre qui est contenue dans la prostate. Employant alors une pression très-légèrement croissante et de petits mouvements de rotation, ma sonde pénètre dans la vessie avec plus de facilité et moins de douleur lorsqu'elle est un peu grosse que quand elle est mince. Dans le cas où la vessie est pleine d'urine, l'instrument peut être poussé de 3 à 4 pouces plus haut, en sorte que l'on est à même de toucher tous les points de la surface interne de cet organe. Il est à remarquer que, pendant l'introduction du cathéter, l'opérateur doit mettre la main libre derrière le scrotum, afin de s'assurer, par le toucher, de la direction que prend l'extrémité de l'instrument, qu'il est surtout facile de sentir chez les sujets maigres.

« Mais, dira-t-on, n'est-il pas à craindre qu'une dilatation aussi considérable détermine le relâchement du sphincter de la vessie? A cela, je répondrai qu'il est vrai que la trop forte distension de cette partie du col de la vessie a souvent occasionné des incontinences d'urine; mais aussi nous sommes loin de proposer une distension semblable. Notre intention n'est pas d'extraire les pierres de la vessie telles qu'elles sont ou dans leur grandeur naturelle, mais seulement de les diviser, dans la vessie, au moyen de vrilles, ou de les ramollir et dissoudre à l'aide de réactifs chimiques. Pour cela, une dilatation de l'urèthre portée à 6 ou 8 lignes nous suffit. Or, nous osons dire, sans crainte d'être démenti, que ce degré de dilatation peut être obtenu constamment, sans donner lieu à des incontinences d'urine, pourvu que la distension soit opérée d'une manière insensible. En effet, dans le plus grand nombre des cas où on a observé une incontinence d'urine consécutive à des extractions ou à des sorties spontanées de calculs par l'urèthre, les parties en question, ayant été lésées considérablement, étaient devenues tellement rigides en se cicatrisant, qu'elles ne pouvaient plus se contracter. L'emploi de notre méthode n'expose ni aux ruptures, ni aux perforations ; car, pour éviter toute lésion, nous nous servons, même pour l'introduction de la sonde d'un demi-pouce de diamètre ou de tout autre calibre, d'un conducteur mousse, exactement embrassé par la sonde dans laquelle il est contenu comme un trois-quarts l'est dans sa canule. Ce conducteur doit être retiré après que la sonde est arrivée dans la vessie. La grosse sonde une fois introduite, on peut agir sur la pierre comme on voudra, sans craindre d'intéresser l'urèthre ou le col de la vessie, puisqu'on est séparé de ces parties par les parois de la sonde. On peut introduire, chez la plupart des individus, des sondes de 3 à 4 lignes de diamètre, largeur suffisante pour entreprendre sur la pierre tout ce qui est nécessaire pour la détruire; cependant, plus le tube sera large, mieux cela vaudra. »

Gruithuisen indique en cet endroit ce qu'il faudrait faire, si l'irritation déterminée par la pierre rendait plus difficile l'introduction de la sonde. Il croit que des préparations alcalines, les pilules de Tillenius, peuvent diminuer la sensibilité de la vessie; il cite une grande quantité de faits rapportés par des auteurs pour appuyer cette opinion. Il croit aussi la même vertu au remède de Stephens, qui de plus jouit de la propriété de dissoudre la pierre dans quelques cas. Il en cite des exemples, ainsi que plusieurs autres faits de dissolution de calculs par d'autres procédés. Après avoir fait ces citations, qui tendent pour la plupart à prouver que l'on peut calmer la vessie irritée, afin de pouvoir mettre la pierre en rapport avec les agents de sa destruction, Gruithuisen continue ainsi :

« L'ennemi auquel nous avons affaire ici n'est pas, comme dans la plupart des maladies internes, une modification de fonction d'une partie vivante, mais tout simplement un corps brut, sans vie. Il faut par conséquent l'attaquer par tous les moyens mécaniques et chimiques imaginables, mais toujours en ayant le plus grand soin de ménager les parties organiques sensibles, qu'il faut traverser pour atteindre la production hostile.

«Nous allons commencer l'exposé de notre méthode de détruire la pierre dans la vessie par la partie mécanique, qui y joue un si grand rôle ; car elle nous sert à chaque instant, de même qu'en chimie, tantôt de moyen préparatoire, tantôt de moyen auxiliaire pour arriver à notre fin. Pour dissoudre un corps solide, le chimiste le réduit d'abord en poudre, pour qu'il offre, à cet état, un plus grand nombre de points de contact avec le dissolvant. De même, pour obtenir la destruction de la pierre, nous devons commencer au moins par y pratiquer des trous.

«Il y a deux manières d'atteindre ce but, et la forme droite du cathéter nous sera d'un très-grand secours dans chacune d'elles. En effet, l'urine étant évacuée au moyen de la grosse sonde droite, deux cas se présentent : ou la vessie n'est pas contractée exactement autour de la pierre, ou bien ce corps étranger est embrassé étroitement par les parois du réservoir urinaire. Dans le premier cas, on introduira dans la grosse sonde, engagée dans la vessie, une vrille en fer de lance ou une espèce de petite couronne de trépan, dont la tige sera contenue dans un second tube ; celui-ci, destiné à être passé à travers le tube principal, remplira exactement ce dernier. L'intérieur du petit tube sera assez large pour laisser passer, sur les parties latérales de la tige qu'il renferme, les deux extrémités d'un fil de métal d'un diamètre semblable à celui d'une corde de piano de grosseur moyenne, lequel sort par deux ouvertures pratiquées en devant sur les côtés du petit tube, pour aller former une anse au devant de la vrille ou de la couronne de trépan, afin de préserver les parois de la vessie des atteintes de ces instruments. C'est avec cette anse de fil métallique, qui peut être agrandie à volonté en poussant en avant l'un de ses côtés, non tous deux, que l'on doit chercher à saisir la pierre. On injectera, à cet effet, du blanc d'œuf, au moyen d'un petit tuyau muni d'une vessie de cochon, et adapté à la grosse sonde, afin de lubrifier les parties, et pour rendre plus faciles les mouvements de l'anse de fil dans l'intérieur du réservoir urinaire. La pierre étant engagée dans l'anse, on l'attire vers la grosse sonde et on la fixe ainsi contre la vrille, puis on se met à faire jouer celle-ci au moyen d'un archet, à la manière des horlogers quand ils percent le laiton. Lorsque le perforateur est sur le point de sortir du côté opposé à celui par lequel il est entré dans la pierre, il convient de ralentir le jeu de l'archet et de ne presque plus presser l'instrument vers la pierre, pour ne pas risquer de blesser la vessie. Le calcul étant percé d'un premier trou, on retire le perforateur, pour faire sortir de la vessie, par une injection, la sciure et les débris de la pierre. Cela fait, on cherche à retourner le calcul, à l'aide d'un fil d'archal un peu recourbé en devant, en même temps qu'on relâche un peu l'anse qui retient la pierre. Les extrémités de l'anse métallique seront très-longues, pour qu'en retirant le perforateur avec son tube, elles restent contenues dans celui-ci.

«Si, en continuant la perforation, on tombait, malgré ces précautions, sur le trou déjà pratiqué, il faudrait laisser tomber la pierre dans la vessie, retirer tout à fait l'anse de fil, et faire une injection d'eau tiède, laquelle ne manquerait pas de faire prendre à la pierre une autre position.

«Dans le cas, au contraire, où la vessie vide est contractée étroitement autour de la pierre, ce qui arrive assez fréquemment, il faut bien se garder de percer le calcul d'outre en outre, de peur d'intéresser l'organe vésical. On se contentera d'entamer le corps étranger, dans la même position, successivement sur des points différents, les uns à côté des autres ; puis, si le malade supporte ou désire la continuation de l'opération, on changera la position du calcul par le moyen d'une injection. On procédera à peu près de la même manière dans le cas où on réussit à fixer la pierre, au moyen de la grosse sonde, contre une paroi ou contre le fond de la vessie, lorsque celle-ci est dans un état de relâchement.

«Si, nonobstant toutes les tentatives faites pour saisir la pierre avec l'anse de fil métallique, ou pour la fixer avec la grosse sonde contre les parois d'une vessie relâchée, on ne réussit pas à la fixer, on a recours au galvanisme, qui est un autre moyen de pratiquer des trous dans les calculs vésicaux.

«On prend à cet effet deux fils de platine, autour desquels on passe des fils de soie, de manière qu'ils soient exactement couverts dans toute leur étendue, excepté à leur partie antérieure, qui devra être mise en contact avec la pierre; puis on applique sur la soie une couche de laque bien solide.

«Après les avoir ainsi isolés séparément, on les attache ensemble et on les enveloppe de nouveau avec de la soie sur laquelle on applique une seconde couche de laque; ou bien l'on prendra un cylindre de verre mince, percé de deux canaux, que l'on enveloppera également de soie à l'intérieur, afin d'empêcher qu'en cas de rupture, il ne tombe des éclats de verre dans la vessie. (On pourrait faire confectionner ces cylindres à double lumière chez le fabricant de baromètres, qui, soudant ensemble sur un point deux gros tubes de verre, les tirerait ensuite de la grosseur voulue à la lampe à émailleur.) On pourrait aussi, en cas de besoin, lier ensemble, en les affrontant par leur face plane, deux tubes de thermomètre de forme demi-cylindrique; ou bien, prendre un tube très-petit pour l'un des fils, et un autre tube plus gros, capable de contenir à la fois le petit tube avec son fil et l'autre fil, de sorte que les conducteurs se trouveraient également isolés; ou bien enfin, et ceci est encore le plus court, on peut enfoncer l'un des fils dans un tube de verre, et attacher l'autre avec de la soie à l'extérieur du tube et enduire le tout d'une couche de laque. Nous ferons remarquer ici que les fils de platine ne doivent pas sortir des tubes plus qu'il n'est nécessaire pour mettre leurs bouts en contact avec le calcul, et que l'action galvanique est d'autant plus intense que les fils sont plus rapprochés l'un de l'autre, mais sans qu'ils donnent lieu à la production d'étincelles électriques. En galvanisant des calculs urinaires de la manière qui vient d'être indiquée, j'ai trouvé qu'il n'y en avait pas qui résistât à l'action dissolvante d'une pile de trois cents couples. (J'ai obtenu des effets beaucoup plus considérables que Desmortiers, qui a également dissous des calculs vésicaux par le galvanisme, mais bien plus lentement que moi. *Intelligensbl. der allg. Lit. Zeitg.*, 1801, n° 171.) Les extrémités rapprochées des deux fils de platine, mouillés par l'urine de la vessie, forment les deux pôles de la pile, dont l'action produit, sur l'endroit où ils sont en contact avec la pierre, une chaleur égale à celle de l'eau bouillante, capable de faire, en quelques minutes, des trous considérables dans le calcul, sans que le reste de la surface de celui-ci ait le temps de s'échauffer assez pour irriter la vessie. Les deux fils de platine ainsi disposés peuvent être appliqués facilement sur la pierre à travers la grosse sonde. Quand on aura affaire à un calcul très-dur, on agira sur lui avec une pile de six cents à mille couples, et il fondra comme du beurre.

« Si on réussissait à réduire la pierre en morceaux au moyen de la vrille ou de la couronne de trépan, ce qui n'est nullement une chose impossible, on essayerait de diviser les fragments en parties plus petites, au moyen du brise-pierre (voy. fig. 6) introduit par la grosse sonde. Si les fragments étaient par trop durs, on les ramollirait d'abord en faisant passer dessus un courant d'eau, puis on tenterait de nouveau le brisement. Si la vessie était enflammée déjà par la présence d'une pierre garnie de pointes et d'aspérités, il serait imprudent de la fatiguer par toutes ces opérations. Il faudrait alors attendre jusqu'à la fin de la période inflammatoire, et employer dans cet intervalle un traitement interne. Les douleurs et les inflammations résultantes de la présence des calculs dans la vessie sont dues incomparablement plus souvent à l'acidité de l'urine qu'aux lésions mécaniques produites par ces corps étrangers. Dans le dernier cas, ces douleurs sont bien moins violentes que dans le premier, dans lequel on les combat avec avantage, comme je l'ai déjà dit, par les médicaments alcalins. »

Ici M. Gruithuisen, qui vient de développer les procédés qu'il emploierait pour perforer la pierre par des moyens mécaniques ou galvaniques, déploie une grande érudition dans l'énumération des agents chimiques auxquels il soumettrait la pierre ainsi perforée. Cette partie assez longue est contenue dans une dizaine de pages et termine le mémoire, que cependant notre auteur a augmenté d'un appendice assez considérable dont nous allons faire connaître les portions qui se rattachent à notre sujet. Dans cet appendice, M. Gruithuisen a principalement pour objet d'examiner ce qu'il y a de vrai dans ce qui a été dit sur la dissolution des calculs par l'eau simple ou chargée d'une substance quelconque froide ou à une douce température. Il dit qu'il a laissé tomber goutte à goutte de l'eau de puits froide, pendant vingt-quatre heures, sur un fragment de pierre composé d'urate d'ammoniaque; que ce morceau, qui pesait un scrupule avant l'opération, était réduit à 19 grains et demi après; que non-seulement cette pierre était devenue d'un moindre volume, mais qu'elle était plus friable; que dans cette opération il croit avoir dissous la gélatine, et que c'est en agissant de même sur la gélatine que Billaret et Littre ont eu leurs succès en faisant la même expérience avec des eaux tirées de différents endroits. Il ajoute que, puisque l'eau froide agit avec cette puissance, l'eau tiède doit encore faire plus d'effet. Aussi dit-il que ce serait un excellent moyen à employer, en usant du procédé de perfusion qu'il a indiqué. Il ne veut pas qu'on lui objecte la sensibilité du canal, qui ne pourrait supporter la présence de la sonde droite pendant aussi longtemps, car il a fait des expériences qui prouvent que l'urèthre se dilate avec la plus grande facilité, quand on a besoin de le dilater, ce qui est rare, et que l'on peut mettre cette sonde quatre fois dans la journée sans que le malade s'en ressente ; il dit de plus qu'il est prudent de le préparer à ces introductions. Il revient sur les substances dont on peut faire usage afin de donner à l'eau une qualité plus dissolvante, et il cite à ce sujet Fourcroy et Vauquelin.

M. Gruithuisen appuie ce qu'il vient de dire sur la facilité de dissoudre les pierres par la réflexion qu'en Orient il est rare de rencontrer des affections calculeuses ; il attribue cela à la grande quantité de boissons aqueuses dont les Orientaux font usage. Il dit qu'un officier chez lequel Pott entendait le bruit de la pierre, et la sentait au moyen de la sonde, revint guéri des Barbades, où il avait été obligé de se rendre avant de se soumettre à l'opération.

M. Gruithuisen, malgré la persuasion où il est que les pierres peuvent être détruites soit par les perfusions, le galvanisme ou les moyens mécaniques, dit cependant qu'il est loin de tomber dans un excès de croyance en l'efficacité de ces moyens, tel qu'il le porte à rejeter entièrement l'opération de la taille, qui, suivant lui, *nous restera comme un refuge qui méritera toujours la reconnaissance de l'humanité dans le cas où elle deviendra de nécessité absolue, soit par l'insolubilité de la pierre, ou par la résistance que dans des cas tout à fait extrordinaires elle pourra présenter aux moyens mécaniques ou chimiques.* Enfin, après avoir dit quelques mots sur le traitement intérieur par les lithontriptiques proprement dits, que M. Gruithuisen ne rejette pas non plus, cet auteur passe à la définition des instruments qu'il croit propres à briser les pierres, définition dont nous donnons ici la traduction, en y joignant la planche que nous avons fait calquer sur celle qui se trouve dans la gazette allemande. Il continue ainsi :

«Disons maintenant quelques mots sur la composition des instruments, qui nous semblent mériter une préférence incontestable sur tous ceux qui ont été proposés.

«La fig. 1 représente le tube *a b c d e,* servant à diriger un courant d'eau sur la pierre. On voit saillir en *e* un style soudé à ce tube, et qui est destiné à tenir la pierre éloignée à une certaine distance, pour que l'eau puisse bien tomber dessus ; en *d,* le tube, présentant partout ailleurs le même diamètre, se montre évasé pour recevoir un autre tube en corne par lequel entre le liquide de l'injection.

«La fig. 2 représente une sonde d'argent *a b c d,* longue de 14 pouces sur 4 lignes décimales de diamètre. Cette sonde, la plus grosse que l'on puisse introduire chez un adulte sans dilatation préparatoire, renferme le conducteur *e f g,* que l'on retire après l'introduction de la sonde, et que l'on remet en place quand on veut retirer la grosse sonde elle-même.

« La fig. 3 montre une moitié de sonde, du calibre d'un peu plus de 3 lignes, pour un jeune sujet de dix ans et au-dessus.

« La fig. 4 offre le trépan long de 1 pied et demi ; *a b* est la couronne, dont l'intérieur doit être aussi large que possible ; elle se rétrécit de haut en bas et se continue dans la tige *c f*, à l'extrémité de laquelle est adaptée une poulie *d e,* que l'on fait tourner à l'aide d'un archet. Pour n'être pas sujette à vaciller, cette tige passe par trois disques de laiton, disposés dans le tube, l'un au milieu, l'autre en haut, *n o*, et le troisième en bas, en *l m*. La partie *g f* de la tige est carrée, afin d'y attacher là poulie avec plus de solidité. Le tube *h i k l m,* servant à fixer le tout, peut également être de cuivre jaune ; mais on y laisse plusieurs ouvertures sur le côté, comme en *p,* afin d'être à même de nettoyer et de graisser la tige du trépan.

« La fig. 5 représente le perforateur, dont *a c d* est la lance, et *b* la tige, qui se continue dans la poulie, comme dans la figure précédente, le tube étant aussi le même. Celui-ci est un peu aplati en *e f g h,* et offre deux ouvertures, l'une en *h*, l'autre en *g,* pour le passage du fil métallique *k g i h l,* lequel traverse également le disque de cuivre jaune *m n* du tube *e f o p,* qui est aussi percé d'un grand trou en *q r,* etc.

«Ce tube est en outre taillé en biseau à son extrémité supérieure *e f*, afin de pouvoir facilement retirer et cacher la lance dans l'espace *g h*, dans le cas où la grosse sonde se serait échappée de la vessie et n'y pourrait plus être réintroduite sans occasionner de grandes douleurs.

«(Je ferai remarquer ici que la grosse sonde de la fig. 2 sert de moyen de dilatation et de canal de sûreté pour la manœuvre de tous les autres instruments.)

«La fig. 6 représente l'extrémité antérieure du brise-pierre *a b*, disposé en bec-de-corbin. Il est en acier, arrondi à sa face convexe *g h*, tranchant à sa face concave *g e*, et présente un bout *e* pointu et incisif. Il peut être retiré dans l'espace *f d*. Le tube *c d f* doit être également en acier à sa partie antérieure, afin de pouvoir opposer une résistance assez forte aux pierres que l'on s'efforcerait de briser contre *f*, avec le tranchant *e* du crochet *g a h*. Le disque *i* peut aussi être en cuivre jaune.

«La fig. 7 représente l'extrémité antérieure du double conducteur galvanique. Le fil d'or ou de platine, isolé par un tube de verre, se trouve à côté du deuxième fil *c d*, entouré de soie. Il faut qu'ils restent tous deux dans cette position, puisque le tout doit encore être enveloppé de soie et enduit d'une couche de laque. La partie nue des fils métalliques ne sera pas plus longue qu'on ne la voit représentée dans cette figure, sans quoi l'effet serait trop divisé.

23

Il est indifférent, du reste, auquel des deux fils on fera correspondre le pôle zinc et le pôle argent.

« La fig. 8 offre un *tranche-pierre*, consistant en un instrument d'acier fendu *a b c*, et en un tube constricteur *h f g i*, destiné à rapprocher l'une de l'autre les deux branches. Les extrémités antérieures *a c* et *b c* de ces branches sont tranchantes à leur côté interne, arrondies au côté externe et dans le reste de leur étendue. Elles doivent être un peu plus minces entre *k l*, afin d'avoir assez de flexibilité pour que les tranchants *a* et *b*, étant rapprochés avec force, puissent diviser les fragments de pierre ou enlever des parcelles aux calculs entiers qu'ils auront saisis. Pour produire cet effet, on n'a qu'à faire monter le tube de laiton *h m i*, rétréci intérieurement par les saillies *f* et *g*, et le pousser au delà des points *d* et *k, l* vers *c*. La raison pour laquelle nous conseillons de prendre un tube de cuivre jaune est que ce métal s'use le moins sur l'acier. Le métal qui, après le laiton, supporte mieux les frottements sur l'acier, est le cuivre rouge, après lequel seulement vient l'acier. Ce tranche-pierre est surtout très-utile lorsque la pierre est composée de lamelles très-minces.

« Tous les tubes, depuis la troisième jusqu'à la septième figure, doivent remplir très-exactement la cavité de la grosse sonde de la figure 2, pour donner à tout l'appareil une grande solidité, en ce que la grosse sonde doit être aussi peu massive que possible.

«La fig. 9 présente un crochet pour retirer des morceaux de bougies, etc., engagés dans l'urèthre. Il est mousse en *a b* et *d,* et un peu pointu en *c.* Il doit avoir, entre *c* et *f,* une largeur telle qu'il corresponde exactement à la cavité de la grosse sonde, qui peut être dévissée dans son milieu. On tapissera l'intérieur de cette sonde, entre *n* et *o,* d'un morceau de drap fortement huilé, afin d'empêcher les frottements des points *f* et *b* du crochet sur les parois de la sonde.

«Les tiges des instruments des figures 6, 8 et 9 doivent être munies d'un anneau à leur extrémité inférieure, comme le conducteur de la figure 2. Il faut de même donner une marque distinctive aux côtés des crochets, afin de reconnaître à cela la direction de leur pointe, quand ils se trouvent enfoncés.»

Après la définition des instruments qu'il propose pour détruire la pierre dans la vessie, au moyen d'instruments mécaniques, M. Gruithuisen dit que d'autres praticiens ne tarderont pas à perfectionner ces instruments et à en inventer d'autres plus convenables (1); car *on arrive à l'art pas à pas et en partant d'une idée préconçue, tandis qu'on ne parvient à la science que par la voie de l'expérience.*

____

(1) Vous voyez bien, messieurs qui avez cherché et qui cherchez à perfectionner les instruments de M. Gruithuisen, que vous n'avez fait et que vous ne cherchez à faire que ce qu'il vous *a invité* de faire. Vous n'êtes donc conséquemment qu'à sa suite.

Tel est l'écrit de M. Gruithuisen, que charitable-
ment quelques personnes intéressées ont voulu faire
passer pour un homme à imagination ardente, auquel il serait échappé quelques idées sur le sujet
qui nous occupe. Si la traduction en eût été donnée plus tôt, dès les premiers moments on eût ac-
cordé à cet homme ingénieux le tribut de louanges
qu'il méritait, et on n'eût pas contesté ses droits à
la reconnaissance publique. Cette traduction permettra de remarquer que M. Gruithuisen n'a pas,
comme on a bien voulu le dire, seulement jeté au
hasard quelques idées sur le brisement des pierres
dans la vessie, et que l'expression de ces idées ne
se trouve pas comme noyée dans un travail étranger
à ce sujet. On voit que cet auteur réfléchit depuis
longtemps sur les moyens de guérir de la pierre sans
avoir recours à l'opération de la taille, que c'est un
objet qui l'a beaucoup occupé et auquel il consacre
un travail exprès. Ce travail a quarante pages d'impression, il roule continuellement sur l'importante
question que s'adresse M. Gruithuisen, il est plein de
faits, riche de discussions lumineuses, abondant en
citations. Un homme qui fait de simples spécula-
tions présente rarement des points d'appui sûrs à
ses raisonnements, et il est rare que la richesse ou
le dévergondage de son imagination ne le mène trop
loin, quelquefois hors du possible.

Peut-on appliquer cette réflexion à M. Gruithuisen,
qui, toujours lumineux, toujours s'appuyant sur des

faits dont il engendre et féconde les principaux, arrive à une des plus belles conclusions dont puisse s'honorer la chirurgie moderne?

Quelle serait donc la récompense accordée à l'homme de génie, si sa pensée pouvait impunément lui être enlevée? et comment réglerait-on les droits de chacun à la reconnaissance publique, si on ne s'en rapportait aux preuves écrites? Si les récompenses sont épuisées sur celui qui ne possède que le savoir-faire manuel, n'est-ce pas étouffer dans les cœurs généreux le désir de se rendre utile en opérant d'une manière spéculative? N'est-il pas convenable de laisser à ceux-là qui ne travaillent que pour la gloire ce noble fruit de leur labeur, et n'y a-t-il pas injustice grande à les en priver (1)?

---

(1) J'ai écrit ces paroles en 1827, il y a maintenant bien près de vingt années. L'Académie des sciences a depuis reconnu les droits de M. Gruithuisen en lui décernant une médaille de 1,000 francs... Nonobstant, il existe encore des personnes qui ont, devant ce mémoire si remarquable, l'aplomb de se donner comme inventeurs de la *méthode lithotripsique,* au détriment de cet homme ingénieux.

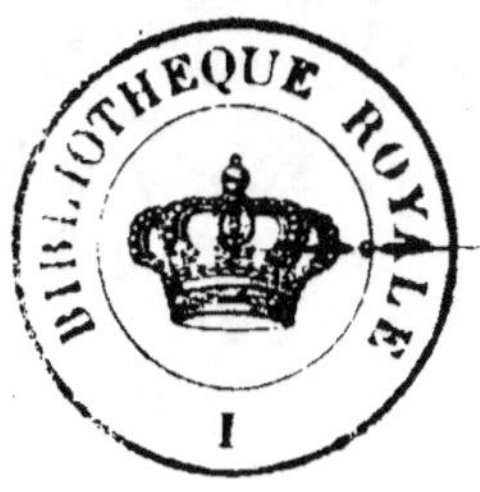

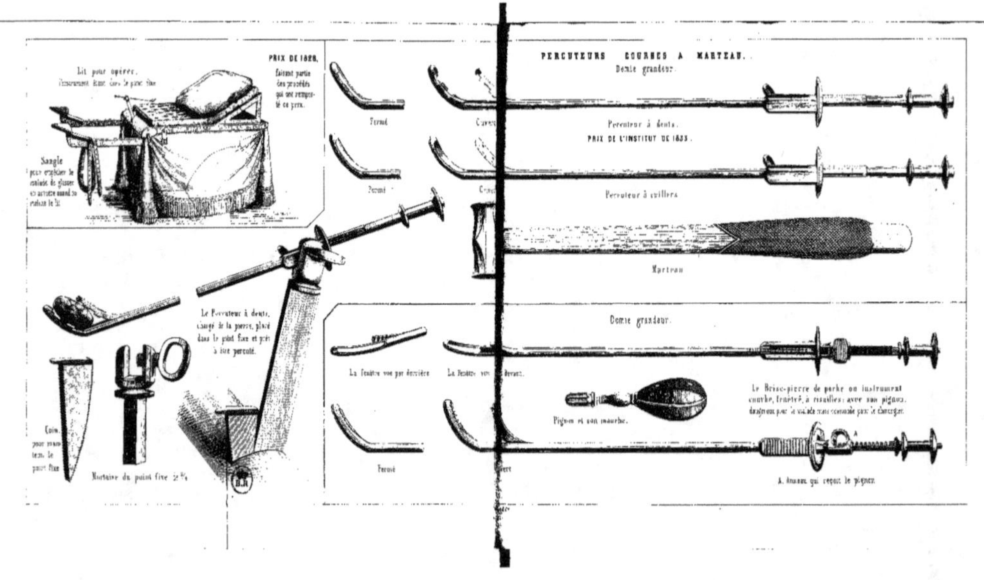

Lit pour opérer.
l'instrument étant dans le point fixe.
PRIX DE 1828,
faisant partie
des procédés
qui ont remporté ce prix.
Sangle
pour empêcher le
malade de glisser
en arrière quand se
relève le lit.
Le Percuteur à dents,
chargé de la pierre, placé
dans le point fixe et prêt
à être percuté.
Coin
pour maintenir le
point fixe.
Mortaise du point fixe
Fermé
Ouvert
Percuté
Ouvert
La fenêtre vue par derrière.
La fenêtre vue de devant.
Fermé
Ouvert
PERCUTEURS COURBES A MARTEAU.
Demie grandeur.
Percuteur à dents.
PRIX DE L'INSTITUT DE 1833.
Percuteur à cuillers.
Marteau
Demie grandeur.
Pignon et son manche.
Le Brise-pierre de parke ou instrument
courbe, traversé à coulisse avec son pignon,
dont on peut se servir sans connaître pour le charger.
A. Anneau qui reçoit le pignon.

Zur med: chir: Zeitung N^ro 1810 u. Beyl: 1813.

(a la Gazette médico-chirurgicale N°. 1810 et supplément 1813.)

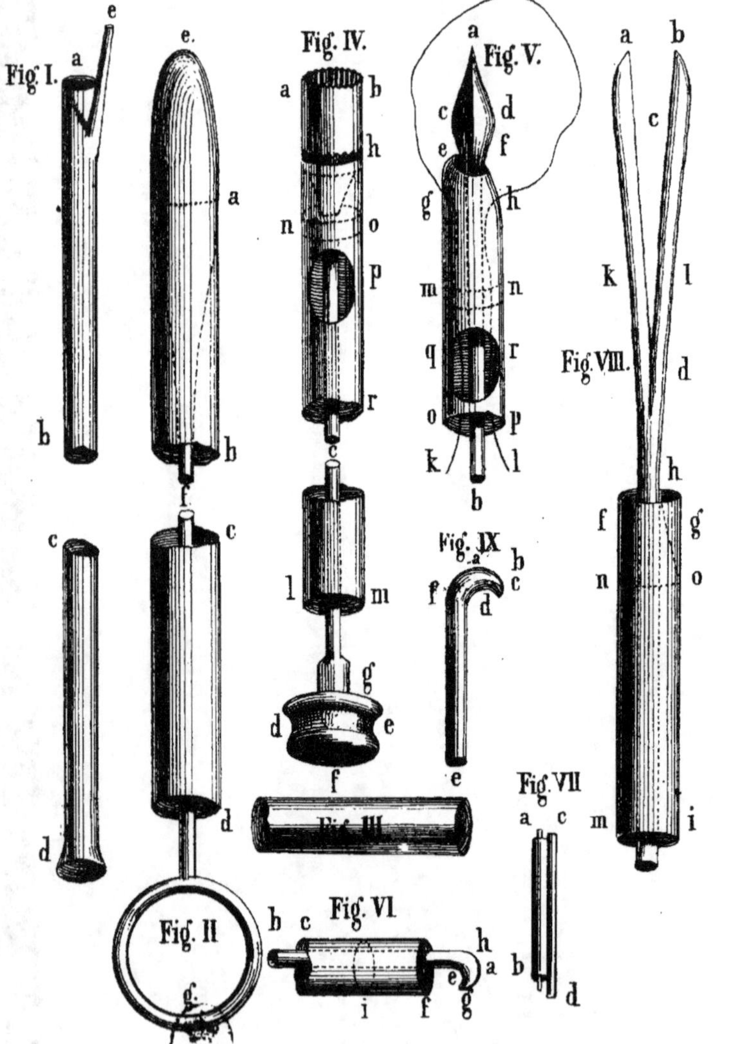
Fig. I.
Fig. II
Fig. III
Fig. IV.
Fig. V.
Fig. VI
Fig. VII
Fig. VIII.
Fig. IX
B.R